U0058030

Persona and Performance

The Meaning of Role in Drama, Therapy, and Everyday Life

人格面具與表演

角色在戲劇、治療與日常生活的意義

Robert J. Landy ◎著　王秋絨、張曉華 ◎總校閱

張曉華、王秋絨、洪素珍、蘇慶元、
陳永菁、林邦文、鍾明倫、蘇子中、張雅淨◎譯

PERSONA AND PERFORMANCE

The Meaning of Role in Drama, Therapy, and Everyday Life

Robert J. Landy

Copyright © 1993 The Guilford Press
A Division of Guilford Publications, Inc.
Complex Chinese Edition Copyright © 2016 by
Psychological Publishing Co., Ltd.

目次

3 CHAPTER 戲劇治療的角色方法／065

4 CHAPTER 麥可的個案（上）／079

5 CHAPTER

麥可的個案（下）／*109*

6 CHAPTER

糖果屋：一個戲劇治療團體的例子／*157*

7 CHAPTER 日常生活中的角色／*195*

8 CHAPTER 角色的分類：建立一個劇場原型系統／*227*

9 CHAPTER 分類：認知與情感領域／*257*

10 CHAPTER 分類：社會領域／*299*

11 CHAPTER

分類：靈性與美學領域／*345*

12 CHAPTER

結論／*369*

作者簡介

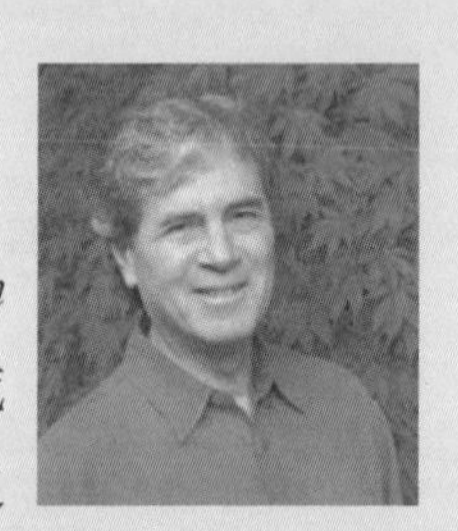

Robert J. Landy 教授為紐約大學（New York University）戲劇治療課程創辦人兼所長，也是國際期刊《心理治療藝術》（*The Arts in Psychotherapy*）的榮譽退休主編，同時亦身為成果豐碩之研究員，以及眾多學術性著作與文章之作者，曾擔任過劇作家、演員、導演和作曲家，擁有豐富的藝術經驗。他的眾多戲劇治療或戲劇相關的工作成果，來自多年擔任教育學者、治療學者及學術主管等工作的長期經驗之累積。

獲頒獎項

- 紐約大學的卓越教學獎
- 傅爾布萊特獎（Fulbright）
- 補助款：紐約時報基金學院藝術救援計畫
- 莎特納獎（Gertrud Schattner）：戲劇治療卓越貢獻獎
- 紐約大學的葛瑞夫斯研究獎（Daniel E. Griffiths）
- 美國戲劇協會表揚卓越教育劇場獎

研究專長

戲劇治療、教學與學習、兒童發展、兒童心靈認知、兒童創傷效應

授課科目

戲劇治療入門、投射技術、戲劇治療研究及理論、情緒失常者的戲劇治療

著作

2007 年，《躺椅和舞台：心理治療中的語言與行動》（*The Couch and the Stage: Integrating Words and Action in Psychotherapy*，簡體版由華東師範大學出版）

2001 年，《我們如何看待上帝及其為何重要》（*How We See God and Why It Matters*）

2001 年，《鏡中有上帝》（*God Lives in Glass*）

2001 年，《戲劇治療新論文集：未竟之事》（*New Essays in Drama Therapy: Unfinished Business*）

1996 年，《人格面具與表演：角色在戲劇、治療與日常生活的意義》（*Persona and Performance: The Meaning of Role in Drama, Therapy and Everyday Life*）

1996 年，《戲劇治療隨筆：雙重人生》（*Essays in Drama Therapy: The Double Life*）

1994 年，《戲劇治療：概念、理論與實務》（*Drama Therapy: Concepts, Theories and Practices*，中文版由王秋絨、吳芝儀校閱，心理出版社出版，1998 年）

1982 年，《教育性戲劇與劇場手冊》（*Handbook of Educational Drama and Theatre*）

總校閱者簡介

❖ 王秋絨

現職：國立台灣師範大學社會教育學系退休教授

專長：戲劇治療、教育劇、心理劇、被壓迫者劇場、一人一故事劇場、戲劇與教師專業成長、批判教育學、成人教育課程與教學、比較師資教育

❖ 張曉華

現職：國立台灣藝術大學戲劇學系兼任教授

專長：創作性戲劇、戲劇治療、教育戲劇、教育劇場、兒童劇場、表導演學、舞台與劇場設計、表演藝術教材教法

譯者簡介

（依章節順序排列）

❖ 張雅淨（導論）

現職：新北市政府文化局府中15執行館長

專長：成人教育

❖ 張曉華（第一、二章）

請見總校閱者簡介

❖ 王秋絨（致謝辭、第三章）

請見總校閱者簡介

❖ 洪素珍（第四、五章）

現職：國立台北教育大學心理與諮商學系副教授、戲劇治療師、國際分析心理學學會分析師

專長：戲劇治療、分析取向心理治療

❖ 蘇慶元（第六章）

現職：聖文生發展中心、愛家發展中心、世界展望會戲劇治療師，國立台北藝術大學、國立台灣藝術大學兼任講師，桃源國小駐校藝術家，悅萃坊執行長，小C戲劇實驗室負責人

專長：戲劇與動作治療、教育戲劇、創造性戲劇、劇場編導

❖ 陳永菁（第七章）

現職：芳劇團團長

專長：兒童戲劇、英語教學法、創作性戲劇、表導演、劇本創作、戲劇治療、戲劇教育、社區劇場

❖ 林邦文（第八、九章）

現職：醒吾科技大學應用英語系副教授

專長：社區成人教育、多媒體英語教學

❖ 鍾明倫（第十章、附錄）

現職：國立彰化師範大學公共事務與公民教育學系助理教授

專長：公民教育、教育社會學、教育政策、社會政策

❖ 蘇子中（第十一、十二章）

現職：國立台灣師範大學英語學系教授

專長：戲劇、劇場史、表演理論、文學理論與批評

致謝辭

王秋絨　譯

我非常感謝 Ron Janoff、Robert Taylor、Jim Mirrione 及 Irving Wexler 等人，對本書熱切地閱讀、評論與建議，我尤其要特別感謝 Eric Miller、Sue O'Doherty 及 Alida Gersie 等人，對本書提出詳細、深思熟慮和具挑戰性的批判。Guilford 出版社的資深編輯 Sharon Panulla 的指導與建議都是無價的，我對於她所付出的心力表示感謝。每個人所提出的想法非常分歧，使我產生強烈的矛盾感。我感覺統整了他們的建議將使得這本書的內容變得更好。

我也要向 Randi Coen 致謝，她不眠不休地研究、支持與耐心，都證明是無價的。

我深深感謝紐約大學的學生們，甚至當他們還非常不確定在戲劇治療的旅程終點會發現什麼時，還持續提醒我回歸戲劇治療的方向。

我衷心地感謝願意在我面前展現他們創意與治療過程的朋友，相信戲劇治療將會在他們的生命中產生非常重要的影響。

我也要感謝戲劇治療領域中無數的思想家與實務工作者，包括：Barbara MacKay、Sue Jennings、Alida Gersie、David Johnson、Rénee Emunah，他們使我繼續從事引人入勝的對話，使我恢復在這個領域的誠心投入。

本書第三章所討論的概念，主要是依據我在《英國戲劇治療師協會期刊》（*Journal of the British Association of Dramatherapists*）

第十四期（1992 年），第 7 至 15 頁的文章修改而成。本書的第六章係採用我在《心理治療藝術》（*The Arts in Psychotherapy*）第十九期（1992 年），第 231 至 241 頁所發表的文章〈糖果屋的案例〉（The Case of Hansel and Gretel），並獲得該期刊原出版公司：英國牛津赫丁頓山廳（Headington Hill Hall）的柏格蒙出版社（Pergamon Press Ltd.）之授權。

最後，要感謝我的家人 Katherine、Georgie 及 Mackey，他們陪我經歷一切——他們有時候會閱讀我的書稿，有時候甚至會將我的手稿吃掉。因此，我要說：我的冒險旅程用一種非常甜蜜的方式回報我。

總校閱者序

很高興能有很好的專業機緣與美國紐約大學教育戲劇及應用心理系（Education Theatre and Applied Psychology）教授兼戲劇治療課程創辦人 R. Landy 共同研習並交換有關「戲劇治療」的理論與實務。

提起這段美好且充實的學習旅程，可溯自 1996 年，Landy 教授來台進行一整個月非常密集的「戲劇治療」工作坊。我有幸在那時與三十多位教育劇場界、輔導學界、心理學界、社工界等不同領域的朋友齊聚一堂，不分晝夜及週末假日非常專注地研習 Landy 教授所喜愛的角色理論模式之戲劇治療。

在那一個月當中，從星期一到星期五的白天到晚上，Landy 帶領三十多位工作坊成員，經歷各種不同的角色理論模式之戲劇治療的歷程與練習。我印象最深刻的是曾在紐約大學教育戲劇及應用心理系進修的政戰學校影劇系的張曉華教授（現為國立台灣藝術大學戲劇系教授）及馬楊萬運教授全程陪著我們一起玩。星期六及星期日則由 Landy 教授講授角色理論，包括角色分類、角色體系及角色理論治療的八大歷程。在講授理論時，國立台北藝術大學戲劇系主任鍾明德教授也在現場參與討論、提供意見，豐厚了討論的深度。

第一次參加這麼密集的工作坊，既充實，卻也有種工作坊排得太滿的疲倦。不過最後還是讓戲劇治療的分組角色（演出「濟公問症」），達到身、心、靈的平衡。在工作坊結束的「濟公問症」

的即興演出中，我體悟到一個外國的戲劇治療師如何從嘗試了解中國的「道」與「氣」之文化神髓，及活靈活現之濟公角色，來看我們生活中的矛盾、衝突與困境，回到文化底蘊去解決人的日常生活問題，令人拍案叫絕。在感動之餘，我誠摯地邀約了吳芝儀、李百麟、吳士宏、洪光遠、曾蕙瑜等舊雨新知，共同翻譯 Landy 教授 1994 年出版的《戲劇治療：概念、理論與實務》（*Drama Therapy: Concepts, Theories and Practices*）一書，由心理出版社出版（1998 年），目前已銷售到初版五刷（2015 年 9 月）。

2010 年，張曉華老師又邀請 Landy 教授到他所任教的國立台灣藝術大學戲劇學系進行三天的戲劇治療工作坊。他在該次的工作坊主要是以他及二位同事們的合作研究案作為基礎，介紹他們如何研究與比較他們三人各自專長的三種戲劇治療模式：角色理論模式、心理劇模式、發展轉化法，對他們所選取的同一個學生個案做治療的三種模式之設計、過程與效果。除了依據其研究介紹三種戲劇治療的模式之外，Landy 在此次工作坊中，特別以參與成員的生活角色與故事來處理戲劇治療的架構。他說：

我進行戲劇治療之架構如下：

1. 主角探索生活之意義或試圖了解一些問題。
2. 此旅程有其終點（一個地方抑或是一種心智狀態）。
3. 劇中主角常會遇到真實或虛構的障礙，該障礙常以「壞蛋」的角色出現。
4. 主角可能不確定或害怕，尋求克服障礙之引導。
5. 「引導者角色」可出現或不出現。
6. 主角與他心中障礙之「對質」可透過引導者角色之見證而出現，「對質」也可能在缺乏引導者角色時出現。

7. 劇中主角有時歌頌即將面對之困境。
8. 主角從探索之旅返回，了解一些問題或面對自己之後，有更深層的領悟。

時隔十四年，Landy 教授的人文精神和帶領戲劇治療的理念與實務技巧，更多元精彩，在短短的三天活動中，精簡地讓工作坊的成員了解戲劇治療的三種模式與作法。他並帶來 2007 年出版的 *The Couch and the Stage: Integrating Words and Action in Psychotherapy* 一書，裡面就有該三種模式的介紹。我立即邀請張曉華老師、陳永菁老師等，希望能翻譯那本書，可惜已有上海戲劇學院的彭勇文副教授擔任譯者捷足先登了（簡體版為《躺椅和舞台：心理治療中的語言與行動》）。於是我直接問 Landy 教授：「在你的著作中，哪一本書，還值得翻成中文？」他回答我：*Persona and Performance: The Meaning of Role in Drama, Therapy, and Everyday Life*。因此我立即邀集了戲劇教育、戲劇治療、教育專業者：張曉華、陳永菁、林邦文、蘇子中、洪素珍、蘇慶元、鍾明倫等七人，開始展開《人格面具與表演：角色在戲劇、治療與日常生活的意義》之翻譯。

此書在 1993 年出版，主要是 Landy 教授運用角色理論來分析大眾如何用在角色內外來展現自己的一本書，也是作者企圖說明角色概念如何連結作者心靈之旅所看到的戲劇風光、日常生活與治療三個領域之間的連結。共包括十二章：第一章說明「角色的源起」，第二章闡述「角色的發展」，第三章敘述「戲劇治療的角色方法」，第四、五章敘述「麥可的個案」，第六章說明「糖果屋：一個戲劇治療團體的例子」，第七章說明「日常生活中的角色」，第八章探討「角色的分類：建立一個劇場原型系統」，第九章「分類：認知與情感領域」，第十章「分類：社會領域」，第十一章「分類：靈性與美學領域」，第十二章「結論」。

第一章 Landy 提出沒有角色就沒有故事，角色在戲劇治療中可運用成為形成「人格結構」與「心理健康」的概念，它係透過行為來表達，包括了「認知、情感、社會與精神」的層面。第二章說明角色的發展來自娘胎時期的有機體生物性需求，此時期人類是角色的接受者（role recipient）；離開娘胎之後，開始與其他人互動，逐漸學會站在他人的角度來看他人的角色行為，是角色取替者（role taker）。接著是在各種開放社會中，有社會扮演不同的角色，稱為角色扮演者（role player）。角色系統是由相互獨立的角色所建立起來。第三章說明戲劇治療的三種取向，包括：發展取向，敘說與編造故事的取向，以及社會人類學的模式。同時並介紹戲劇治療的八大步驟：1. 角色招喚；2. 角色命名；3. 角色演出；4. 探究次角色的不同品質；5. 角色扮演的反省；6. 連結虛構角色與日常生活角色；7. 統整角色以創造功能性角色系統；8. 社會角色示範。

第四、五章是以麥可的個案，呈現戲劇治療的個案處理方式。Landy 運用第二、三章的戲劇治療理論與方法，先引導麥可的角色，並把有問題的角色加以分析整合，以改變並重整其角色系統。再次，以虛構人物，製造適當的角色距離感，以角色扮演法，協助麥可超越受父親羞辱、母親的小孩子氣，以及象徵性父母宰制的「受害者角色」。

第六章則在於協助本書讀者了解，將戲劇方法應用在戲劇治療團體過程的案例。Landy 運用「漢斯與葛瑞托」（Hansel and Gretel）的糖果屋童話作為個案安的故事敘述版本，並以角色治療方法，協助安在正面評價中有能力依不同的角色與社會情境脈絡，演出不同角色的不同風格；並以彈性流動的方式，整合自己不同的角色，增加應付不同角色扮演所帶來的失衡狀況的能力。

第七到十一章，作者最主要是從日常生活的角色類型，包括身體的角色、認知、情感、社會／文化、靈性（心靈）和美學，建立戲劇性的原型體系，包括分類的形式、角色的分類以及上述提及的身體、認知、情感、社會、靈性與美學領域的角色類別的特質、功能與風格，以及分類的重要性。上述的角色類型非常多元，每個分類之下的次類型也很多，有些是我們在台灣的日常生活中熟悉的，也有些是在我們的文化中較不會出現的角色次類型。如在「身體」領域中的分類可依「年齡、性取向、外表、健康」等層面加以分類：就健康層面而言，可分為有心理疾病者／瘋子，身體殘疾者或畸型者，慮病者、醫生的角色類型，其中在醫生的角色類型中又存在另一個次級類型：庸醫。醫生的特質是身體與心靈的治療者，其功能在於把身體及心理有問題的病人治好。庸醫的特質是傲慢自大、貪婪、剝削、迂腐、可笑的，他的功能是利用治療者的位置，剝削需要接受治療的病人。在社會領域中「家庭」類型的母親，其次級類型包括「殘忍的母親、革命型的母親」。其中「革命型的母親」在我們的台灣鄉下文化中的特質與功能，與大都會如台北市、高雄市文化的特質與功能有些相同，也有些差異。在台灣鄉下文化中，革命型的母親其角色特質為務實、強悍，其功能不像在社會開放的台北市、高雄市及美國紐約等大都會，革命型的母親角色是為了引領實現新的道德政治之理想而奮鬥。

讀者在閱讀上述作為戲劇治療的角色方法之角色分類系統的特質、功能、案例時，可先從作者所處的白人上層社會的社會文化脈絡加以理解後，再從台灣的社會文化中加以詮釋，並思考如果在台灣的社會文化中，角色命名、角色扮演、角色反思、角色統整與社

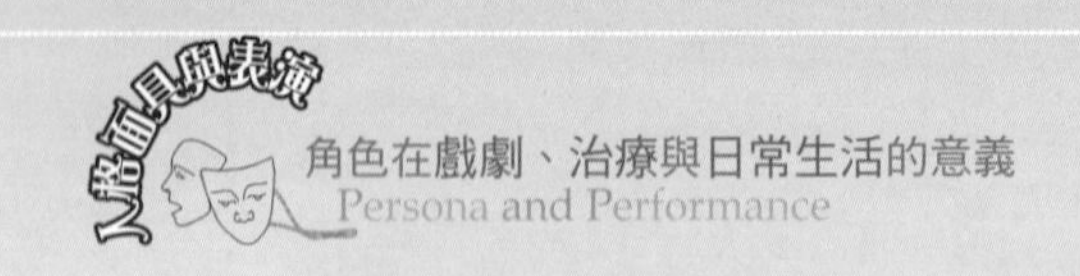

會的角色楷模與 Landy 教授書中所描寫的美國社會文化的脈絡有何異同。

最後一章，Landy 教授以他的女兒喬琪（Georgie）面臨弟弟出生的角色矛盾、衝突與轉化過程的故事，以及他的朋友威爾（Will）歷經各種不同角色的矛盾：如生活在焦慮的狀態，為了自己的成功職業角色與有意義的生存而掙扎，說明矛盾、掙扎、衝突正是戲劇性的生活所需，而這些矛盾、掙扎、衝突則需要培養一個有足夠彈性角色系統以支持或控制之。

總之，作者在本書中是以戲劇治療的角色方法與說故事的方式企圖連結戲劇、治療與日常生活，使一般人或亟需治療重整角色系統的人，透過角色的扮演、反省、統整、創新而發展得更好。

本書的完成，除了謝謝 Landy 教授及原出版公司慨允授權翻譯外，更感謝願意合作的諸位譯者：張曉華教授、蘇子中教授、洪素珍副教授、陳永菁副教授、蘇慶元治療師、林邦文副教授、鍾明倫博士候選人、張雅淨博士的辛苦翻譯。尤其蘇慶元先生還花了很多心思協助各譯篇補足漏譯及協助曉華老師及我進行校閱工作，厥功甚偉。在翻譯過程中，由於上述人員都忙於戲劇治療、教育劇、戲劇、教育等專業，本書雖經本人定時催稿，仍然歷時兩年多。因之，在催稿頻頻的辛苦中，能完成此譯作，終於讓我鬆了一口氣，也希望藉此提供一些好的戲劇治療著作，俾讓國內的戲劇界、教育界、輔導界、戲劇治療界能有機會在學習及專業實踐中，有好的反思資料。

最後感謝心理出版社，林敬堯總編輯及李晶、林汝穎編輯的催稿、完稿，功不可沒。此外，張雅淨小姐、姚皖淳小姐、鍾明倫先生及文化大學戲劇學系紀家琳老師，分別擔任協助聯繫、校稿、統整譯名等工作，備極辛苦，特此致謝。此外，也希望對戲劇、自我成長、戲劇治療有興趣的讀者，對本書多多運用並指正為感，俾提供更好的譯文服務於專業社群。

王秋絨、張曉華

於鶴丘軒

2016 年 3 月

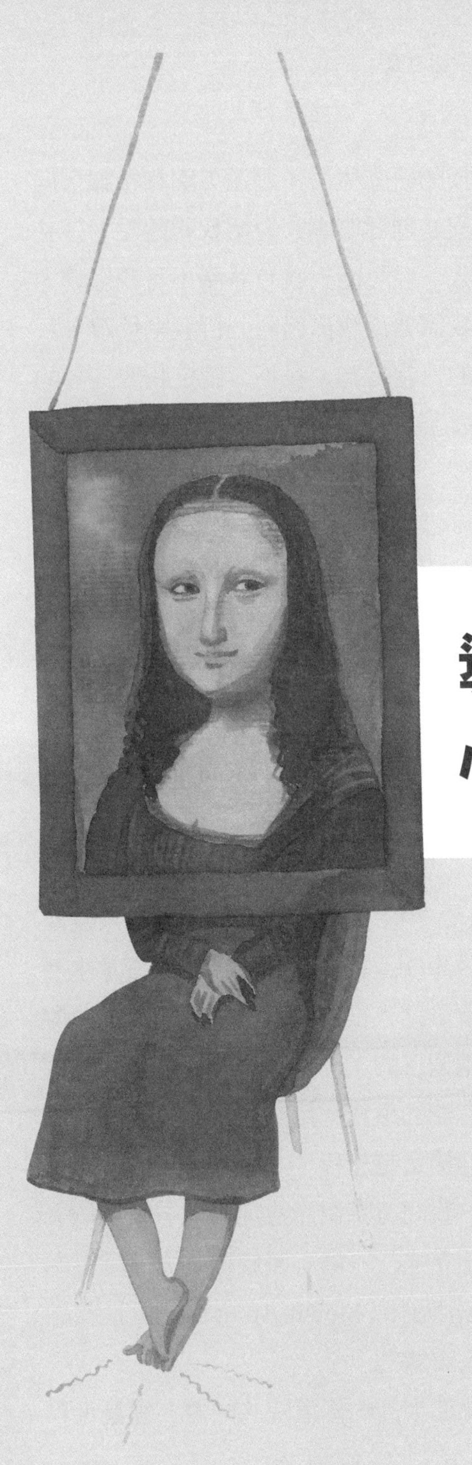

導論：心靈之旅

張雅淨　譯

多年以前，我利用大學教授的研究休假，遊遍英國和希臘，向一些對戲劇治療有興趣的學生與心理健康專家介紹我的觀點。這些講學其實只是一個讓我可以踏入一些可能對我有著深不可測影響力的古老、神祕的地方的藉口。我需要從我自己的分析觀點抽離，我原有的觀點常常會影響我每天的日常行為。我不太確定我要找尋的是什麼，但我知道需要去體驗超越、超然的感覺、感受全新的力量，以及透過冒險踏入未知領域，來增進對已知領域的了解。

在某個部分來說，我覺得自己像個考古學家，不是因為我蒐集古德魯伊遺址（Druid sites）的石頭或文物，而是因為我在找一些更根本、比較少接觸到的事物——各式各樣的角色。我那時候的想法是，我把角色想像成一種原型，這些原型是藉由英雄與弄臣、受害者與倖存者呈現出來，在神話、故事及戲劇中可以看到這些角色普遍的思考與行動形式。我覺得有點像社會學家高夫曼（Erving Goffman），透過訪查謝特蘭群島（Shetland Islands）上自耕農（自給自足的農民）的奧祕文化，形成社會生活的戲劇分析理論（Goffman, 1959）。就像高夫曼一樣，我想知道人們在進入及離開角色時表現自己的方式；我也想知道更多有關我在每天日常生活中呈現自己的方式。所以，我冒險踏入很遙遠且很古老的地方，開啟一場自相矛盾的旅程。我有兩個目的：一是蒐集各種角色，並因此學習與存在本身的戲劇本質有關的事物；第二個目的是拋棄我想蒐集及分析的需求，敞開心胸迎接這趟旅程。

在雅典耀眼刺目的秋陽下，我問有哪個最特別的地方我可以去拜訪，問的時候還特別提到我正在進行一場心靈旅程。大家回答的都一樣：「人一生一定要去阿索斯山（Mount Athos），但是要做好心理準備，這經驗是非常令人震撼的。」

阿索斯山是一個位於希臘北部半島的修道院共同體。那是世界上最古老的修道院群聚社會，當地居民有些是基督教派中極力主張禁慾修道者。這個心靈社群就如同梵諦岡，有自己的政府與律法，但更加嚴格。與梵諦岡不同的是，其遠離四周的都市文化，從雅典搭機、轉車、搭船，需要兩天的路程才能抵達。還有一點和梵諦岡不同，就是那裡只允許男性的朝聖者進入。會有受過特別訓練的人員仔細盤查所有來訪者，確認他們的確是被允許進入的性別。

阿索斯山的居民主要是修士，過著像中世紀時期的生活。少數修士是極端禁慾者，他們拒絕修道院的共同生活方式，過著奉獻的獨居生活；最極端的是活在深山裡自己挖掘的洞穴中，他們在懸崖上用繩子將籃子垂吊到海上，靠著經過的漁夫所捐獻的供品來維持生活。

在旅行開始的前一天，我安靜地坐在雅典公園看報時，有個上了年紀的東正教修士走近，堅持要求性服務。我努力地擺脫對方之後，不禁懷疑：這是不是某種神蹟，代表這趟旅程有許多危險。還是這是某種神話中假扮聖者的騙子為了煽動我的性別與精神心靈產生矛盾所製造的惡作劇。

就像所有到阿索斯山的旅人，我並非以觀光客的身分，而是以朝聖者的角色入內。有人建議我要輕裝旅行，因為必須靠雙腳穿越半島上的陡峭山岩，從一間修道院到另一間修道院，並且像個流浪漢一樣，依賴修士慷慨施捨食物及庇護所。但因為是朝聖者，所以在每個拜訪的寺院，我都只被准許停留一個晚上。修道院之間的距離往往是很遙遠的，且地形崎嶇不平。有時修道院之間會有小茅草屋，我會停下來問路，但當我的眼睛適應黑暗以後，發現牆上掛著骷髏頭，就快速離開。修道院古老、厚重的大門在日落後就緊緊地關上，如果你來不及進入，就要冒險在黑暗的森林中過夜。

九月的阿索斯山，太陽是相當耀眼刺目的，周圍的景觀就像是在神話世界，如同我想像奧德修斯（Odysseus）回到伊薩卡（Ithaca）那天看到的景色一樣。有時候會有朝聖者路過，說著破爛的英文、法文或德文，朝著我下一站要去的地方走去。我完全不懂希臘文，所有其他看得到的人都穿著黑色長袍與頭巾，在他們年老、不修邊幅的臉龐及粗硬的皮膚上，透露出嚴肅與無法穿透的心思。

在這山上，到處都有死亡的感覺：修士的嚴肅；小禮拜堂玻璃後面圍繞著早期虔誠的徒步旅行者的骨頭、指頭、骷髏及其他遺物；連黑夜結束迎接清晨時，都像是地窖的黑暗所發出的悲鳴；白天刺眼的陽光與夜晚令人毛骨悚然的寂靜。

我有一個同伴陪我兩天，我們在巴士上相遇，搭同一艘船從歐拉努波利斯（Ouronopolis）的觀光小鎮一起回到現實世界。他是一個法國演員，被兩個年輕的修士說很像亞蘭德倫（Alain Delon）。我迫切地需要他當我的同伴及幫手，減輕我對白天強烈的光線與熱度的恐懼、對東正教與到處都是男性的環境的害怕以及對拒絕與死亡的想像。但由於我還無法看透他，所以他的存在也擾亂了我。我發覺到他在公車上坐立不安。在我們踏上小船時，他開始跟我討論愛滋病（AIDS）的問題。他說：「我是受到保護的，我會教你保護自己的祈禱文。」

我當時的顧慮實在太單純了，我正要進入的是一個除了黑死病之外還有更多問題的世界。他為何要將當前的恐慌加諸在我身上？

在我們抵達的第一個修道院前的海灘，有兩個年輕的修士在清洗烏賊，而這位亞蘭德倫油嘴滑舌地跟他們在調情。他們邀請我們在宵禁之後到他們的房間，這是一項小違規。在昏暗的燭光下，烏賊在外側房間的鍋中烹煮著，他們給我們看一些穿平民衣服的年輕人照片；然後，我們魯莽地、不舒服地穿過黑暗的長廊回到我們自己的宿舍。亞蘭德倫對煮烏賊的味道感到噁心，已經失去對那兩人的興趣。對我來說，我處於一種停滯的狀態，心中懷著粗俗的想像，還覺得有點茫然，就像是處於天堂或者……該說是在地獄被一個法國魔鬼梅菲斯特牽著走。我既不是基督徒，也不是同性戀，但我發現我自己正處於受到誘惑進入這兩個禁區的恐懼中。

接下來的二十四小時，亞蘭德倫成為一個騙子，盡他所能地惹出許多麻煩。他敲響餐廳外面有緊急情況才能敲的鐘，讓所有的修士從下午的祈禱中狂奔而出。他大膽地脫掉衣服，在修道院入口附近的大海裡游泳。他最古怪、最誇張到極點的是他把一個多刺的海膽殘暴地丟向面對小禮拜堂的石頭上，然後嘲笑我拒絕跟他做同樣的行為。隨著每一次的惡作劇，我覺得似乎愈來愈不能站穩精神追尋者的立場，我很快就覺得精疲力盡了，本來預設他可以給我協助，但他卻成為我的報應。我心中的道德家開始譴責他褻瀆神聖。我想：「無論如何，所有的演員都是低俗的人，他們都只看重自己的形象。」我相當驚訝自己這種自傲的態度，我責怪這樣的自傲行為，因為這讓我悖離了我原本待在這聖山的更正當理由。我再一次處於搖擺不定的狀態——既生氣與自以為是，無助與羞愧。

我還有兩天的行程要走，該是與亞蘭德倫分開的時候了。但是我是否準備好自己一個人旅行呢？雖然有他在身邊滿令人丟臉的，但至少他是我熟悉的人。後來，因為他嚷著好無聊，想早點離開，這解決了我的矛盾想法。正當要回到二十世紀的世界之前，亞蘭德倫把我拉到旁邊，告訴我說：「現在我要教你祈禱文，還記得嗎？這可以保護你，讓你完全遠離愛滋病與所有危險。這力量很強大，而且很少人知道這招。」

然後，他開始比一系列奇怪的手勢，口中喃喃自語唸著新世紀音樂版本的「聖母瑪利亞」。他要我重複他的動作，但我拒絕了。

他以為我跟不上他的速度，又做一遍所有的動作。我再一次拒絕了。他就開始生氣，也很驚訝我竟然拒絕這樣的禮物。當時我的怒氣爆發了，我發現自己處於一開始想要他離開的狀態。當他離開時，我聽到他在笑，那種惡魔的笑聲就像是他之前敲響警鐘，看著驚慌失措的人在黑暗中匆忙跑向餐廳時一樣。他詛咒那些修士，接著他也因為我拒絕他所給的恩典而詛咒我。在他眼中，我跟那些修士們一樣——頑固死板、自欺欺人、長久被困在道德壓抑與無知愚昧當中。但他最後是這樣說的：「你跟我一樣，你自己知道……即使你害怕承認這件事！」

他的意思是什麼？我獨自一人害怕地站著。或許我在某些方面跟亞蘭德倫很像；儘管我很頑固死板，但或許某部分的我是想要抨擊所有剛正不阿、壓抑自我的父權思想，或許我想開放心胸接受會讓人感到害怕的雙性戀，並允許自己相信可以用祈禱與簡單的保護措施保護自己。我過了一會兒才冷靜下來。我的靈性與性慾一直受到挑戰，但我還是沒有被動搖，準備離開繼續往前走。

聖十字日這一天是假日，所以必須早點抵達男子修道院，才會有床位可睡。我走了好幾英里才快要到西蒙奧佩特拉（Simonopetra）修道院，那是座聳立於高山懸崖上的修道院。那條上坡的路簡直讓我無法呼吸，我註定得留下來過夜。一個年輕的平信徒（教友）出來招呼我，並告訴我，很不幸地，已經沒有多餘的房間了。我懇求他收容身心極度疲累的我，於是他可憐我，並安排我跟兩個法國人同住。

第一位名字是吉安（Jean），他受到常駐在當地的修士的影響，是修士的精神之子，正在進行長期的閉關修行，他本來不是希臘東正教信徒，但後來皈依了，全心恪守希臘東正教的教義與儀式。他是一個道德家，也是知識份子，他說到阿索斯山作為心靈中心與信仰堡壘的歷史與作用，可以說得頭頭是道、振振有詞。他的朋友賈奎斯（Jacques）是個無神論者，跟我同一時間來這裡拜訪。他四天的行程快要結束了，等不及回到對岸充滿聲色感官刺激的希臘本島。他最想念的是女人，對修士的宗教準備儀式興趣缺缺。

晚餐就在長者吟誦聖書中，很快地結束，在那隆重的晚宴過後不久，我們就回到房間，接著音樂開始響起。古老的拜占庭聖歌第一段一開始的時候，我心裡頭震驚了一下。前幾天我搭船去阿索斯山，第一眼看到古老的修道院的時候，我心裡也有相同的感覺。我不禁懷疑，這是所有朝聖者都會經歷的痛苦嗎？或者只有那些過於封閉自我靈性的人才會感受到這樣的震撼？

我循著聲音進入小禮拜堂裡漆黑一片的外側房間。一群朝聖者與修士在散發著昏黃燈光的內側房間比肩而坐。雖然我不敢接近，但還是鼓起道德勇氣往前走，只是被吉安攔下來了，他說只有東正教徒可以進去。我感覺自己像是印度世襲階級中的賤民，被輕蔑、排斥而顯得生氣。當下，我覺得自己被當成異教徒、像是猶太教徒眼中的基督異端，或者，更確切地說，像是被禁止進入基督教最神聖的至聖所的猶太人。

因為被當成異教徒，我就站在門外，去感受那有力的聲音、焚香的味道、天馬行空地想像著微光中透出的聖像以及華美的金屬裝飾。我霎地從約莫六小時的恍惚中回過神來，把這外側房間留給那些不太睡覺的老修士，回到自己的房間去了。賈奎斯睡得很熟，我試著也讓自己入睡，但那吟誦聲太過強烈，我的思緒還是很清晰。之前在晚餐時，吉安已經提醒我，前輩們常在這節日的晚上展示他們最神聖的古物，其中一件就是基督受刑的十字架。就在我躺在床上時，我會不會已經錯過這些東西呢？以我這種有著猶太人的眼睛與心靈的異教徒身分，我還看得到嗎？隨著心裡這些想法，慢慢地我就失去知覺，睡得很熟。我已經看了太多，沒辦法再消受更多了。

隔天一早，賈奎斯跟我就從阿索斯山前往歐拉努波利斯，這一段海上之旅很短，但很貴。他稀鬆平常地告訴我，其實那些神聖古物很少對外展示。就算有展示出來，它們看起來也很普通，沒有什麼特別。他說：「你沒有錯過任何東西，根本沒什麼好看。」

我在一間不錯的旅館訂了間附有衛浴的房間，然後那晚我們在可以眺望大海的希臘舊城區——普拉卡區（Plaka）吃晚餐。賈奎斯搭訕一位很有吸引力的女士，後來她也跟我們一起用餐。早上我搭公車前往薩洛尼卡（Salonika），然後再搭飛機回到雅典，賈奎斯則繼續留著尋找豔遇。

每次一有機會，我就會像詩人柯立芝（Coleridge）的長詩〈古舟子詠〉（Ancient Mariner）裡那位歷劫歸來的老水手拉著要參加婚禮的賓客訴說遭遇一樣，把我在阿索斯山的故事說給那些著迷的聽眾聽。這個故事並不完全是我的守護神信天翁，但的確對我影響很大。每一次講起這段故事，我都一直試著從我所經歷到的客觀事實去理出一些頭緒。隨著時間過去，那種客觀的真實性也消失了。這些說出來的經歷已經產生全新的樣貌，變得比較像是虛構的故事。這些虛構的故事幫我了解我在阿索斯山遇到的某些角色：惡作劇者、協助者、希臘東正教信徒、對神的存在保持懷疑態度的思想家、長老合唱隊、修士與禁慾主義者，還有我這個身為中心人物的英雄／求道者角色，而我也同時扮演著膽小鬼、受害者、生氣的年輕人、社會邊緣人、證人，以及有著矛盾情節的角色。

隨著幾年過去，這些人物的實際模樣已經變成屬於我自己的內心戲（inner drama）。例如，我知道當我被世俗教條壓抑困住的時候，想要無傷大雅地嘲弄那些希臘東正教，我那愛惡作劇的一面就完全顯現出來了。但另一方面，侮辱人也讓我覺得害怕，所以我要的把戲看起來很駑鈍。而這愛惡作劇的角色也能激發我羞辱自己——也就是近來心理學文獻中提到一種根深蒂固的無價值感人格特質（見 Lewis,1971; Broucek, 1991）。

我進一步發現，我心中有一部分是以惡魔與協助者、希臘東正教者與不可知論者、知識份子與放蕩者，或膽小鬼與勇者的角色在拉鋸著。我發現最重要的角色是英雄／求道者。這個角色是值得注意的，因為這角色讓我決定開始這趟阿索斯山旅程，又讓我能持續下去，然後在旅程中成就這幾段故事。身為英雄（主角），我才敢以我自己的方式改變現狀——不是以跳脫批判性思考的瘋癲方式，而是以一種可以喚起更多有建設性概念的想像力所主宰的創意方式。因為這個英雄的角色，我才能著手寫下這本書，而這又是另一場對抗禁慾主義者力量的戰爭。這讓我得以踏入從未接觸的領域，或者說就像初次造訪一樣重新感受一次。最後，這角色讓我接受一項事實，就是在這趟英雄之旅中，我應能逮到那來自未知起源的惡魔。

阿索斯山這個非常遙遠的特別地方，只是一個開始。所有的地方，即使是最普通的地方，都是不斷上演人性心理衝突與掙扎的場域。基於本書的目的，這些心理上的衝突與掙扎是透過角色與角色本身所述說的故事，以及故事裡各種角色的故事表演出來。

在很多方面來看，這本書是一段旅程。雖然本書聚焦在戲劇治療的新興領域，但卻橫跨了戲劇與日常生活之間各種相關的樣貌。我的目的在於詮釋角色的概念如何連結這三個領域，並且提出一個以角色為基礎的模式，將健康的人格結構概念化，並用來治療缺陷的人格結構。

角色是人格的基本單位，其包含特定的特質，這些特質使得人格有其獨特性與一致性。在一篇更早的文章中（Landy, 1990），我已經定義角色的意義：「角色就像是一個容器（集合體），裝載著我們對自己與他人在現實社會與想像世界的各種看法和感受。」（p. 230）作為概念的角色可以泛指所有人類透過身體與感官、心智與情緒、直覺及心靈所經驗到的。傳統上來說，角色的概念就是戲劇的概念，與劇中人物表現出特定型態的特質有關。對很多社會學者來說（如 Goffman, 1959; Brissett & Edgley, 1975），角色則是一種隱喻，可以透過表演出來的特質去分析日常的心理、社會及文化生活。

關於本書的目的，我一開始假設，連結著世界與表演舞台的角色隱喻是一個很有說服力、很吸引人的說法，這至少在古希臘羅馬時期就已經吸引哲學家、詩人、社會科學家們的注意。Burns（1972）指出，這種隱喻從古希臘羅馬〔柏拉圖（Plato）及佩特羅尼烏斯（Petronius）〕到文藝復興時期〔塞凡提斯（Cervantes）用隱喻諷刺當時的社會現象，也因為莎士比亞（Shakespeare）豐富多彩、引人共鳴的比喻而更加蓬勃發展〕就一直使用，並沿用到當代。在現代的世界，毫無例外地，從以往重視哲學家及詩人對「世界劇場」（theatricum mundi）這概念的詮釋，轉而關注社會科學家的詮釋與理解（見 Burke, 1975）。1930 年代起，這些學者試圖將戲劇隱喻應用到日常生活，藉此來重新活化、詮釋「世界作為舞台」的概念。

然而，我想要證明的是，角色不只是一個可以從戲劇生活來詮釋日常生活的有力隱喻而已。就我看來，角色是一個很基本的、重要的概念，它影響人格一致性的發展，且在很多方面更取代了原本影響力屈於首位的自我概念。廣義來說，現實生活不是像戲劇那樣演完就沒了，而是生活本身就有戲劇性。對角色有完整理解就代表對日常生活本質上戲劇性的一面有相當的了解，而這所謂的日常生活可以是很豐富的（就像我在阿索斯山的遊歷），也可以是很平凡的（就如同家人間的日常互動）。

此外，我還想要探討角色除了作為隱喻及概念，除了當作一種方法之外，還有哪些意義及功能。角色方法將被視為一種透過戲劇治療法去治療一個人的心理需求的手段。本書畢竟是本有關戲劇治療的書——戲劇治療是指藉由角色定位及角色扮演的過程來治療社會與心理傷痛的一種療法。透過以下章節，我會說明如果完整理解角色後，將如何提供戲劇治療領域堅固的概念基礎以及有效的治療方法。

總之，我以我對角色的理解，用一個比較寬廣的視野來解讀角色的意涵，解讀如下：

1. 角色是人格的一部分。
2. 一個思想與感受的集合體。
3. 一種人格概念。
4. 戲劇裡的一個表演人物。
5. 對社會生活的一種隱喻。
6. 戲劇治療的一種療法。

因此，可以想見的是，角色是戲劇、日常生活與治療之間的重要橋樑。如果真是如此，那麼，試著整合這三個領域的學科——戲劇治療，可以透過對角色的闡述，讓理論更加條理清晰。

這本書一開始是從戲劇與社會科學兩個觀點檢視角色的起源與發展，試圖說明的是角色如何貫穿於人格當中，更廣泛地說，是戲劇如何滲透到充滿矛盾的世界觀。當被想像成不同角色的集合體的人格變得不正常，即顯示要進行一種治療，來矯正角色失調的問題。茲提供兩個臨床案例研究，一個是個人的，另一個是團體的案例，來說明一個可以恢復到功能完好的角色系統的治療方法。

在案例研究之後，就會提出一個系統，試著整理分析那些不只是在戲劇治療處理中反覆出現，也會在日常生活中重複出現的各種角色類型。從描述日常生活的角色類型開始之後，我就能從整個西方戲劇文獻歷史中不斷重複出現的類型，刻劃、建構出戲劇角色類型學。在理解這些角色的本質、功能與風格後，我認為人們更能夠透過角色掌握治療的戲劇本質。就更深層的意義來說，這樣的理解可以提供茫然迷惑的旅人一些背景知識，了解經常面臨的相互矛盾所代表的意義，讓他們從自己的心靈高峰回到起點。本書以討論學習接受角色矛盾的事實作為結論，大可以放心做這樣的討論與結論，因為人的確是複雜的、有很多心思的、有創造力的，以及本質上可轉變的。貫穿整本書的重要預設是：人類的幸福是仰賴個人管理一套複雜以及常常相互矛盾的角色之能力。

從頭到尾，我都擅自把自己當作說故事者、理論家及戲劇治療實踐者的多種角色。我做了更大範圍的嘗試，從戲劇及其相關藝術學科、社會科學家、大眾文化與個人經驗，發掘出一些值得參考的資料與案例。這些不同領域的學術文章中的討論內容絕對不是詳盡無遺的，只是挑出一些來討論，我是從幾個學科取得對角色的理解，據以發展出我自己的案例，但這完全是建立在戲劇的基礎上。

我的研究過程中最全面、最詳盡的部分主要是評論大約六百齣戲劇，從中試圖抽取出重複出現的角色類型。我很想從這個過程中歸結出角色基本上是一個不受束縛的概念，可以用簡單易懂的語言辨別出來，亦即「戲劇文學作品中人物性格或行事作風的特質」。

然而，在進行跨學科以及透過處理心理異常及日常生活方式試圖創造部分系統的過程中，我發現這簡單的概念不是那麼簡單易懂。假定角色有其複雜性，那麼，就會有一個可以利用理論、臨床與傳聞的證據進行訪查的調查方法可以選用。無疑地，本書同時冒險涉入幾個不同的領域。最後，在本書的末尾，我想要回家了，這趟旅行已經結束，我相信大膽提出角色的複雜性問題是一個重新探索其簡單性的方法。

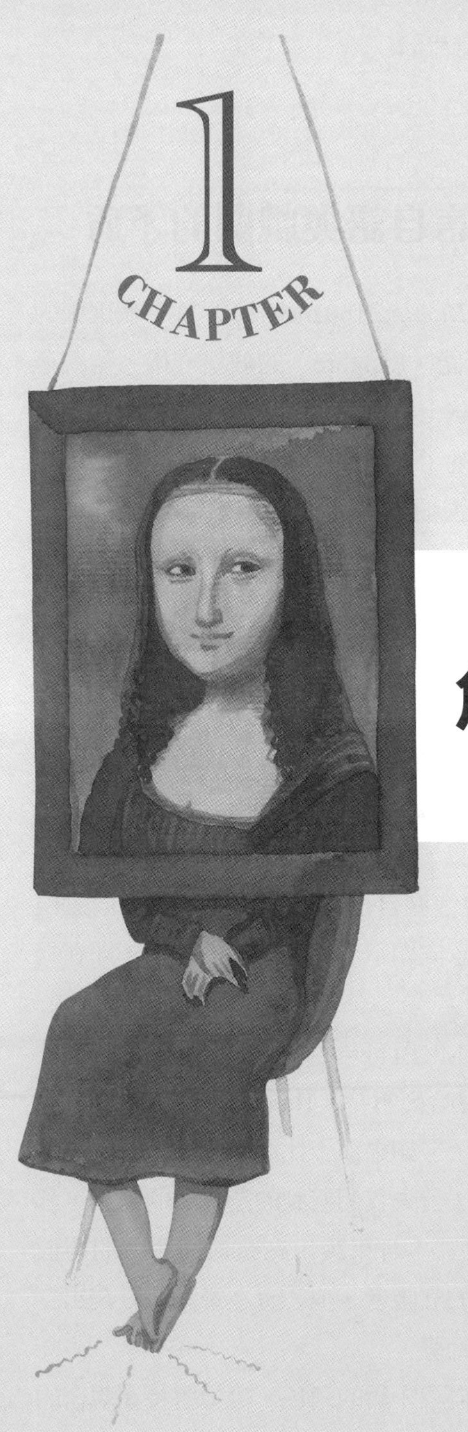

角色的源起

張曉華　譯

哈姆雷特的自言自語與戲劇的矛盾

莎士比亞的《哈姆雷特》(*Hamlet*, 1602/1963)是從一個緊張的場景開始:一組士兵在愛爾新諾(Elsinore)的城堡守衛,監視著可能來自挪威的入侵者。尤其讓士兵們緊張的是連續兩夜,他們都見到鬼魂在那兒出沒。時間很晚了,法蘭西斯可(Francisco)正想緩和一下難受的寒冷、疲倦與害怕的時候,巴納多(Barnardo)忽然出現,說道:「誰在那兒?」法蘭西斯可回答:「不要動,回答我;站著,現出自己。」

這裡最直接的意思是,對兩個謹慎又害怕的士兵彼此在確認身分時的一段描述。不論如何,當莎士比亞寫道:「誰在那兒?」的時候,他可能隱含著更多的問題要介紹出來。從心理的層面看,它可能是這樣:在深夜中的心靈深處,在心理上的哪一個部分被召喚出來了?並不是侍衛彼此不認識,而是心靈黑暗面的呈現。法蘭西斯可的回答十分警覺。他不會洩漏自己的身分,直到對方同意現身,能清楚的辨識為止。這個意向顯示了一種心理的態度,即在揭發一些祕密。

從心理層面看莎士比亞劇本的所有角色中,完全反映出角色陣容(dramatis personae),應屬哈姆雷特(Hamlet)在劇中對每一個劇中人物與情況完美的投射了。如果莎士比亞的劇本是有關展開或顯示出哈姆雷特的多種角色,首先我們看到的是具象的哨兵,那是一種害怕、警覺的武士。就其本身來說,在政治與心理的層面上,哈姆雷特是一個紛擾國家的守護者。他一直在嘗試著分辨出存在與不存在:人與鬼、真實與幻覺。

哈姆雷特最凸顯的角色是自我矛盾的角色。哈姆雷特在親密的關係人中，以呈現某種對立特質的人深入角色：一個以鬼魂出現的被謀殺的父親，一個宣稱對他有愛的謀殺者繼父，一位愛他卻受誘惑的母親，一位不能愛他的自毀的情人，與一位可能謀殺他的朋友。哈姆雷特身處的地位，正如一個矛盾者很清楚的述說一段最有名的獨白：「生存還是毀滅」（to be or not to be）。哈姆雷特沉思於活在知其緣由的世界中，或死在一個可能受到很壞影響的未知世界裡，走近戲劇性矛盾的中心——這種概念就在妥善建立其世界與舞台的連結，並引導至戲劇在治療潛能上的一種理解。

矛盾是戲劇經驗的核心。個人作為演員或團體作為合唱隊，是同時並存的實體。然而這些實體是互異的：現在與過去、排演與表演、學習的片刻與自發的片刻、每日的生活與想像的生活、內在的與外在的、虛構與寫實、平凡與完美、期望的時刻與加強的時刻、演員與角色、「我」與「非我」。任何實作都是戲劇性的延伸這兩者或相似的具體緊張關係。當學生演員被教師勸誡「停留在當下」時，他們也同時知道，他們已經在過去演練許多次了。過去與現在是相逢於當一個人第一次再做一個「假設」的片刻中。在解釋自發與學習的戲劇性矛盾時，我們理解到自發性的片刻是不會出現無中生有（ex nihilo），但卻會出現在排演時。

也許最具意義的戲劇矛盾層面是有關演員與角色的分離與融合，以及那非虛構的真實演員與同時存在的虛構的真實角色。這種單純的戲劇性事實，首先是由 Diderot（1957）所提出，基於複雜的本質與神祕的戲劇性過程，它可應用於平日的生活劇場演出或治療中。

擔任角色（en-roling）或進入一個角色，就意味著生命；去角（de-roling）則是意味著死亡。而演員是有關角色的生、死，以及一次又一次從新角色中重生。演員的兩難並不是要在生或死間作抉擇，是去發現一種方法融入一種生命與死亡共存的狀態，接受在若干個角色間不可避免的進與出的變換。戲劇的矛盾就是生存與死亡同時的共存。這項工作不是一個「問題」，就像是哈姆雷特獨白時所說的，而是一個「答案」。

那麼，什麼是「問題」？心理學的說法可能是這樣：一個人如何處理困難的情況？或者，將它連結到悲劇英雄的困境，需要不顧一切地隱藏在內心深處時，一個人會如何面對可怕的真理？它的回答是戲劇性的：「生存與毀滅。」存在（being）是人在角色中的一部分，是有行動的。不存在也是人的一部分，就是離開角色，是無行動的，是對演出部分的觀察與反思。戲劇性的矛盾是生存的一種方法，在其中，它允許演員做回應的行動。它是所有英雄人物的素材，敢於尋找困難問題的回答。同時，它就是所有日常演員的素材，儘管常有思想的沉重負擔，並且要對他們行動的結果做回應。

角色矛盾心理

在接下來幾頁，我提出一個透過角色來理解人類行為和治癒心理悲痛的模式。角色模式論點的核心是矛盾觀點（paradox）、矛盾心理（ambivalence）與變化。許多角色藉由強烈的扮演來表現出與他們相像的人。害怕又聰明的哈姆雷特為他報復的行動鋪路，在家裡可以發現，他徘徊不定的在找尋一種理性的感覺。因為奧德修斯確信他需要回家，回到他的妻子和家庭那兒。所以，他必須進行一趟不知未來的特別旅程。相反地，不可思議的奧德賽旅程竟是另一個沒有目的的冒險故事，出發是為了歸來而且只要把事情做對就好了。每次都試著說：「這是我藉助於我扮演的善良角色」，如此，很容易被認為是：「是的！但如果我選擇一個不同的角色會如何？我是否能同樣的真實面對我自己？」

在英雄的追尋者角色中，我已在導論中描述過，我走向不知的未來冒險，來到令人害怕的阿索斯山區域。然而我的懦弱讓我歷練了追尋者這個部分。在英雄與膽小鬼的矛盾中，我的旅程被認為是一個複雜之旅，它不同於賈奎斯那位不可知論者的放蕩者，他很快就煩厭了神聖之山，並準備好搭下班船離開。

即使是對角色相當認同的人，仍存有某種程度的角色矛盾。禁慾主義者嘗試著推開肉體的慾望，但身體卻仍有需要。即使是在聖山的洞穴中，一個充滿了神聖精神的人還是會將籃子投到海中，希望漁夫能夠記得給他們維生的物資。在阿索斯山的年輕修道士，對酷似亞蘭德倫的性感法國演員仍感到興奮。老修道士儘管已發誓過獨身生活，但仍在雅典公園要求性的服務。在最神聖的日子，在最神聖的地方，我坐著，彷彿在一面鏡子前面，反射我自己的兩面——吉安與賈奎斯，一個篤信者，另一個放蕩者，慎思自我的身體、靈魂與心智。

矛盾心理的上升是在身體與精神、性與死亡的碰撞中，呈現出一個角色的衝突現象，被無止境地在藝術、哲學、神學以及一般人的日常生活行為上扮演出來。哈姆雷特的兩難困境：生存或毀滅，假裝或不假裝，真的是舉世皆然。大多數的我們，都不會公然地選擇自殺或是殺死父母，但是在許多小的個案中，對一些我們曾經受到的恥辱或我們親人的傷害，我們會盤算著小的謀殺與自我懲罰。

一個角色不會以單一的形式存在。一個撫育中的母親也必須找到照顧自己的方式；一個守財奴必須找一種方式去花錢或面對麥德斯王（King Midas）[1] 的命運。哈姆雷特告訴我們，良心使我們大

1 譯註：希臘神話中，酒神 Dionysus 賜給麥德斯王點物成金的法術，但他把食物也變成了黃金，以致沒東西可吃而幾乎餓死。

家成了膽小鬼。我要補充的是：人們在認知與性格傾向的情況中產生角色，使得我們同時變成了膽小鬼與英雄。做一個膽小鬼意味著在了解了某些事務的重要性而害怕。知識創造了英雄的基因，英雄也透過角色扮演的方式，面對了自己的懦弱，並向前進。

角色的矛盾心理，這種在扮演衝突角色中的撞擊感覺，是在自然的順序中所產生的。它開始於一種張力，介於自然與培育之間，在天生的角色特質之間，就像所表現的那樣，是得自於社會，如：得意或害羞是基於一個人的表現。而且，當人們嘗試著去建立完整無缺與和諧的人格，甚至透過部分人格在表現思想與感覺、慾望與需要時，常常是相互衝突的矛盾心理一直持續存在。

角色的矛盾心理以下列三種方式產生：

1. 當自己的角色處於衝突競爭的狀態時。舉例來說，我在阿索斯山，嘗試著去扮演無所畏懼的英雄，但是很快地我就一路遭遇了我的恐懼。
2. 在介於兩個衝突的角色之間時。舉例來說，當我的經驗本身顯示我是一個恐懼的膽小鬼角色時，我同時也存在一個與之衝突的英雄角色。
3. 當同時處於生存與毀滅的狀態時，我看到自己的矛盾，我同時是英雄（不是膽小鬼）也是膽小鬼（不是英雄）。

這第三種面向的角色衝突心理，意味著人們可以容忍角色之間的矛盾，並可以協調次要與主要的衝突。儘管如此，人們多數時候還是傾向於去尋找平衡與秩序，而此秩序是無法被察覺的，除非他願意聆聽反抗的聲音。為了要找到平靜，一個人一定要與干擾自己平靜的因素協調。要這樣做，他必須對自己的憤怒給意見，並仔細地聆聽這方面的訊息。要選擇和平，就需在爭戰中找到一個棲身處所。

這個觀點引導了本書核心的設定：儘管人們在尋找平衡與整合，而他們生活的世界卻一直存著具衝突性的心理與社會力量，而這些力量常常導致了不平衡與分離的現象。許多憂鬱痛苦的人，常限制自己的衝突與角色選擇，以避免不確定的事情。但是，若將矛盾心理排除在外，無論如何，這是無法導引到平衡的，反而會因此造成了更大的壓力。透過對心理矛盾事實的認知，並且嘗試著去發現某一種方式能隨著或存在於生活的衝突角色之中，一個人便更能趨向於平衡與整合的生活。

過少或過度的矛盾心理是能夠改變平衡的。過少的角色矛盾心理會導致單向的角色扮演，像工作狂所認知的，只是無情感地與工作表現連結在一起。過度的矛盾心理，會導致託付與主導上的混亂與困難。在假設性的中點上，如果一個人能接受這種具相反力量拉扯競爭的角色，人們便有潛在的能力在他的角色中，去發現有效的生活方式。就像一個技藝嫻熟的雜耍者，將數量恰好的球拋在空中，他們往前移動時，能察覺到要是球呈現失衡不穩的情況，球就會掉到地上。

角色在戲劇／劇場的源起

雜技表演者具有反應敏捷的形象，就一位表演者而言，是源自古代表演的受歡迎形式。劇場表演是角色最重要的來源，因為它意味這樣的事實：演員戴上面具、扮演角色（persona）、擔任角色（part），或是劇中人物（character）——這些都是角色的同義詞，讓他進入到另外一個想像的真實中。通常變成了另外一個典型的人物：神或魔鬼，舉例而言，他就具體地表現出了公認的人物特質。在扮演神的角色上，演員假設神的基本功能就有如一個創造者。

Moreno（1960）曾指出最早用「角色」（role）這個字（拉丁文 *rotula*）是指像捲軸一樣的物體，上面綁著羊皮紙，後來隨著時代轉變，就轉變成古代法庭的書冊。早期的希臘和羅馬劇場，戲劇文本的台詞是寫在「捲軸」上，由提詞人讀來給演員聽的。人物是由演員扮演，就是所謂的角色。然而，在正式嘗試運用腳本很久之前，劇場的存在就一直用來表達人類的精神（spirit）。

在我研究劇場角色的來源中，我提出了一個假設，即：在劇場史中，從早期的傳統儀式文化，一直到當代的後現代主義表演中，有些重複出現的角色類型很占優勢。在以下的討論中，可證實角色的類型存在於儀式、劇場腳本以及其他形式的戲劇活動中。例如：一個單一角色，像「傻子」，他之所以變成了一種類型，是因為他在戲劇文學與表演中，反覆地出現一種普世性與一般性的傻子特質。最早神與魔鬼在許多的儀式活動中被呈現描述出來，而早期的這種劇場形式，事實上有許多戲劇性的對應人物的特質，在許多世紀以來一直被這樣呈現，而這些人的特質，提供了類似戲劇性轉化（transformation）與超越（transcendence）的功能。

一個角色的明確來源，在劇場腳本或劇本所呈現的角色陣容或人物表（cast of characters）中可以找到。幾乎所有的劇本人物都可被構想為一種或幾種角色類型，例如：格特魯德（Gertrude），這個在《哈姆雷特》劇本中的角色，可被定型為母親、皇后及情人；克勞狄奧斯（Claudius）可被定型為父親、國王、情人、壞人與謀殺者。

在研究西方名劇作家的許多代表作品中，從古希臘時期到現在，我發現即使賦予一些特殊角色的改變，或文化、風格與歷史影響上的變化，但角色類型卻始終維持著很鮮明的相似性。舉例來說，在希臘與羅馬戲劇中常常出現的英雄與傻子、受害者與倖存者的角色，一般也都能在當代的美國戲劇與電影當中普遍看到。許多這類的角色類型，不斷地由劇作家寫出來，因為這些角色所顯示出的原型，能敘說出人類情況的普世性。酒神戴奧尼修斯（Dionysus）與米蒂亞（Medea）、安蒂岡妮（Antigone）與奧瑞斯提斯（Orestes）都是一些例證。

來自於劇場重複角色類型的概念，形成了角色類型學（taxonomy）的發展基礎，它是從廣泛的歷史與西方文化的數百齣具代表性劇本中所抽取出來的。我在本書後續呈現的分類法會顯示出，它不僅僅是劇場角色起源的一扇窗，而且也是我們每一天生活中角色扮演的一面鏡子，並且存在於戲劇治療的過程中。

「角色類型學」一詞是代表角色類型、角色特質、功能與風格。就「特質」（quality）而言，我評量的方法是角色在身體、道德、情緒、認知、社會與靈性的各個層面。「功能」（function）是指特定角色為特定人物，依照文本在戲劇世界中所達到目的之角色表現方式。「風格」（style）是指角色作為的形式，不論是以寫實為基礎或是以表徵、抽象與擬人化，或介於兩者之間的表現。每一種風格都隱含著一種特定程度的影響與認知，前者隱含著更大程度的情緒，而後者則是更大程度的認知。

儘管劇場，作為呈現劇本之用，是角色的主要來源，但就一般更廣層面的戲劇來看，它並不是唯一的。其他戲劇性的形式包括了：儀式性的、戲劇性的扮演、即興表演與社會劇，每一種都包含一些戲劇性矛盾的層面，同時也是角色的來源。

遠古時代，早於五千年前，劇場並不是有關美學與商業的，而是屬於敬神與掌管許多未知的事情。早期劇場的形式包括了有祈禱者、贖罪的動作、神祇的介入，由全體社群中的主事者做表演。選出的成員常是個別的教士或巫師，這些人要練習扮演自然界的力量與神祇們的劇場藝術。早期的扮演包括了歌唱與舞蹈、模仿、運用面具，以及相關的劇場性活動。

儀式主領者擔任演出的角色如果是「雨」，就是希望能確保有一個豐收的季節；擔任「戰神」的角色，就是希望能確保未來戰爭的勝利；扮演「死神」的角色就是希望保留某些可怕的力量給神祇。每一個角色的表演看起來都有它特殊的功能。然而，一般性的功能出現，是來自於早期戲劇性的儀式，它宣稱一種已經存在的固有力量是超越人類的（例如：命運、出生、生命、死亡與來世）。透過對自然與神祇的扮演，早期的傳統文化是在尋求將「有限」轉化到「無限」的力量與知識，並超越「人」達到「神」的境界，從命運的「受害者」轉為「主宰者」。

早期扮演（impersonation）的形式是模仿與表演，是基於形式化的動作與聲音。早期的舞蹈、歌唱與吟唱的形式，就我們所知，仍維持著基本的詩化與神話的特質（見 Kirby, 1975; Brockett, 1990）。透過高度的形式化，印象主義式的藝術，早期演員所扮演的角色是看得見的自然力量與無法見到的超自然力量。

在社群的宗教與文化意識中，儀式主領者所做的信仰行動是以象徵性的再現一段過去的故事或想像。以基督與猶太教的信仰者為例，他們再度確認共享了兩種象徵的儀式：聖餐與逾越節。基督聖體與出埃及記的儀式性麵包與酒，再度浮現於現代的消費之中。當主領者享用著象徵性的隱喻食物時，他們進入到一些靈性生命中，就某方面來說，具有受難的僕人或沙漠的放逐者的角色。對羅馬天主教或許多希臘東正教的信仰者來說，基督之死與復活的戲劇，在每一次的聖餐中上演。過去與現在矛盾的真實，深化於變質的信仰之中，基督的概念較所呈現的麵包與酒更具真實性。

儀式與宗教的執行，隱含著世界性的信仰形式。就角色的來源而言，這些形式基本上扼要地概括了早期劇場所提供有關神的超越與其轉化的功能。在認定自然與超自然權力的來源來說，一個人能超越他們自身作為人類的極限。那麼在儀式中，一個人假設他是個超越的角色，如同神或神一般類型的人，就更能肯定他的控制感。更進一步說，在儀式中，此人就是社群中的主領者，是具有意義的部分。合唱隊因戲劇性角色的提升，是集體的人聲。無論是超然的神或地上的合唱隊二者，個人在祭祀的過程中，設定了幾種關鍵性的角色。

在戲劇性的遊戲時，在融入扮演與認同之中，角色就會被性格化（Courtney, 1974），兒童透過想像的過程，象徵性的再創造有關他們每天生活的某些層面。一個玩偶變得有生命了，舉例來說，透過兒童感覺的投射，兒童讓他們自己以玩偶同時具現，他們每天的真實生活與想像是同時存在的。扮演的功能是多樣性的，但就本書目的是指，兒童扮演讓他們自己對所生存的世界產生感知，來掌控真實面的一些片斷。這個掌控的發生就在他們進出角色之間。

在戲劇性的遊戲中，兒童也同時不自覺地產生了角色。倘若一個人接受了假設的前提，扮演就能夠隨之而起（見 Huizinga, 1955），在扮演中，角色就會在此基礎上產生。作為角色的來源而言，戲劇性扮演提供了一扇窗，透過它看到了兒童與年長者在性別（見 Grief, 1976）、家庭（見 Bruner & Sherwood, 1976）與文化（見 Csikszentmihalyi, 1990）上發展角色概念的方式。扮演在療癒的應用上是心理治療的一種形式，可有效的治療兒童，它的過程是由案主進入角色並且將他們演出來呈現給治療師。儘管傳統的遊戲治療始於 Melanie Klein（1932）視扮演為一種方法來達到目的，然而透過語言分析，將此傳統轉變為基於藝術與戲劇治療時，扮演既是療癒方法，也是目的（見 Landy, 1986）。

戲劇即興表演的形式包括了對系列的口語與視覺提示的自發性回應。一個人自由即興的扮演，可娛樂自己或者娛樂他人。即興表演是沒有劇本、沒有排練的。它是一種自由聯想的形式，在其中演員的想像透過文字、聲音或動作引導至一些無法預期的表達形式。在這種情況下，一些戲劇性矛盾的某些片刻，有關自發性的，變成了最看得見的。呈現出一個想像的片刻，無論如何，是從過去生命的想像中所鍛鍊出來的。偉大的智者與即興表演者例如格魯喬・馬克斯（Groucho Marx）與羅賓・威廉斯（Robin Williams），常以一些已發展多年且適於排練的主題思想做即興表演。

即興表演在成人戲劇扮演中有許多的方式。以這些作為角色的來源，它同樣會產生扮演者的角色，也就是一個人透過虛幻領域中的扮演，嘗試著掌控真實。即興表演活動所隱含的角色，不僅單純地賦予扮演者去創作而產生，也可由扮演者自己本身產生。即興表演者是屬於創造性的一類，這些最偉大的創作持續不斷地產生，就是他們的自我認同。

在一個社群中，衝突與張力的最高時刻，就是對立的角色進入了戲劇的模式，並進行一種社會劇（social drama）（見 Turner, 1982），它帶來了結構與日常生活事件潛在性的再確認與改變。突然地，在一種社會秩序的挑戰中（例如：轟炸珍珠港事件），一般的常規與期望都翻轉了。社會劇帶來的不僅僅是兩種真實的矛盾，也同時是轉化的潛力，甚至是劇烈的變動。

社會劇成為角色的來源，是當個人或群體遭到外在的威脅挑戰而產生的。在社會劇中，個人被賦予一些機會，在個人所期望的界限之外去伸展。在這種感知中，一種新的類型就有可能從此產生。一個人並不一定需要去選擇成為一個軍人，但在戰爭時期，卻會被推進這種角色之內。在愛爾新諾城堡上演的社會劇中，哈姆雷特，一位知識份子，被推入了戰士與殺手的角色。也許就是這樣的角色，而使他活在每一個人的內在心理。但是，他常常需要一個外在的事件，一個社會劇，將潛在性的一種角色類型激發出來。

角色在社會科學的源起

直到 1930 年代，角色一直是個完全與戲劇活動相關的名詞，除了幾個著名的例外（如 James, 1890/1950; Cooley, 1922）。在 1930 年代激增的社會科學研究中，角色變成了一種隱喻，應用於心理學與社會分析。最後，以世界為舞台這富有詩意的概念，為科學界所推崇。人類學、社會學與社會心理學者們在他們自己的劇場運作——種族部落、家庭、社群、社會，以及對一般人而言是戰場中，開始重新定義「角色」一詞。但在他們透過角色的透鏡來分析行為與文化之前，他們需要深思更廣的自我概念，從這項資源中，許多的見解，讓所有的角色流露出來。

☆ 自我的定義

早在《哈姆雷特》一劇中，萊爾提斯（Laertes）正準備上船出國找尋他的機運時，他的父親普羅尼奧斯（Polonius）這位矯揉造作的內務大臣，說出了為人父母者的忠告，其中最有名的一段話（Act I, scene iii, 78-80）：

尤其重要的，你必須對自己忠實，
而且一定要遵守它，正像有了白晝才有黑夜，
對自己忠實才不會對他人欺詐。

早在莎士比亞時代之前與其後的時代，哲學家、詩人以及神學家們都公認：一個核心的自我是包含了一個人的本質，而且是可以被了解的。普羅尼奧斯的觀點包含了蘇格拉底式的格言：「認識你自己」，總結了古典與現代對自我的看法。它是永久性的一件事情，有時候，與他自身的其他部分是不一致的。最值得注意的是在於他「不真實」的部分，有時候可稱之為「次級自我」（subselves）、「角色」（role）或是「社會面具」（social mask）。如果我們能夠知道如何接近真實的自我，他們會辯稱，那麼，我們就可以規避這種不真實部分的力量。在此所隱含的，是指一種道德的概念，它存在於真實與神所賦予的光明力量，以及一種非真實的與惡魔的黑暗力量之間。

在1950至1960年代間，心理學家羅吉斯（Carl Rogers, 1961）提出了「人之初，性本善」的人格現象理論。他的觀點正如同馬斯洛（Abraham Maslow, 1962）所看到心理學運動的趨勢一樣，正朝著自我實現（self-actualization）在發揮潛能與健康的人類本質上發展。羅吉斯關於發展的論點所引發的人本主義心理學家運動，使許多人都受到了東方哲學的影響，且其中有一部分，目標朝向發現原初自我。這種觀點是一種樂觀而且是肯定的，但卻與早期歐洲分析學派的心理學家佛洛伊德（Freud）與榮格（Jung）所認知的自我，是介於本我（id）與超我（superego）、死亡與求生本能、幽靈與似神的原型，形成了鮮明對比。

普羅尼奧斯可能會同意人本主義心理學家所宣稱的自我概念，

如同許多東、西方思想家的精神，是在於人類似神的概念化本質。然而，許多社會科學家開始視自我為分解的組合。根據 G. H. Mead（1934）與 William James（1890）和其他的人主張：自我是一個「主體我」（I）與一個「客體我」（me）的整合。「主體我」（I）是客觀不帶偏見的，廣義地被設定屬永久性的，而「客體我」（me）則為主觀的，是更加特定的一連串行為，大部分為社會環境所決定。此外，Mead 更進一步指出：「我們參考自我所熟悉的經驗，將自己分為好幾種不同的自我，來回答所有不同的社會性反應。」（1934, p. 142）James 也提出類似的看法：「……一個人有許多社會性的自我，就如同一個人所認知的自己一樣，並在他心目中，建立一種他的形象。」（1890, Vol. 1, p. 294）

因此，自我就形成了一個社會的結構，而且人們會以看別人的方式為基礎，建立他們自己的認知。這種帶著別人的印象是指以某種既定的方式來看待和回應他人。如果我視我女兒為一個獨立而且堅強的人，我就對她表現出好像她已經擁有這樣的特質，之後，她就會認為她是一個獨立而堅強的人。然而，如果她的老師視她為一個依賴而無助的人，那麼她也可能也會配合表現出這種與自己相反的印象。事實上，在運用 Charles Cooley（1922）「鏡中自我」（looking-glass self）的形象（image）時，我們所遇到的每一個人或團體，都反映出我們就是這樣的感覺。

如此複雜多樣的自我概念，自然隱含著個人特定的分裂或矛盾。James 說：

> 從這個觀點看，其結果，實際上是指一個分裂的人，進入了許多不同的自我中；而且它可能是一種不一致的分裂，一個人所害怕的，就是他所熟悉的人，認為他屬另外一種

> 樣子；或是其情況可能有如一個完美和諧的分工，而他傾向於在自己的控制之下，對自己孩子，有如對軍人或囚犯那樣的嚴厲。（1890, Vol. 1, p. 294）

就是這種分裂現象，讓人們發現了他們的人性。和諧的一面導致他們能夠以活力與挑戰處理他們矛盾的角色；而不和諧的一面則導致焦慮、羞愧與害怕，這是心理較黑暗的一面。

從 James 所分享自我的概念與社會心理學家團體的理論知道，作為一位形象互動論者（symbolic interactionist）是關閉了個人在多面向、來自於社會世界，以及本質上建立為人在人格上自我角色所了解的部分。然而，這樣的概念否定了自我是真實、良善與不可分割的感覺。儘管許多神學家、哲學家、詩人與人本心理學家視道德甚重，然而，自我概念卻像一塊巨石、一神論以及真實性的過度簡單化一樣始終存在。這樣的概念隱含著「存在的目的」是要回到核心的本體、純潔與完美的兒童、單一的神、善良的自我。要如此做，個人必須得奮鬥，突破所有在努力之途中有關自己的錯誤、黑暗、不真實角色的障礙。這樣的自我迷思，當然是誘人的，尤其是當個人知道自己在無助的時候，還要面臨沉溺、受虐、戰爭或貧窮的困境時，他就會變得振奮起來，了解到自己還有更深一層的優點、一個中心的智慧，這些能提供最大的努力來達到目標。在宗教的運作中，核心的自我是與神連結在一起的，完美地表達神的國住在每個人的心中的想法。

然而，當個人完全沉溺在這樣的自我概念時，他也許會如納西蘇斯（Narcissus）[2]一樣，沉浸在自己整體的意象之中。個人在生

---

2 譯註：希臘神話中一個俊美的少年，只愛慕自己水中的倒影。少年溺死後，化身成為水仙。

命開始的階段，經驗是有限的，所以，會透過他的感覺，一種強烈辯解，就能夠形成一種單一的自我，一個核心的主體，這就是完整與美好。但是，當個人發展到能夠認知與社會關係的時候，這個支持他生命、新的與未發展的核心主體就開始失去它的目的。儘管它仍維持著有如一個退化的器官、一件加工品，提醒著過去我們曾是毫無負擔、純潔無瑕的。

到了核子時代，過去所認為不可見的事物，現在則是可以分裂的。我們不但可以分裂核子，同時家庭也透過離婚與拋棄來分裂、社群透過種族隔離、國家透過聖戰與內戰、文化透過同化來分裂，還有自我。在自我的分裂中，個人進入到了新的神話系統，他不僅僅是多神的，而且還是矛盾的。在後核子時代，大量所謂「上帝已死」成了陳腔濫調。對我們的目的來說，更適合的座右銘將是「自我已死」，至少就一個整體的觀點上應該是如此。

在新的神話中，有一種對故事的需要，用以支持多樣的分裂，來面對每一天有關我們人與政治的層面，最具代表的例子就是愛滋病，它導致免疫系統與社群兩者的崩解。而這種對故事的需求，是當我們面對一些權力與地位、親密關係、忍受與養育兒童、找尋有意義的工作與休閒活動、死亡與埋葬死者的議題時，用它來說明分裂結果的。這些故事需要被群眾化，不是自我，而是以角色來回應許多含糊的本體問題。

詩人葉慈（Yeats, 1921/1956）適切地定位了現代的特質：「萬物分崩離析，中心卻無法掌握。」如果神死了，自我也死了，為何還要一個中心主體？剝掉洋蔥一層層的表皮，將無一物存在。在一個多元文化選擇中，個人需要以一種方式思考或扮演多種不同的部分，其中一種方式是透過角色。而且，如同我們在後文中會看到，當角色變成了自我的權利概念時，不能隨意就否定，這一切曾經代表過我們的「神與自我之存在」，其實它還代表了許多意義。

☆ 從自我到角色

James 與 Mead 有個適時的觀點是：將自我設想成複數與多樣性。他們僅僅使用了一種不精確的名詞，如「自我」太容易侷限在像莎士比亞經由普羅尼奧斯所說的那種道德實體。「角色」一詞是更為適切的，因為它強調了存在的那種戲劇性與矛盾的本質。

儘管角色仍存在於為自我服務的階段，事實上，Mead 是第一位運用角色來隱喻的社會科學家。Mead 使用角色取替（role taking）一詞，明確地說明了心智與自我在社會性與象徵性的發展。他指出：

> 一般所認知的「社會性表達的智能」（social expressions of intelligence），或那種在作為上常被稱之為「社會性智能」（social intelligence）的，端視其所賦予個人的選取角色能力，或是「把他自己放在某個位置上」，一個與他自己個人相關聯的社會情況中；並隨著他對自己與對另一個人態度的感知來決定。（1934, p. 141）

Linton（1936）定義角色為：將之歸因於一種社會身分在權力與責任的整合。就 Linton 所說，角色是社會性的決定，同時，也是行為的取向，是個人推動其獨特社會身分所採取的行動。Linton 所認知的有兩種角色，大略相當於 James 的「主體我」與「客體我」：前者，是一個一般性的客觀角色，它伴隨著所有其他的角色，並用以決定個人的社會身分；而後者，是較為明確主觀的角色，是基於這些權利與義務，才讓個人從社會性的世界中獲得它。

不論 Mead 或是 Linton，事實上，他們都不認為「角色」可以發展出本身的概念。對他們來說，角色只是社會的加工品，是附屬於自我這個更含括性的概念。如同 Mead 所看到的，角色是由心智、自我與社會決定人們的行為三者結合為一體的。對早期的社會科學家們而言，在當時，角色僅僅是服務性的一種隱喻而已。

心理劇（psychodrama）與社會劇（sociodrama）的創始者 J. L. Moreno，以對扮演者個人本質的了解為基礎，建構了他在治療性與認識論上的系統。Moreno 公開批評 Mead 與 Linton 限制了角色對社會資源的影響，如 Moreno（1960）所見，角色具有三個主要的層面：心理的生理性（psychosomatic），附屬於身體的基本功能，像吃與睡；心理的戲劇性（psychodramatic），附屬於幻想與內在的心理過程；以及社會性（social），附屬於社會世界的關係。在前兩個層面，關係著生理的與心理的角色基礎，接著才是有關社會性角色的發展。

Moreno（二十世紀初在維也納）是曾接受過醫學訓練的心理師，他發現治療精神疾病的方法過於狹隘，所以他尋求他所熱愛的劇場的創造性方法來治療。但是，Moreno 很快就拒絕他所看到過於保守的戲劇創作趨勢與許多老式戲劇，轉而以另外一種開放的即興表演方式來取代。透過角色，採自發性的自我表現予以加強。事實上，他在維也納開啟了一種早期的即興表演與政治劇場（見 *The Theatre of Spontaneity*, Moreno, 1947）。然而，在幾年之內，他便自劇場的工作轉移出來。在這段期間，他的論述開始趨向於社會科學家們所理解的，自我在社會世界中的雙重本質。例如，Moreno（引自 Fox, 1987）寫道：「（角色的）形式是由個人生活的過去經驗與社會文化模式所創造出來的」（p. 62）；「角色的功能就是從社會世界中，進入到一種無意識的狀態並將之構建出形式與秩序」（p. 63）。在回應「主體我」與「客體我」的概念上，他這樣描述（引自 Fox, 1987）：「每一個角色都是個人與集體要素的融合。每一個角色有兩面，個人的一面與集體的一面。」（p. 62）

然而，Moreno 邁出了更大的一步，超越了 Mead 與他當代的同事，是在於人類本質的建構就如同一個角色的扮演者一樣，而不是簡單的只是一個角色人物。Mead 的理論是屬於認知的。角色是自我的一部分，它隱含於一個人的心智中。就像笛卡爾學派（the Cartesian）我思故我在（*Cogito, ergo, sum*）的概念一樣，Mead 的感知是屬認知程序的存在，或者更精確的說，認知和社會因素決定的自我形塑是相呼應的：我思、我互動；所以「我在」（I think and I interact; therefore I am）。

Moreno 的角色理論屬於一種主動與互動。人格的成長是存在於個人扮演許多可能性的時候。這些可能性包括扮演真實的與理想的角色：主角（protagonist）、輔角（auxiliary ego）、替身（double）與導演（director）。「主角」是心理劇中的主要人物。「輔角」是一種對立者的角色，或者是挑戰與協助主角的角色。「替身」是一個可以轉換的自我，代表主角與輔角的內在思考與感覺。而「導演」則是心理劇中的領導者，他推動其他的扮演者進出各種角色，而且是在嘗試著去探索與解決主角的兩難困境。

Moreno 另一個貢獻是隨著心理劇的社會形式，發展出一種他所稱的「社會劇」。在這種形式中，由個人所組成的小團體來檢視敏感的社會性議題，如：種族主義、性別主義，透過扮演某些抽象對抗性的社會性角色，去處理一個指導性的衝突遭遇。舉例來說，一個團體可以戲劇化一個種族議題，透過對立者角色的認知，並且扮演即興的一場戲，表現出在這些團體之間的不同認同。態度被戲劇化後，可能會在他們所否認的種族性角色上，形成緊張的現象；然而，透過戲劇性矛盾的「我」（me）與「非我」（not me）的生活化經歷，這樣的態度能夠在實作過程中被隱瞞起來。這種社會劇的形式指出了一種概念，就是角色是由文化與社會所決定的。透過社會劇的治療過程，個人能夠以自己或所代表的團體，來檢視自己在刻板與詆毀他人團體方面的個人傾向。

儘管 Moreno 並沒有打破當時他所評論的主要理論，他還是提供了一個以角色為基礎、切實可行的社會分析與治療系統。在他的系統中，這種可以產生自發性的表現能力，儘管只是作為環境與社會影響議題之用，卻是在一個人出生的時候就被賦予了。

在社會人生如戲的經典研究中，Goffman（1959）在他《日常生活中的自我表演》（*The Presentation of Self in Everyday Life*）一書中，提供了類似 Linton 早在二十年前對角色理解所下的定義。也如同 Goffman 所界定的，角色是「符合所賦予身分地位的權力與義務作為」（p. 16）。然而，他超越了自我的認知與社會性的概念。自我，暗示著角色的部分（他傾向於兩者是對等的），是來自於「一個場景所呈現出擴散的戲劇效果」（p. 253）。從 Goffman 的世界觀來看，生活是劇場性的，而認同則是我們自己以角色對特定觀眾的呈現。

Goffman 研究的目的，是在抽絲剝繭出戲劇性的隱喻。雖然生活是戲劇性的，但更進一步的隱喻卻是社會生活的本質。就如 Goffman 在 1959 年所說的，角色是一種隨時的暗示，此論述有利於社會分析，但並不足以引導發展出更完整的角色理論。

Theodore Sarbin 是一位社會心理學家，他曾經直接研究角色的概念，並將它拓展為新的規範，就是敘事心理學。像先前的研究者一樣，Sarbin 認為角色是社會所決定，但是他將角色的概念簡化為：「個人在互動情況中，經學習所獲知的行動或行為表現的系列模式」（1954, p. 225）。他同時也向前延伸焦點在另一個他所稱「角色實現」（role enactment）的層面上，那是一種程序，關係著多樣的角色，有組織的融合，預置的空間或時間。

就 Sarbin 來說，一個充分運作之人是在於他能扮演廣泛不同的角色，也就是說能適當的配合多樣性的各種社會環境。一個人所扮演的角色數量，就感知上他所做的多重選擇、多種面貌與取向都是有意義的。

「有機的涉入」（organismic involvement），關係個人角色的表現風格，有著某種程度的感情或賦予的角色強度。Sarbin（Sarbin & Allen, 1968）認為這是偶發性的「未融入」（noninvolvement）與「再次進行」（proceeds）的一種「延續」（continuum），如：角色表現、儀式性的表演、全神貫注的表演（engrossed acting）、擔任經典的催眠性角色、表演官能症（histrionic neurosis）、入迷、巫術、魔法等。因此 Sarbin 的模式列入考慮，不僅是在於我們所扮演的一般性角色上，同樣也發現在許多非常特殊的情況狀態中，如：膜拜、性、精神疾病與催眠。他的「延續」與我所採用 Scheff（1979）（Landy, 1983, 1986）的距離模式（distancing model），在戲劇治療的一部分概念相類似，同樣將扮演角色情感融入的程度，在「延續性」上分為三個層面：

1. 「過度距離」（overdistance），與 Sarbin 的「未融入」類似，是最低程度感性與最高程度理性思想的人物性格塑造，將個人自身的感覺，從對待他人中移走。
2. 「過近距離」（underdistance），與表演官能症類似，其特質是過度豐富的感覺，淹沒了個人的客觀與反應的能力。

3.「美感距離」（aesthetic distance），類似於全神貫注的表演，顯著之處在於平衡情感與認知，在其中，感覺與反應均予以運用。

在「時間」面向來說，Sarbin 的模式是一種比較性的，歸因於個人在扮演時間上的總量。舉例來說，在角色關係耕耘上所花費的時間，一位家庭的角色就是一個例子。

Sarbin（1986）進一步發展他的理念，將角色延伸到故事。角色扮演者變成了說故事的人，將他們自身存在的感覺，透過一個敘述性的框架，表達出生活中的角色。這個分析的焦點，就是在主角雙重的角色上，包含了個人的故事與說個人故事的人，就類似演員與觀察者，或參與者與觀察者，或 James 與 Mead 的「主體我」與「客體我」。從這個面向看來，Sarbin 已經完全地擁抱戲劇，作為主要參考的框架來分析社會的生活：當人們選取並扮演角色時，基於他們生活中的事件，架構出有關於自己角色的故事，它提供了一種理解，並賦予它存在的意義。

在其他當代的心理學家及社會與文化批評家們中，Hillman（1983）、Bruner（1987）、Sacks（1987），以及 Postman（1992），曾經認同生命如故事的概念，以及人們就如同他們所創敘述生命中的角色。這個觀點，一般而言，反映出了持續應用的戲劇性隱喻（dramatic metaphor）以及特別的故事與角色，進而了解社會與心理上的生命現象。如同 Postman（1984）所建議的，社會科學也許不全然是科學家，反而更像道德哲學家，更關心有意義的敘述，而不是去複製實驗。了解這些論述之後，讓我們看到了許多選取出來的藝術例證，其中一些話語與意象，提供了更進一步對角色緣起的洞察。

在文學與視覺藝術中選出的角色例證

藝術家，也許較社會科學家對現代與後現代的多重自我的概念有更多的回應。以象徵性的心理分裂為特點的人物「科學怪人」（Dr. Frankenstein and his monster）與「化身博士」（Dr. Jekyll and Mr. Hyde）分別見於 Mary Shelley（1818/1983）與 Robert Louis Stevenson（1886/1986）十九世紀的小說之中。

一位現代心理學小說改革者康拉德（Joseph Conrad），創造了一種更為複雜的理性與非理性之心理分裂。以他的故事「神祕的分享者」（The Secret Sharer）為例，書中描述兩個孤寂的人，一位是年輕的海上船長，一位是逃犯。船長祕密地藏身在他的客艙中，在他變成與自己的「他我」（alter ego）整併的時候，這位船長的反應是：

> 他一點都不像我，真的；然而，當我們站著斜靠我的床，肩並肩的低語著，在暗處頭靠在一起，我們的背對著門，任何一個人只要能勇敢的暗地裡打開它，就會感到這個奇怪的景象，這位船長的替身，一直忙著低聲細語地與另外一個他的自我說話。（1912/1964, pp. 30-31）

浪漫的愛倫坡（Edgar Allan Poe）也同樣應用了替身的概念，以「他我」代表黑暗、不理性的心理。在他的故事「威廉．威爾森」（William Wilson, 1839/1966）中，一個年輕男子被一個與他相同名字與外貌的人傳染了瘟疫。最後，他謀殺了這個人，他殺死一個角色（persona），是他既不能擁抱、又不能抑制自我不合理的部分。他殺此替身，然而，他自己也死了，成了自己角色矛盾無法存活的受害者。

在此，我們再次檢視自我是如何分裂為主角與替身（以 Moreno 的用語來看）。十九世紀與二十世紀早期的文學中，有很豐富的例子反映出來，像王爾德（Oscar Wilde, 1891/1974）的《格雷的畫像》（*The Picture of Dorian Gray*），以及「他我」，就像杜斯妥也夫斯基（Dostoyevsky, 1846/1972）的《替身》（*The Double*）。

在當代的文學與藝術中，我們更進一步的看到了角色中分裂的自我。在菲利普·羅斯（Philip Roth）創作的一個虛幻替身納森·蘇克曼（Nathan Zuckerman）就可以證實，這個人物看起來就像他自己本人的自傳性奮鬥史。在《反生活》（*The Counterlife*, 1986）中，羅斯直接提供了一項說明：終止人物自我（personal self），並升高了角色（persona）。書中的蘇克曼提到，即使是有一個「不能縮減的自我」（irreducible self）（p. 319），它一定確實十分微小，但卻能反映出一種「與生俱來的扮演能力」（p. 319），而不是一個核心主體。於是，蘇克曼明確地肯定，他完全沒有自我，但有內在整合的角色，即：「我內化了一個劇團的演員們」（p. 320）。最後，透過羅斯之筆，蘇克曼解釋說：「我是一個劇場，不過是個劇場。」（p. 321）[3]

這種內化、永恆的劇團演員的概念，包含了個人取自傳統自畫像具體形式的特性。每一幅畫是一個單獨角色，或一個相關群組的

3 羅斯後來的作品《夏洛克行動》（*Operation Shylock*, 1993），以幻想的兩個菲利普·羅斯（一位是美國猶太人小說家，另一位是在以色列製造麻煩的狂熱冒充者），對分裂的劇場認同做了更進一步的探討。

描述。現代的畫家尤其特別採用最自由的方式來呈現他們分裂的自我。二十世紀早期，墨西哥的畫家芙烈達．卡蘿（Frida Kahlo）是一個很好的例子，她描述自己精神上親密的層面、生理上的障礙、性，以及她對迪亞哥．里維拉（Diego Rivera）的情感關係，大多都是透過她近乎偏執的自畫像（見 Zamora, 1987）。這些有關她自己的意象都以角色的方式來呈現，就有如卡蘿穿上戲服要演一齣戲，描述出特殊的面向，舉個例，像〈醜陋〉（Ugly）、〈無毛〉（Hairless），或者是〈我心目中的迪亞哥〉（Diego on My Mind）都是她自畫像的畫作名稱。

和卡蘿同一時代卻鮮為人知的一位女性超現實主義者克勞德．卡恩（Claude Cahun），運用繪畫與攝影蒙太奇的自畫像來表達一種性與心理認同破碎的概念。在評論卡恩作品的文章中，Therese Lichtenstein（1992）寫道：

> ……她在探討一種多重累積的自我概念，或是一種轉換場域的社會關係，建立一個暗中顛覆的多重自拍像，來容納一些附帶與易變的認同部分。像這種延續性制式的複合自我、偽裝、性別……預示了 Cindy Sherman 的攝影術……它展現出女性對自畫像，一貫性與歷史性的認同。（p. 65）

辛蒂．雪曼（Cindy Sherman）是後現代一位攝影家，她完美地在自我的塑像中，表達了多重認同的概念（見 Sherman, 1987）。雪曼完整地塑造自己，有如一位電影明星、畫報女郎、家庭主婦，還有其他一些隨媒體所產生的角色，這些都更進一步成了羅斯的「個人如劇場」的信條證詞。

卡蘿、卡恩、雪曼對角色的起源，都認為是在於心理與文化的社會性與世界性的原型。這些藝術家的作品反映出了在連結個人與政治的女性主義立場，正如同她們形象的擺動一樣，是來自於個人，如：卡蘿的流產，到源自於文化，如：雪曼對媒體所產生的女人概念的理解。

現代劇場、影視與電影的藝術家，同樣也強調了多樣性角色的提升。這點可從演出中看到，它本應以一個完整的卡司陣容來呈現人物，然而，事實上卻是由一個演員進入（或離開）多重的角色。這樣的演員例子，包括像Lily Tomlin、Whoopi Goldberg、Jeff Weiss、John Belushi、Andy Kaufman、Eric Begosian。這種表演藝術的形式，傾向於像是去干擾的一種方式，就如一位腹語演員和一個傻子能夠干擾一個人的獨特與人文概念一樣。有人問：「是一個，還是很多個？誰是真實的那一個？還有，對於這個像變色龍一般的人物，（作為旁觀者）我身在哪兒？

電影製作人兼導演英格瑪·伯格曼（Ingmar Bergman）提供了有關「斷裂的自我」（fractured self）一種非常不同的感知，它是可以衡量，而且是能夠回應的。他的角色運用在電影《假面》（*Persona*）中有了最佳詮釋，在這部影響深遠的影片，他呈現出一個人的中心是不能夠而且也不應該掌握。影片描述了一個介於兩種不同人格類型的關係：一位功成名就的女演員，患了急性的抑鬱，突然間變得失語，一位多話、有些粗鄙的護士與她在一個荒島上為伴。在一個接著一個並列的塑像與透過兩人間的角色互換，伯格曼的論述傾向於說明存在是可以互換的本質。在這部充滿挑撥性的影片中，他對人格的結構提出問題，而不是提供一個直接的答案，他暗示了其中的矛盾性與戲劇的本質。

伯格曼已是藝術電影導演群中的典範，其中包括了伍迪·艾倫

（Woody Allen）。伍迪．艾倫的電影《變色龍》（*Zelig*）更進一步地發揮了多樣性的多重角色主題。主角瑞里格這個人物的心理問題，是在於他僻愛假設成其他的角色。伍迪．艾倫預設了兩難困境於所有的喜劇效果中，就如瑞里格這個角色——基本上那是一個凡人角色，是個平庸的笨手笨腳的人（schlemiel）——卻因為變身為 1930 與 1940 年代最凸顯的人物，而扮演強有力的角色。儘管伍迪．艾倫的中心人物大部分是以自己為依據，但影片從頭至尾都一致地描述了傻瓜、失敗者、被放逐者與慮病者。在瑞里格這個角色，他意味深長地將核心自我的概念擴展到多重人格，而他的混亂，就許多方面來看，在於一個要求多樣性的社會卻處於正常的情況。

瑞里格的失調與診斷的多重人格障礙相當不同。多重人格的現象是很少見的，雖然許多心理疾患的研究顯示，是肇因於兒童時期的嚴重受虐（見 Allison & Schwarz, 1980; Putnam, 1989）。受害者對抗恐怖回憶的防禦方式，是透過建構幾個他我的自我來保護自己，以避免受到創傷。影視的藝術家們選擇了多重人格作為主題來探索。我們在這些影片中，發現了多重人格的幻想視像，如：《三面夏娃》（*The Three Faces of Eve*）與《西碧兒》（*Sybil*）。一部電視紀錄影片〔CBS-TV 電視台的一個節目《48 小時》（*48 Hours*）〈多重面貌的瑪莎〉（The Many Faces of Marsha），1991 年 2 月 27 日〕描述一名女子接受治療，在她四十多歲時，出現了超過兩百個不同的人格。臨床心理學家 Richard Noll（1989）更進一步宣稱，這是許多的他我人格，在多重人格障礙的患者身上，也同時存有如榮格所研究的一種集體潛意識的「認同原型」（archetypes identified）。

多重人格障礙，其角色會反映出心理的原始現象，並且變成一種防禦方式，以對抗再次經歷痛苦與社會關係受虐的羞辱。無論是否從一個多重角色妥協的人格概念來看，一位藝術家有興趣的是在於健康的或病理學上的角色反應。在現代與後現代的感知中，正常的人格是被假設為，如同破碎的真實當代生活，而藝術家的工作，就是要創作出適當隱喻的舞台，將它演出來。

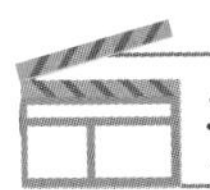

從角色隱喻到角色概念

戲劇、社會科學與現代及當代藝術，反映了整體自我概念的轉變。然而在缺少一個自我之下，許多人仍然需要去尋找一個規範人格的中心智能概念。如果人們的人格核心空無一物，那麼，一個如神一般的自我，也許我們可以認定是一種戲劇的程序，那就是扮演（impersonation），亦即塑造人格發展的能力，是透過擔任與扮演各式人物或角色達到的。

和多重人格的觀點一致，角色可以被視為如同一種自身權益的概念，與更廣的人格與治療模式有關。在世界劇場隱喻之外，角色概念的意涵不僅指世界是個舞台，世上的人們是演員，同時真實與想像間的空間是創作能量的來源，讓我們或許沒那麼貧乏的存在能產生意義。藉由同時是演員與人物、一般凡人與其他一些像是神祇、魔鬼、英雄、壞人等，我們能夠轉化我們的理解、感覺與價值觀。這些轉化，不論是在戲劇、治療或每日的生活，都是戲劇性角色取替與角色扮演過程的核心。

當人們發展並在本質上反映出他們戲劇性的角色——一個角色人物陣容，能夠包含和表達他們複雜的思想、情感以及價值觀——他們塑造一個豐富與完全的人格，這就是我所認知互相關聯的角色系統。而自身的多重事務，則會導致角色的矛盾。當角色退縮到封閉或彼此爭戰的程度，或聚集為不合理的整合體，去向一般外在的敵人奮戰，這種個人的痛苦經驗，將會有低度焦慮到嚴重的情緒障礙各種不同程度的影響。

戲劇治療對這類障礙以角色的程序來處理，會是很有效用的。在戲劇治療中，案主與治療師進入與離開虛幻的角色，為的是要建立每天最佳功能的個體。主角通常並不演出他們真實人生中的場景，而是替代性的將他們自己以投射的景象，置於另外一個目標或虛幻的角色，像一個戲偶、一個故事中的人物，或一個沙箱裡的小物件。演員與角色、「我」與「非我」，戲劇性矛盾（paradox）的中心，變成了最清楚可見的戲劇治療的形式。儘管案主以角色作活動，當他們反映在身體動作上並嘗試著抽取出它的意義時，其程序卻也同樣包含角色之外的動作。最後，戲劇治療的案主尋找建構一個內在的角色系統，在他的世界中，將它轉化為有意義的行動。

在戲劇治療中，角色是一個人戲劇行動（dramatic action）的形式。行動的內容包含在故事之中。故事是個人角色的容器，它從一個單一或多重的觀點，說出了每一個人所代表的角色。之後，在第六章的「糖果屋」中，我會描述一個戲劇治療團體的案例，在其中，請團體的每一個成員自行選出一個角色，並以此角色之觀點再重說一個故事。在這樣的情況下，許多不同觀點的故事由漢斯（Hansel）、葛瑞托（Gretel）、母親、薑餅屋等角色說了出來。在每一個角色內所敘述的故事，都表現出說故事者的個人心理與美學觀點。而且，每個故事至少呈現出兩個角色，就是說故事的人，以及故事的主角。

因而，故事是一種戲劇的形式，它可以在其他的事物之中，檢視敘述者與人物，以及所敘述的事件之間常見的矛盾關係。像其他形式的戲劇活動，它存在幻想與非幻想的兩種真實之間，因為每一個真實的故事，人們敘述有關他們的生活時，它就變成了一種真實與一部分虛幻的觀點。相反地，即使是最可憎的幻想，一旦涉及到故事的形式，基本上與說故事者想像有關時，它就包含了某些部分的真實。

角色，如同在戲劇治療中所見，是個人戲劇行動的大容器。角色是一種行為的表達，包含了單一角色（single persona）的情感、思想與價值觀，但卻不是一個完全的人格（total personality）。它是部分而不是全部，是在眾人觀點之中的一個。沒有角色，就不會有故事。一個角色可以沒有故事而存在，但是卻需要以一個故事來傳達出它的本質。

在科際整合的本質上，戲劇治療提供了一種獨有的折衷與包容觀點的角色概念。以寬廣的觀點來看角色的起源，可以讓戲劇治療師去構想角色，如同在基因的基礎上，在扮演中；其原型，如同在劇場中；並且以文化、環境與社會互動來影響主題。

角色從隱喻和概念到治療的方法這最後的轉變，將在第三章討論。但首先，我先在第二章討論角色概念為何與人類心理學的發展有關。

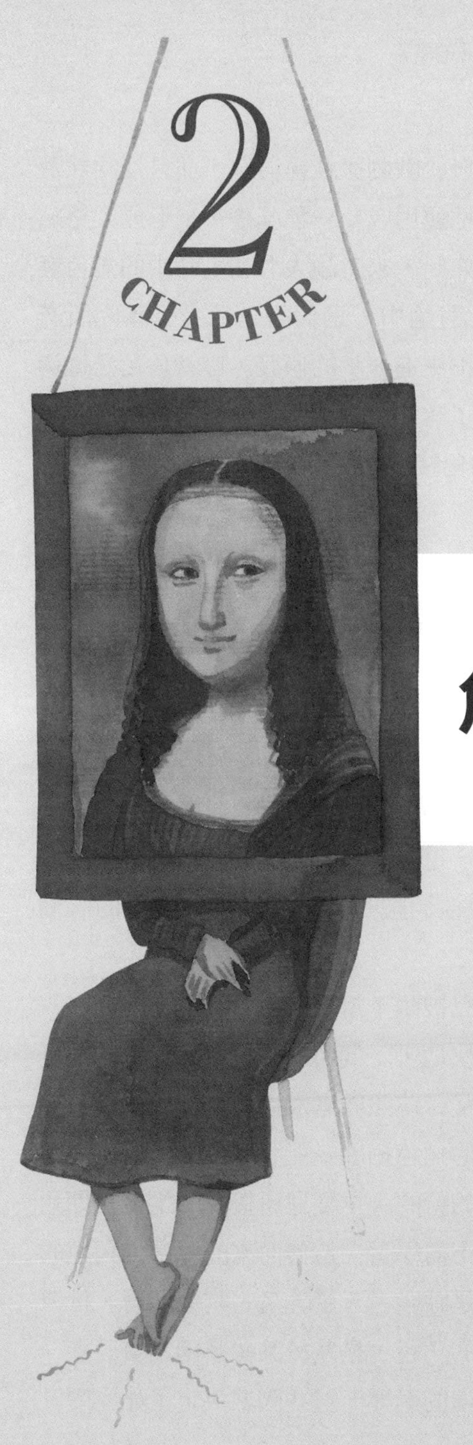

角色的發展

張曉華　譯

角色被視為一種概念是來自於戲劇與社會科學，並且反映在藝術中，透過戲劇治療得以完善地運用成為一種基礎，來形成人格結構與心理健康的概念。如果是如此，來討論人們在生命中的角色發展，是有本質上的必要。在此討論中，是假設角色受到基因所影響，如同環境與文化的因素。再更進一步的假設，儘管角色是透過行為來表達，但它卻同時包括了認知、情感、社會與靈性的層面。要獲得角色，人們就要成為角色接受者（role recipient）、角色取替者（role taker）與角色扮演者（role player）。

人們作為角色接受者

最早期的角色，它附屬於一個簡單有機體生物性的需要，出現於娘胎時期（in utero）。成長中的胎兒，透過呼吸者、受乳者、吃東西者、排泄者、睡覺者與移動者的角色來滿足身體的需求。這些角色都自動地為胎兒所扮演。這些與身體有關的角色就是初期的角色（primary role），在其中他們被賦予了胎兒生存所需的必備要素。

在出生的時候，所有的嬰兒被賦予這樣角色，是為了他能在較少保護的環境中存活下來。很快地，一個新的角色浮現出來——是互動性的社會角色，他需要被父母或照顧者觸摸與褓抱，以便繼續發展。更進一步，最初子宮裡的角色拓展為能容納新的環境，以及容納能提供食物、舒適與保護的新的人。嬰兒所接受的這些初期角色是與生俱來的，這是天生、不需學習、遺傳而來的。這種角色的特質是：嬰兒如何表現出他們是呼吸者、受乳者、吃東西者、排泄者、睡覺者、移動者與互動者的角色，是基於某些基因素質而進一步受到了社會、生理與心理環境的影響。這些因素決定了如：受乳本能的強弱；睡眠的長度與深度；餵食、排便、移動與擁抱伴隨而來的快樂或抗拒。

初期身體角色的功能是在維繫個體的生存。最顯著的例外就是性別與種族的角色，這與一個人的生存奮鬥無關，至少就生物性層面而言是如此。

在正常的發展中，身體角色彼此之間和諧運作，舉例而言，吃東西者的角色支持著呼吸者、受乳者、移動者以及排泄者。離開了子宮，吃變成了社會性的行為，因此需要有一種與餵食者的關係。在開始抱著嬰兒餵食之後，很簡單地就贏得了嬰兒所需要被擁抱的滿足感，父母有助於健康互動性角色的發展。

不正常的發展，是因為一些生理與心理上的因素，導致角色系統（一種內在的結構控制彼此相關的個別角色）變得失衡。由於遺傳基因的傾向或是生理的疾病，而使一個個別的角色無法完整地發展。像是肺或腸的功能障礙，就會影響到一個呼吸者或排泄者的角色。任何一個初期角色上出現問題，都會影響到他完整的角色系統。例如，呼吸上的困難，可能影響到嬰兒作為一個呼吸者、吃東西者與移動者角色的扮演方式。有了照顧者適當的協助，嬰兒可以同時學習到強化一個發展不全的角色，並可作為一種彌補的方法更完整的發展個體。若沒有足夠的環境支持，未能健全發展的身體角色會更加消弱，因此而負向地影響了其他的角色系統。

更進一步的說，如果單一的生理健康的角色被適當環境的支持所否定，同樣會對角色系統有不利的影響。舉例來說，一個互動性的角色所需的扶持與教養，將可能會因早期照顧者的忽略而消滅。如此所造成的結果，嬰兒可能會發展出一種不正常依賴性的需要，導致一種無法滿足的食慾，或相反地拒絕吃東西。像這樣一種互動者與吃東西者的不當連結，會負向地影響到人格的其他部分，而表現出一種具侵略性的生理角色。如果適當照顧的需要始終不能被滿足，那麼，嬰兒會面臨生理與心理上的痛苦。

從人們作為角色接受者的討論來看，它意味著初期的角色（至少在他們早期的發展階段）是無意識的。也就是說，嬰兒既不能選擇他們的角色，也不能決定在何時、何地取替一個確切的角色。這些初期的角色，出現在胎兒成長的早期，而其基本功能則顯現在嬰兒生命開始前幾個月的本能表現上。目前在角色理論與戲劇治療方面，尚未見到對特定心理發展層面的支持研究，因此，我的論述在這方面所做的連結，多少總有一些推測性在其中。然而有些社會認知發展的研究，尤其由 Selman、Lavin 與 Brion-Meisels（1982）所主導者，既廣泛又明瞭，將在後續部分討論。

人們作為角色取替者

正如同我曾提過的，接觸到社會世界時，初期的身體角色會進一步的發展。在被賦予（given）角色和取替（taken）角色之間，這些角色存在著一個轉銜時期，因此，嬰兒能學習運用到生理、環境與社會環境的轉變上。例如：吃東西者的角色，初期在子宮裡發展，胎兒在那兒會自動地接受到母親的滋養。出生以後，他必須實際上與他母親互動以便進食。在這樣做的過程中，他就擴展了吃東西者的角色，他現在所依賴的就是一種社會的互動關係。在這個早期的發展階段，嬰兒融入了與他母親的關係，而且將乳房或奶瓶視為他自己身體的延伸。這樣的情形，就是一個轉銜時期，因為一個嬰兒並沒有完全的與他母親分離，而開始察覺這個實體的「我」，以及媽媽（他者）「非我」之間的區別。

一旦這種「我」與「非我」的分別形成後，角色的取替就開始了。它最初的形式是模仿，就是嬰兒做簡單的模仿。嬰兒模仿他們所認為有力的角色模範。他們模仿簡單的姿勢、聲音、說話與動作，顯示出了一種邁向獨立與其他人分別的複雜發展階段。在模仿中，一個人表現得像另外一個人，但是矛盾的是要這樣做，一個人必須先能夠視自己與其他人是分離的。因此，角色的取替是始於從一個有力的或者是有能力的角色模範的行為複製而來。從嬰兒的觀點來看，一個人能夠拍手、微笑或是親吻，被認為是有力量以及有能力的表現。

角色取替的發展是當兒童在他的社會環境中，內化一個重要他人的角色時，從行為到象徵性表達中所進行的。這種認同的歷程，是在一個需要的環境中，透過一位角色模範的性格化表現時所發生的。取替意味著一個人持續連貫地介於外在世界與內在經驗之間。外在的世界所呈現出來的角色，是經過了一個人內化了的內在世界，而內在世界所代表的是一個角色系統的擴展。透過認同，一個人不僅僅能去取替其他人的觀點，而且還能將這樣的觀點轉化成為自己的。舉例來說，一個撫育孩子的母親就是她兒子與女兒的角色模範。當兒子和女兒取替了撫育母親的角色，他們會在往後與他人的關係中，在一些多樣的情況中，自己就會以獨一無二的方式扮演出來。更進一步的說，透過取替的行為特質，他們就會從母親教養他們的方式中，獲得培育自己的能力。

孩子成長的過程也同樣在做 G. H. Mead（1934）稱之為「概括化他人」（generalized other）的角色取替，是一個社會團體或組織當中的成員。舉例來說，年輕的運動員在一個運動團隊中，首先要扮演他在團隊的概括化角色，他學習到在他的角色位置所要做的事情與他人的關係。兒童在對父母親的角色取替中，讓他們了解在家庭關係中，作為兒童的方法。正如同以下的例子：我女兒喬琪在十五個月大的時候開始十分慣常地使用「爹地」（Daddy）這個字，這意味著她認同我的角色是她的父親，而她對應的角色則是女兒。不知為何她省略了「媽咪」（Mommy），儘管這確實影響了她母親，她母親擔憂她的女兒沒有將她列入在這個角色之中。也許她挑起了母親的焦慮，而養育方式的距離化，也確定了她快速邁向獨立的成長。

喬琪到了十六個月大的時候，開始拉長聲調發出「爹地」、「媽咪」，讓她母親非常高興，她已開始認定她的父母親是概括化他人了。當她十七個月大的時候，一天傍晚，她表演了一段令人好奇的儀式。她母親和我坐在客廳的兩邊，在我們中間有一個茶几，喬琪拿著兩個《芝麻街》（*Sesame Street*）人物的小玩偶在茶几旁把玩。她認真地對著小玩偶牙牙學語般說了一段話之後，就在她母親與我之間來來回回走來走去，每次都碰我們的手臂、身體和臉龐一下，還不斷一次又一次唱著「媽咪」、「爹地」。就這樣來回幾次之後，她回到茶几，與那些小玩偶在一起，再次以認真的口氣繼續對他們說話。

當看完了這一段的表演後，我們兩人認為女兒所呈現出來的情況，是在告訴她的同伴一個故事，我們與她的關係是父母親。透過觸碰我們兩人的方式，喬琪讓我們對她來說變得真實。我當時戴著眼鏡，喬琪輕拍我那個部位幾次，同時還一邊唸著「爹地」、「爹地」、「爹地」，不久她又轉向母親，拍拍她的身體也叫她「媽咪」、「媽咪」、「媽咪」。這種對他人的稱謂，就她生命中的意義而言，是喬琪已能以她自己的方式，取替她與父母之間的一個概括化角色，而這也使她認定自己是女兒。

一個非常不尋常的要素，就是她在戲劇性扮演中取替了說故事者的角色。她不僅在她與雙親的角色之中，發現了分離與連結的社會關係，同時也在主動的主角（protagonist，一個負責命名而且有其經驗的人）與較為被動的敘述者（narrator，一個告知她曾經有過經驗的人）之間，發現了內在心理的角色。在這種感知之中，喬琪對她想像的觀眾說話，是在學習對觀察者做回應的角色（reflective role），她需要以一種有意義的方式為她的行動賦予意義。在她戲劇性的扮演中告訴了我們，一種想像的生活已經在她生命中開始了，從此，她已有能力透過故事反映出她的經驗。

個人外在的行動表現是建立在他所曾接收與內化的角色基礎上。酗酒者、運動員、兒子與女兒，在劇場表演者的表現中，所有的動作是以連貫的方式，由演員將他們所內化的角色模式表現出來。當個人從社會的世界中獲得了一個角色，這個人就傾向於去取替這個角色模式的特質，而不是照單全收。那麼，何種角色模範的特質是可以被取替的呢？

一開始，確實有些生理的特質是被取替用以行事的，如：父母的行為風範、兄弟姊妹的姿勢與聲音、英雄昂首闊步的氣概等。此外，認知的方式、評價與感知的能力、文化、政治、靈性與社會經濟的觀點，也有某種程度是來自角色模範。這種本質就是內化的，然後，非常複雜的會形成一個人自己發展出來的世界觀。這種混合印象的取替，是起源於內化之母親角色的時候，而且，不必重新再去複製一個角色的模式。有時候是一種反思（reflection）的結果；而其他時候，則是一種反射（refraction），一個分裂的母親角色，變成了多樣化的潛在角色。例如：一個成長中的兒童，會不斷地扮演出多種不同之養育與限制的、愛與虐待的母親版本，所有的這些互異內化的特質，都是奠基在真實或象徵的多樣化母親身上。

來自於社會世界的角色取替，稱之為「次級角色」（secondary roles），它不是取決於生物基因而是在於與社會的關係。次級角色，是在兒童愈來愈有能力去分辨他們自己與他人，即「我」與「非我」的時候，開始邁向認知的模仿與過程。但是，這個過程並不是直線發展的，而是發生在進一步做模仿的時候，是伴隨著個人的認知能力所產生的。角色取替在本質上是屬於「非我」的領域，就像一齣戲裡的一部分。在社會角色取替中，演員在每天的生活中，進一步增加了更多層面到他的角色系統中，內在的角色整合就因此而形成，其中大部分是他們的人格。在「我」與「非我」的並列中，個人發展了寬廣多樣的角色取替能力。角色取替的最終目標是去完整發展這種多層面德行內化的能力。

與這個觀點有關具象徵意義的研究，是由哈佛人類發展實驗室的 Robert Selman 和他的同僚所主持的研究。Selman 的工作模式是建立在 Piaget（1926）認知發展的派典與 Mead 角色取替概念的基礎上。他的研究已經包括了其他的一些事物在內，發展出一種角色取替的本質模式，其中已延展到社會觀點的取替。Selman 等人（1982）明確指出了五個發展階段，透過這些階段，每個人取替了多重的觀點。首先的階段 0，是屬自我中心或無差異性的觀點。這個階段，三歲到五歲的兒童對於這個世界，是沒有能力去分辨內在心理的情況與外在經驗的差異。在階段 0，對認同的感知幾乎全歸於生理方面。

階段 1，是主觀或區分辨別的觀點。五至七歲的兒童開始認識內在與外在情況的差異，因此開始區別他們自己的觀點與他人的觀點。階段 2，是自我反思或對應的觀點，兒童大約從七歲至十一歲，有能力去假設他人的觀點，並且了解他人的思想、感覺與自己的關聯。

階段 3，發生在青少年初期，那是第三人或相互的觀點。在這個起始點上，孩子同時展現了觀察者或觀察對象，以及所觀察與目標對象情況；他們能夠面對一些互動的人與其不同的觀點，將自己保持在某種距離上。在階段 2 的時候，兒童是比較被動的觀察者，而到了階段 3，兒童變成了「主動心理內在生活的操控者」（Selman et al.,1982, p. 72）。

階段 4，屬社會或深入觀點的最後階段，發生在青少年時期。個人現在能夠理解取替的相互觀點，不僅只是在於一般的興趣上，而且有時候，是在自己所不自覺的過程中產生。也就是不同的觀點可以被接受，而其動機或需要並不一定要為主觀意識所理解。更進一步說，相互的觀點可以變成一般社會化的表現或道德的觀點。

Selman 等人的理論體系，包含了傳統的認知理論與發展心理學，它的基礎是在於建構自我的概念上，是在正常成長中逐漸形成去中心化的現象，也就是，較少的自我中心與更多的能力做多樣觀點的取替。儘管這種建構式的觀點，在角色取替的相關概念過程是非常有用，但是，這些認知的觀點並沒有指出其他與之有關聯性的生物學（角色賦予）、認知（角色取替），以及動作（角色扮演），也沒有說明有關角色投射的戲劇觀點，一個心智與外在世界之間的中介。

角色取替，在許多方面所提供的一種資產（遺留物），是與角色賦予有關。但是很不明確的是：每個人到底取替了多少？尤其是嬰兒與兒童在角色取替的選擇。它會出現在性別角色的取替上，例如，透過一種對父母親性別相同或相異的認知，它是屬於自動的與非意識的。它也同樣出現在特定心理上的角色取替，像沉迷某些事物的現象，就如同最初的身體角色一樣，發生在無意識的選擇之中。這種角色的遺留物是被研究酗酒者會遺傳給兒子的結果所支持的。而且有酒癮的人，他的女兒也常常會傾向於發展成為飲食疾患，這是很普遍的一種物質濫用，且女性多於男性

（U.S. Department of Health and Human Services, 1990; McFarland & Baker-Baumann, 1989）。也許這種資產是基於雙重認知而來，像這樣的女兒，她們所取替的物質濫用者角色，是來自於父親，但是物質的選擇，有更多是完全與她的母親有關。那麼，一個酗酒者的角色，在其他人當中儘管看起來是經過了選擇，但顯現出來的卻是特定家族的遺傳。

有些角色取替是有意識的選擇。角色取替與角色選擇並不是互斥的過程，兩者都隱含著一種認知角色的模式與內化某些特質的模式。然而，角色選擇，是在建議就某人的某部分選取所需要的特質做一個有意識的決定；舉例來說，一個人可以在選擇一個自我模式之後成為一個運動員、一個強而有力的道德人物，或是一個成功的罪犯。甚至在這些例子中，它一直隱藏著一種初期的內在資產，如果不是透過血緣，那麼就是透過社會化的歷程，進行世代交替傳遞下去。

因此，角色，是非常接近人格的中心。基本上有一個流動性的序列特徵，就如同一個賦予的框架與序幕的行動。角色，最初的經驗，是在於遺傳程式與生理基礎的某些方式。當處在次級經驗時，就是一旦角色被取替了，角色便與個人的社會世界交叉結合，透過一種外在模仿的過程與一種有意義的個人內在認知過程，並產生了角色模式。一個心理健康的人，在角色賦予與角色取替之間是連貫一致的。這樣的人傾向於在社會世界中做取替的角色，以彌補或充實他生理的角色。

假設角色有第三個功能，當角色以外在行為表現的時候，那就是演出了。

人們作為角色扮演者

依角色的本質看，只有在演出的時候，可以假設完整的看到它。儘管角色扮演是唯一實現人格各種面向的方式，但最能接近與明顯可以看到的，就是在於與他人的交流溝通和其結果的判斷上。

角色扮演的能力是來自於個人要肯定自己在世界中的存在。實際上，這也就是為什麼有許多的解釋來說明，何以一個人所扮演出來的角色，就正如同他所要扮演的一樣。讓我們仔細地來思索扮演一個角色的兩個原因。第一，就是有關一個完整循環性，「同化」（assimilation）與「調適」（accommodation）的基本認知發展（見 Piaget, 1952）。也就是，要求一個人以環境為基礎，並將之內化，並且以其所採用的內容作為基礎，同步應用於他自己的世界。簡單的說，就是內在一定要表現於外在，而外在的部分，也一定要回到內在之中，以便形成有意義的行動。個人扮演一個角色，然後以所設定之表達思想與感覺的形式，把自己表現出來。在角色扮演中，將內心的想像轉為行動時，其隱含的思想與感覺就變得明確了。反之，透過了角色扮演，個人同樣會內化更多的想像，並將它引導至同化與調適的歷程中。

為何人們扮演一個角色的第二個原因，就是個人能在適當的脈絡中掌控那個角色。以扮演一個稱職的父親角色為例，它隱含著這個兒童的存在，將來也要成為父親。在許多的例子中，一個角色喚出了角色的扮演者，並且要求他去關注某些事物。舉例而言，當我在希臘的時候，一個追尋者的角色變得活絡起來，並且在許多其他支配我很多行為的畏懼角色中振作激發了我。也就是這位追尋者的角色，帶我到了阿索斯山。這人不是隨心所欲的做此人物角色的選擇，而是從一個特殊的脈絡，不論是在他的家庭關係上，或是在他的心靈旅程上都提升了。外在環境的情況，同時存在於內在心的準備中，不僅是表演出來，也要能勝任地表現出來——用以主導到目前為止，一些真正存在且尚未能掌握的事務。

一個人扮演角色，主要是在於進入與離開自己，並去熟練兩者在內心的情況、角色取替與外在的客觀世界。愈有能力將個人角色扮演出來的人，就愈能駕馭有些時候內在與外在的經歷中所遇到的界限困境。

當角色扮演變得失功能（dysfunctional）[1]，就是個體失去了自由移動於內在的主題經驗與外在的世界之間的能力。對於某些人來說，它的界限是在兩種情況之間過度的擴散，導致了清醒與夢境、幻想與真實的混亂。或者是他的界限可能變得太死板，隱含著拒絕想像或社會的兩種生活。失功能的角色扮演，通常特點是缺乏角色矛盾，引導個人倒退回到一種非常小、沒有威脅性的角色中，或透過一種過度界限的角色矛盾，造成各角色之間的混亂。這兩種情況，角色並沒有被確切地掌控，反而出現了主導角色扮演者，大幅破壞完整角色系統的現象。

我認識一位名叫山姆（Sam）的人，是一個有矛盾心理現象很好的例子。他在生活上顯示出他是個生活刻板的最佳例子。九十年來他顯然都活在一個實事求是、缺乏想像的世界，沒有夢想，也沒有任何的可能性。了解山姆的人，或許會用 T. S. 艾略特（T. S. Eliot, 1915/1963）筆下普魯弗洛克（J. Alfred Prufrock）的話來說：「我用咖啡匙量盡了我的一生。」我對山姆七十年來一直維持

1 功能性與失去功能的角色扮演，儘管曾經做過一些試驗（見 Johnson, 1988），但是很難做精確的評估。這個議題在角色方法的診斷意義中，會再進一步的討論說明。

著寫日記的這件事，尤其感到興趣。當我請求讓我看他所曾寫過的日記時，他打開了仔細註記的冊子。在他小心翼翼翻閱的手上，我看到他鉅細靡遺所記下的每天生活：每餐吃的、家庭成員的往來、接到的電話、天氣，此外，還有各種不同東西的花費。卻很少提及戲劇性的事件，如：世界的戰爭、暗殺、生活形式與政治體系的轉變，以及家庭裡家人的出生與過世等等。山姆所記述的都是事實，在他日記中沒有一點評論。這個「普魯弗洛克」人，沒有結婚、沒有子女、所有的事情都只是它們所呈現的樣子。

山姆所呈現的單向生活，看起來都是他在自己職場中所扮演超過六十五年會計師的角色。當他死的時候，他所有的帳戶都已經處理好了，他的旅程完成了。但是，他最後的晚年卻是痛苦與氣憤，他非常責怪親戚的無情與冷酷，（他聲稱）當他日益虛弱時他們置他於不顧，甚至還等著他死，好讓他的大筆財產交到他們貪婪的手上。這樣的情況，讓山姆覺得他十分像個受害者。

山姆出身貧苦，工作執著賣力，並供養家庭。他以他自己的方式，從大學開始就努力奮鬥，歷經了經濟大蕭條時期還能倖存。他的角色模式具有勤奮的精神，他知道如何去節省或是擠出一分錢。像許多東歐移民的家庭一樣，他滿懷著美國夢，獲得了他的事業與個人主義的成就，但是卻忽略了社會責任的感知。

這個死板的人，小氣到極點，是一個偏執且隔絕於危險世界之外的人，然而，他是個倖存者。他一直都記得很多事情，並且會眨著眼訴說一些故事給人聽。我就是其中之一，而且當我拜訪山姆時，我會鼓勵這位說故事人的某些部分。他的故事顯示出受害者與有野心的人、英雄與壞人，所有這些都是建立在他家庭成員基礎上的角色陣容。他最痛苦的描述，就是那些忽略他或是贊助過他的人等待著他死去時，那筆龐大的遺產。我懷疑是否這些故事在某一部分，讓他撐到了九十歲，在單調乏味的原意之外，這些故事提供了更多的意義。

山姆在憤恨與孤立之中死去。他留下的遺囑，極細心地區隔了許多讓他沮喪的那些在世的家屬。這一份最後的文件，告知了一個故事，是有關一個老家庭的瑣碎爭執、被遺忘的造訪、從未打出去的電話。他以自己的方式，呈現了許多在他的生命中從來沒有扮演出來的角色，像是家庭的族長與供養者、法官與陪審團、復仇者。除了上述角色之外，山姆的遺囑對那些透過扮演他家人角色，以為會繼承他財產的親人們開了一個玩笑；在死亡中，他扮演的是惡作劇者的角色。最後，他敘述了他自己的故事，讓他在生命的文字意義之外，達成了他跨越想像的一大步。

山姆的案例顯示出：即使一個人在生命中，他的存在，在許多的標準上，是痛苦地欠缺差異與享樂，因為，人格有許多面向可能是潛伏的，就如同沒有演出的角色。在這個案例中，這樣的角色，在死後就會很強烈地被釋放出來。

在這連續光譜的另外一端，是我的另一個案主凱蒂（Kate），她是個道地的演員。就凱蒂來說，沒有什麼是實在可信的。她告訴我她的夢，就像她所描述的前些日子的一次短途旅行。凱蒂的多個面向的表現是擋不住的，當她說出她有許多愛人、她去過了很多國家、她有過幾次婚姻，還有七個孩子、她在劇場演出的角色與心理治療的訓練、她求問過薩滿教的僧人與巫女，這全都是在她這五十年之內所發生的事情。凱蒂塑造了她自己的生活方式，因為，她之所以活到現在，就是靠她在劇場、新聞、教育還有心理治療界等各樣奇異的工作。但是，她也把自己分裂成許多碎片，以致最後不只一次住進精神病院。

跟凱蒂說話是一種冒險。她是高度善於表達自己的人，她很有想像力，而且常常超越與她溝通者的邏輯。無論如何，儘管她在許多專業上與人格方面有很好的演出，但凱蒂維持自己感知均衡的能力，卻常常與她背道而馳。她最好的狀況就是勉強過得去，傾向於從一個職業角色掠過換成另一個工作，無法長期持續一件工作。她一直處於慢性經濟負債的狀況，而且常常感到自己缺乏穩定感而慌亂不知所措。

凱蒂是一個沒有清楚目標感的徘徊者。她扮演的角色，儘管始終和她所取替的各種角色一致，但卻好像與外在世界所要求應該扮演的角色格格不入，她常常徹底漠視社會脈絡。儘管她的生命充滿了奇幻，與山姆截然不同，但他們兩人的困境整體而言卻十分相似：對這個未能回應他們特殊天賦的世界，一直存著一種慢慢滲透的怨恨不滿；恐懼著在逐年老邁的歲月中，力量與控制也隨之式微。

山姆是一個角色過少的男人，而凱蒂則是一個角色過多的女人，他們花費了很長的歲月去發展他們的角色系統，並且在角色裡塑造他們的行為。但作為一個失功能的角色扮演者，大多無法或無意去為他們自己的角色，做出扮演得「好」或「差」的批判性評估（凱蒂的個案也是）。因此，他們所發展出來的角色行為，一直傾向於控制了他們的生活。

山姆吝嗇、小氣的會計師角色真的是他唯一的自我表達方式嗎？而凱蒂的擴張性角色類型，真的能將她勝任與主導扮演單一角色的可能性緩和下來嗎？我相信不會。某些時候，需要的是外在事件一個突然的事件讓人改變了身分，例如，為個人去擴展一個有限的角色目錄，或去假設一個單一角色，就更能夠勝任了。以山姆來說，轉變發生在他即將面臨死亡之際。以凱蒂來說，她的轉變則是在她驚訝地進入一個新的、縮小範圍的祖母角色的時候。她不僅致力於做好對她孫女的角色，同時她也發現了在母親角色上的一個新意義。

如上所說的，角色發展隱含著角色內、角色之間，以及與外在的情況之間某種程度的矛盾。完全單一的面向並不存在於人們表現的形式中，只要有意識與能力去分辨「我」與「非我」就可以獲得。角色發展同樣隱含著一連串角色改變或轉換的可能性。甚至當角色心理矛盾被搬演出來或移轉情況發生時，也會出現了一種穩定的系統，會把常常是相反與改變中的角色一起掌握住。如果角色是劇中人物（personae），這個系統就可以被視為人格。置於一個戲劇性的框架中愈多，那麼這個結構就可以概念化地被視為「角色系統」。

角色系統

個人的角色，像是吝嗇的孤立者與心靈自由的徘徊者，可以按照不同的類別與標準予以組織分類。在接下來的各章，我建立了這樣一個系統分類法，其中的角色類別描述是來自於劇場與每天的日常生活。在任何的時間，依照一種特殊的脈絡，一個角色或是相關的角色型態就變得更加凸顯。我在上文中提及的山姆，他為他的死亡作準備時，扮演了戲謔與報復的角色，進行他最後遺囑的演出。而我曾在導論中描述有關英雄與膽小鬼的角色，如何讓我在阿索斯山的社群中變得活絡起來。舉例來說，當這種情況發生的時候，那些內在的角色就與暫時潛伏的恐懼和愉快的旅程無關了。無論如何，他們都準備好在必要的時候，活絡地表現出來。當惡作劇者出現在靈性領域的環境時，個人也許需要一個武士的角色來作為防衛之用；當一個聖者出現的時候，個人可能就需要謹慎的那個部分，同樣是為了保護或者可能是為了信仰者的某部分開放自己，與心靈的層面交會。

角色系統是建立在互補角色間的相互關係上，像妻子與母親，還有角色之間與其相似的角色，像受害者與倖存者。在這個系統中，一種類別的角色（像是靈性方面的角色）與其他類別（像是社會性的角色）相互影響。本書的分類法，大致上發展出：身體、認知、情感、社會、靈性與美學的六大類。

角色系統可以作為主要角色（已賦予）的框架；次級角色（所取替的）；而第三種的角色，是扮演出來的。一個人的角色系統包含了個別的角色，例如傻子，以及他們特質上很獨特的次角色類型，如：惡作劇者與小丑。

當一個人年紀漸長時，他的角色系統通常會擴展得較為複雜。基本的身體角色，儘管在量的方面是固定的，然在與第二與第三角色的互動時，就會傾向於在質方面的改變。以一個吃東西者的角色為例，從嬰兒到兒童時期，改變是發生在兒童開始去內化一個可能對食物有偏好的角色模式。

一般而言，一個人複雜的角色系統是依角色取替，在量的多寡上來決定的。依此內化的複雜程度，個人就會發展出更大的可能性去扮演出更多樣的角色。這個概念是根據有利的環境情況，也就是，對不同觀點互異社會的一種妥協。當一個人認定在所賦予他社會、道德與政治的角色模式時，其角色的特質在人格的發展上是同樣的重要。成長中的個人應該要知道，當從自我中心朝向去中心化的寬容立場移動時，多樣的社會、道德以及政治的環境，提供了我們一種特質上的認同感知。

那麼，一個角色系統是由相互獨立的角色所建立起來，它可以經由自身相互的關係，組織成各種不同的類別。即使當一個人正在休息的時候，一個角色或者是相關聯的系列角色，也會傾向於主導他的人格，而導致其他類別角色或個人的角色的退出。隨著廢棄不用或忽略，這些角色傾向變成靜止狀態，導致自己可能完全忘記它們曾經存在過。這種隱藏的角色可能會在突發危機的時候變得很活絡（例如，當一個人面對一場生命威脅的疾病時），或逐漸增加（例如，當一個人進入進一步的發展階段，透過自我反思或心理治療的過程，或者是透過與他人重要的關係）。

任何單一角色在特質上有意義的改變，將會影響到整個角色系統。舉例來說，第一次為人父母，或在治療當中，透過失功能的受害者角色與他人相處，而變得更堅定自信。一個健康的角色系統是有彈性的，它有空間容納這種改變，並且像是每一個能依賴的角色系統功能都可以支持角色的心理矛盾。每一種角色能受控於無數的推與拉、意外與計畫中的好事與咒罵。而且每一個（健全的）角色系統，當一個人的生命中發生了需要去容納無盡的生理與心理上的轉變時，它是有彈性去做擴展與約制的。

一個角色系統包含了實質的個人主體，一旦整合起來所有的片段，就代表了一個人的人格。無論如何，這種系統永遠不斷地在變遷，是依照個人的生理與社會環境經驗做改變。如此，這種整合就能使人客觀地看外界。

本書一個基本的假設是，角色在任何發展階段中是可被修飾的，無論是作為一個兒童、青少年、成人或長者，透過主要角色遺傳所賦予的樣式，將次級角色做社會性取替，將第三角色在行為上扮演出來。在後續的章節中，我將明確說明這些可以被賦予、取替與扮演的角色。但是首先，讓我們來了解角色的概念如何透過戲劇治療的臨床治療方法來詮釋。

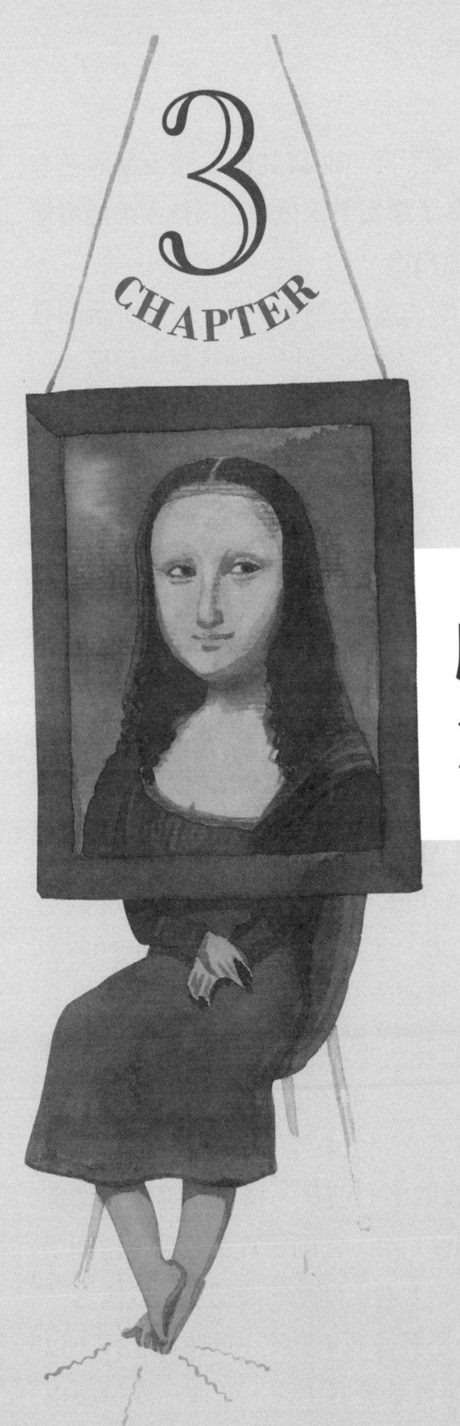

戲劇治療的角色方法

王秋絨　譯

戲劇治療因角色的處理過程不同，而與其他心理治療迥然有別。也就是說，案主與治療師為了探索與恢復角色系統中最能發揮功能的角色，而擔任並演出多種角色。

有三種取向是用來指引戲劇治療的進行。第一種是所謂的發展取向（見 Johnson, 1982, 1991），也就是以一種客觀關係模式，主要是靠聲音、動作、口語化，從低階到高階動作的表達之工作方式。第二種是敘說與編造故事的取向（見 Gersie & King, 1990; Gersie, 1991），這是一種敘說的模式，在幫助案主運用經典與個人的故事主題與結構找到生命的意義。第三種則源自社會人類學模式（見 Jennings, 1993），係運用檢驗案主日常生活的儀式及文化層面，透過隱喻的與象徵性的方法，幫助案主重新檢驗他們的信念系統。

大多數的治療取向衍伸自心理分析取向的遊戲治療（見 Irwin, 1983）或即興劇（見 Emunah, 1993）與演出戲碼（見 Jennings, 1990）的各種方式。他們將 Melanie Klein（1932）、Margaret Lowenfeld（1979）和 Virginia Axline（1947）的古典戲劇遊戲治療實務調整成適應特定的案主需求。並且將其美感模式中的即興或戲劇實務，調整到適應心理治療目標的戲劇方法。

戲劇治療的角色方法承認所有取向的價值，但試圖將戲劇的藝術形式的主要戲劇要素（角色）進一步系統化。角色潛在的治癒力量存在於角色取替者與角色扮演者之間戲劇性的矛盾——「我」與「非我」。治療性的演員，就像戲劇的演員一樣可以進出想像與日常生活兩個對比的實在（reality）中。在兩個實在的轉化空間中（見 Winnicott, 1971），演員有能力看出問題的癥結並據以演出。

這裡所介紹的角色方法，乃是根據多年與案主的臨床工作，以及研究生和專業人員的團體訓練實驗發展出來，並進一步發展出與劇場有關聯的角色類型、角色功能與角色型態（本書或譯作風格）。角色方法作為治療的工具，包括八個步驟：

1. 角色招喚（invoking the role）。
2. 角色命名。
3. 角色演出／角色工作。
4. 探究次角色（subrole）的不同品質（本書或譯作特質）。
5. 角色扮演的反省：發現附在角色中的角色品質、功能、型態。
6. 連結虛構角色與日常生活角色。
7. 統整角色以創造功能性角色系統。
8. 社會角色示範：探究案主在社會環境中影響他人角色的行為方式。

角色招喚

一個人的角色系統是會變的，會隨著時間、空間及需求不斷地變化。在任何時間，角色是可接近的，但很少人會想到去檢視自己的內在角色人物。例如一個女人在家可能扮演呵護孩子的母親，離開家在戰場上則扮演一位為戰爭而無懼的士兵。這個特例在波斯灣戰爭時，媒體就曾提及，美國婦女進入戰區，有些甚至犧牲性命。

在戲劇治療中，角色招喚協助案主觸及角色系統，再從中找出一個需被表達和檢視的角色。角色招喚被當作是協助案主即刻聚焦在人格的某個層面的一種方法。招喚角色如同喚醒詩人沉思一般，是給予靈感的工具。透過人格某個層面的招喚，希望案主可以找到問題需要被強調的部分。

角色招喚是激發一個人創造性探索意義的部分。在角色方法中，角色招喚通常是無意識的過程；也就是說並不會要案主直接選擇他們認為重要的角色，而是專注於能夠招喚角色的創造性過程。例如我通常叫所有團員在團體空間自由走動，作為暖身的開始，然後我邀請案主集中注意力在自己身體的某一部分，並讓自己的身體向那個部分伸展開來，比如說突出的肚子可能導致緩慢且沉重的動作。由此，我要求團員進一步伸展他們的身體，並從他們的肚子產生出一個角色。

一旦這個角色清楚可見，招喚角色的動作就完成了。如果案主自發而沒有預先設定要扮演誰或什麼角色，那個角色就真的是從無意識引發出來的。然而在某些時候，那個角色確實從角色扮演者選出來：也就是說案主不是有意識問題的存在，只是強調問題存在的片刻。在一些例子中，案主會完全意識到有問題的角色，例如他們在戲劇治療的第一空間即堅持扮演受害者的角色。在此狀況下，當角色已浮現出來，案主就可以進行下一步驟，也就是角色命名。

角色命名

一旦角色被招喚出來，就必須進一步透過命名具體化。案主可能根據實在再給予角色名字，如山姆或莎拉，或更抽象或詩意的名字，例如凸起肚子的角色被命名為獵狗，或被命名為與角色類型有關的仗勢欺人者或膽小鬼。例如在第四、五章提及的案例主角麥可，就將自己憤怒的一面命名為「黑色狂怒」。

命名是很重要的，因為那幫助案主進一步具體化自己所選的角色。命名也可以讓案主從日常的實在生活中轉移，進入虛構、創意的情境。有些案主的問題太接近自己的問題以至於無法面對，或超越自己可以扮演的能力時，那麼事實命名則太勉強他們。遇此狀況，這些案主被鼓勵去選另一個有別於實際角色的虛擬名字。如此，他便進入戲劇治療的兩難過程：扮演自己，同時卻又不是自己。

命名是作出選擇的方式，當中隱含了某些含意，例如有些人為他們憤怒的部分以溫和或柔弱的名字來命名。有一個個案提及自己盛怒的部分叫它作「被動」（Passive），這暗示他不能接受自己憤怒的脾氣。在極端的個案裡，當憤怒轉向內部，案主可能做出自毀的行動。他們可能用激烈的方式去解決互相矛盾的情境：選擇自殺或匿名遁世。有個個案無法表現自己的憤怒與害怕的情緒，所以將憤怒的角色命名為「蘇米諾那」（Suomy Nona），亦即為「無名氏」（Anonymous）這個英文字倒過來拼的意思。

在為角色選擇名字時，代表案主勇於將情緒與行為連結在一起，例如一個案主生氣卻表現被動時，他面對自己的生氣會有焦慮的經驗。給予命名，將使表象與實在的矛盾問題被檢視。另外進一步可以使一個人扮演出想像中的超越力量，如：美麗、勇氣、聰明。上述這些特質激起理想與現實的關聯性。

在莎士比亞（Shakespeare, 1595/1959）的《羅密歐與茱麗葉》（*Romeo and Juliet*）樓台景的一幕戲中，茱麗葉問：「名字有什麼意義呢？」當她繼續說：「我們稱之為玫瑰的，如以其他的名字稱呼它，聞起來也依然芬芳（Act II, scene ii, 43-44）。」這樣的說法只對了一半，因為帶著期望的父母給新生兒命名總有其含意。如果玫瑰叫「臭鼬」，那聞起來就不是期待中的芬芳，甚至沒有人想聞。

當急性子的角色用任何其他名字命名，例如叫作「被動」，就等於是懷疑的。在角色方法中，案主被在某個時刻似乎是對的所承諾的名字挑戰，緊接著而來的是尋求運用的工作。

角色演出／角色工作

在團體戲劇治療的情境，每個成員在舞台上至少有一個角色。下一個步驟則是透過各種表演的形式深化角色的感覺。在某些案例中，個人會被要求在團體面前工作，如從角色的觀點創造故事或獨白。在很多的情況，個人會一起在角色中即興一個場景或將一個故事戲劇化。

舞台的演出是一個使個人超越其預期行為的演出或延伸其角色的時刻。有一個案主艾倫（Ellen），她扮演一個完美主義者：愛蜜莉（Emily），在一個團體成員扮演虛擬家庭的團體中，演出一系列的角色。在扮演中，她逐漸發現愛蜜莉經由「判斷」與「譏諷」過度操縱家庭，最後了解那些特質使自己的深度需求無法在「接納」與「愛」中被滿足。

在個別治療中，在案主認同且命名一個重要且有問題的角色之後的治療過程與團體治療是類似的。真正的治療是將問題具象化在特定的角色中。在第四、五章麥可的案例中，顯示一個人如何透過眾多的角色包括青少年、同性戀者、兒子、急性子、慮病者，以及受害者等來演出。在該案例中，麥可演出的主要工具是藉由說故事。

麥可的案例在實際的戲劇治療中是重要的，案主不只是扮演單一的角色，也演出其他角色直到過程結束。事實上，案主通常從一個角色演到另一個角色，依所需要的重點轉變。從治療師的觀點，協助案主看各種角色轉換的含意是很重要的。他們轉換角色是不能或不願扮演單一角色或扮演可能太有壓力？抑或因為他們檢視相互依存的角色系統因而需要操縱角色的自由度？

角色工作（working through）是治療的行動片段，發生在前兩個階段前：暖身到演出的行動。在角色的扮演以及案主能接受戲劇的虛擬部分演出通常會成功。舞台的演出結果增加角色的相反角色。在舞台的演出中，演員可以自由的實驗他們的角色，例如，一位婦女可以實驗社會邊緣人的角色，也可以試驗她不願意在社會邊緣冒險生活的另一個他我，有不同名稱的存在者。

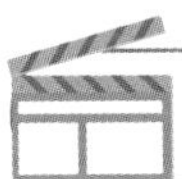

探究次角色的不同品質

1980 年我開始訓練戲劇治療師，設計了一個名為「拓展式戲劇化」的三十小時的課程（十五節，每節兩小時），去學習戲劇治療的過程。在第一個小時，團體中的每個成員招喚及命名一個角色。經過前二十小時，他們演出這些角色。然而第一個十小時結束時，他們要從原有的角色再創造一個改良的角色，之後根據原有的角色再創造出第二個角色。

第一個外加的角色以布偶代表一個次型態——角色的演出變化，以提供角色的進一步層面與特定的層面。第二個角色則以面具的形式，代表比最初的角色還分歧的極端變化。面具的另一個品質是在戲劇化中未被公開表現的那個部分。

剛開始，很多受訓者因留在同一個角色三十小時而痛苦不已，特別是對那些選了很感壓力或受限的角色者而言。當他們可以把單一角色延伸到更多角色時，他們感到如釋重負。探究可能性是很重要的，因為演員開始選擇並扮演之。透過很多方式，演員可以演出角色中矛盾的部分。

比方說，瓊恩（Joan）稱她的第一個角色為「伊菲吉妮亞」（Iphigenia），她很快知道如同古典希臘羅馬神話中的伊菲吉妮亞，她正扮演受害者的角色：她失去對自己生命的掌控，並毫無選擇地為了社群的好處犧牲自己的性命。瓊恩扮演受害者角色十小時以後，創造出一個布偶，她命名為「烈士」（The Martyr）。烈士以受害者的次角色類型將自我犧牲的品質具象化，而不是一個控制他人的人。透過烈士這個布偶角色，瓊恩開始看出烈士次角色類型的兩難狀況：他同時是受害者，事實上也是為他人而選擇犧牲自己的幸福。

最後，瓊恩在建立面具中，更能進一步了解角色的意義。被她命名為「母親」的角色面具，變成犧牲她自我利益以去操縱他人的人，常說：「我為你做了這一切，我犧牲一切，以使你的生活比我好，你怎麼可以如此對待我？」「母親」是自私的、罪咎感的給予者、操縱者，更多部分是加害者，少部分是受害者（參見角色類型26.2「自私的烈士」）。

瓊恩透過扮演受害者的兩種次角色類型——發現烈士及其變異：自我服務的烈士，一個假裝真正犧牲自己幸福的罪咎感給予者。

多數次角色的扮演在戲劇治療的角色典範中不會如此準確，不過以這種方式，次角色的運用會使案主發現角色中的深入意義。由於對深入意義的探究，大部分的人在全然探究中都會發現角色的對立與矛盾處。角色方法鼓勵對角色矛盾的挖掘，甚至是對第一個角色（受害者）的轉變到其明顯相反之角色（加害者）。一旦其變異被發覺，他們應該被命名，以便進行戲劇治療過程的下一個步驟：賦予角色扮演意義。

角色扮演的反省

以下幾個步驟包含傳統上稱為「結束演出」，也就是回顧真實演出並發現其意義的階段。結束演出不只是協助案主評量戲劇的價值，更是證實他們的情感與從當下的戲劇想像世界、充滿治療作用的空間轉移到較少控制的日常生活空間。

在角色方法中，結束演出的第一個步驟包括能從扮演的角色及次角色中發現意義。前述我們提及的瓊恩常被問到：「在你的劇中伊菲吉妮亞如何演出受害者的角色？」她的注意力放在扮演的角色上，並在沒有必要直接談論自我時，對角色維持某種程度的安全距離。

更特定的是案主可能被要求在生理、智力、道德、感情、社會、靈性和（或）美感上表現特定的角色品質，這種表現從與角色的功能有關的非正式或軼事表演出來。例如我們會強調下列的問題：角色的生理品質如何協助行為與幸福的感覺？伊菲吉妮亞作為一個受害者的感受如何？她將自己看成是自我犧牲的烈士或罪咎感的給予者？她受苦的目的何在？如果有靈性特質，這如何幫助她面對受害者的角色？

在這一階段，案主被要求說出他們演出的型態，例如：伊菲吉妮亞被直接演出來或較不重視情感的部分而被抽象的演出來？或更寫實地演出受害者的兩難情境？演出方式不同是否有什麼含意？演出的型態不同是否讓案主更安全地揭露自己的問題？抑或演出提供案主去抗拒情感探索的工具？

因此，這裡的討論集中在角色如何演出的重要性上，也就是使情感與思想可以連結起來。一旦角色的形式與目的清楚時，就可以進行下一步的戲劇治療了。

連結虛構角色與日常生活角色

到最後，所有投射治療的形式都可以成功引導案主進出投射的角色中。在戲劇治療的案例中，投射的工作包括，首先將每一天日常生活的一般角色投射在想像性、戲劇性的角色裡，就像瓊恩這個案主扮演受害者伊菲吉妮亞的角色一樣。

接著瓊恩被要求去分析她所創造的虛擬戲劇中的伊菲吉妮亞的角色品質、功能、型態。現在瓊恩被要求從想像的角色回到現實日常生活中，並注意兩者之間的關係。瓊恩在這個階段的主要問題變成：「我如何像伊菲吉妮亞？」反之，也問下述問題：「我哪裡與伊菲吉妮亞不同？」後者是很重要的，在瓊恩的整體人格中代表她的角色系統，比她扮演的任何角色都大。

假設案主已知道他們虛擬角色的品質、功能、型態，下一個步驟就是回到它們所處的實在（reality），並分析他們所扮演的角色與實在之間互動的關係。有些連結是很難看出來的，例如扮演一個長期受折磨的婦女，她的角色可能在她的生命中帶有很廣泛、諷刺的極小矛盾存在。在討論中，這個案主被要求明確化她日常生活中受害者的角色，以確定該角色如何滿足她。然後，要她和她所創造的虛構角色比較：虛構的受害者角色是否比真實的角色更有力、更自由。之後，案主與治療師要討論扮演受害者如何將角色的品質與型態的方式帶進日常生活中。

治療師可以用很多方式，以導演的角色協助案主去發現使個人經驗與腳本的人物角色產生連結的方法。其中最大的不同在於，在劇中個人幫助虛擬的角色；在治療中，虛擬的角色幫助個人。然而以更統整、詩意的觀點來看，兩者可以彼此協助，如同藝術同時是自然的鏡子，自然也同時是藝術的鏡子一樣。

為了發現虛擬角色的意義，案主必須能接受個人及人格面具的戲劇性矛盾，並發現一個可以在存有（being）與非存有（not being）的矛盾世界中並存的方法。如此，虛擬的角色可以協助案主了解非虛擬的角色。反之，非虛擬的角色為了說明起見，需要虛擬，如同戲劇的鏡子有兩面，兩者彼此有關係，缺一不可。

為了了解虛擬的角色如何幫助日常生活角色，必須清楚地看清兩者的內容、目的與形式。更進一步要分析兩者之間的異同。最後，要進一步去了解日常生活角色如何從虛擬角色得到幫助，使其比虛擬角色更好。惟有如此，我們才開始了解兩者在理想與現實、真實與虛假、實體與陰影之間的密切連結，而這些關係都可以彼此滋養。

統整角色以創造功能性角色系統

真正戲劇治療的過程不一定像上述步驟一樣以準確、直線的方式進行。事實上，有些案主在某些療程單元扮演幾種角色，而有些人則招喚、命名並開始扮演一些轉移主題的單一角色，這些角色有時完全被接受，有些則較少被接受，但仍然需要被命名並被扮演。一個人可以根據他當場的經驗或過去的經驗、心情、抗拒狀況及動機進出該角色。

雖然如此，角色方法仍然有其像地圖一樣的價值，可以協助案主及戲劇治療師明確化其角色或穿越模糊地帶。它的終極目標是協助案主建構切實可行的角色系統：一個能忍受矛盾及了解正負角色兩者的重要性。

一個成功治療過程的結束，案主要能認識所承擔及扮演的不同角色。以瓊恩為例，她開始了解加害者與受害者如何合作，特別是一個母親如何利用引發罪咎感的特質，來作為控制女兒自由與活潑的共構關係。她進一步從外在資源（她的母親）了解其實自己並未受到母親的呵護，而開始不再有受害者的人格面具。當她從現實角色中拿掉受害者的角色，她開始以一種新的自我滿足的感覺代替自我犧牲的感覺。

角色方法運用的過程中，案主被挑戰去解開糾結的結，並將一個角色與其他角色分開。在統整的階段，系統重新組合，特定的角色被轉化了。瓊恩的受害者角色，就特質與功能而言，不再像從前一樣，而是以扮演虛擬的受害者詩意的、抽象的沉默治療方式轉到直接表達出怒氣以拒絕永遠存在的自我犧牲行動。

在戲劇治療中統整目標的評量是很困難的。通常是用案主自陳可看到的轉變來進行，以瓊恩的例子來說，它是以暴怒的角色之產生與受害者角色的消失來處理，其他角色如母親、道德家、不道德者等角色也包含其中。學習成為一位母親的扮演過程中，瓊恩能夠與以前從沒想過的母親關懷與愛護的角色和同伴保持親密的關係。然而，她仍然會傾向太快就犧牲自己的需求以避免一些想像中的戰爭，但卻學到更多在行動前較了解行動的原因。

統整縱使很難明確化，卻隱含一個人角色系統的重新配置，因此舉例來說，受害者與勝利者是處在平衡的狀況。角色轉化的證明從他有能力與一些矛盾的角色共存，而沒有不當的痛苦，並可發現與自己相處及與他人相處的新的可能性。

社會角色示範

亂倫、忽略、暴力和沉迷常常有家庭的趨向性。社會性的家庭角色通常會成為行為的決定因素。透過治療的過程，個人可尋求打破此行為型態的方式。虐待型態不只可透過受害者與虐待者的扮演來避免，更可以透過提供虐待者的角色模仿或依賴來阻止。

改變角色系統是不夠的，通常它是內化的過程。案主必須能扮演「失功能的角色」之反面角色，以影響社會領域中的其他人。縱使角色系統轉變了，失功能的角色仍然存在，即使它的影響力很弱。例如，在權威者的仁慈角色示範中，一個人並不否認他那專橫殘酷的部分，只是他的脾氣更具關懷感與對依賴者的心胸更開放而已。透過這種方式，新的秩序因之產生了。酒鬼總是酒鬼，但是酒鬼這個角色的力量可能消失，當他們變成像協助者、老人家、東正教信徒等較少依賴性的角色時。像戒酒無名會（Alcoholics Anonymous, AA）的十二步驟方案中，這樣的觀點每天都會被實踐出來。對很多戒斷成功的酗酒者或物質上癮的人而言，很多的希望是來自同輩團體轉化上癮、依賴的角色。因之，很多角色示範由希望轉化者所仿效。

戲劇性的角色方法是一種治療形式。如同前述，它不是一種僵化、直線進行的系統，而是一套指導方針。它提供認識角色類型與次角色類型以及它們的品質、功能與型態的方法。事實上，一個人並不需要去強調每個層面，以便證明協助人們去外現角色系統，及積極的自我示範角色是有效的，而是要顯示角色方法透過戲劇治療的一般過程而已。

以下兩章提及的麥可個案將處理這個過程。再一次強調，這個過程不像編年曆一樣完全照著所描述的步驟，而是反省角色方法的意圖與後續章節將討論的角色類型學的一致性。

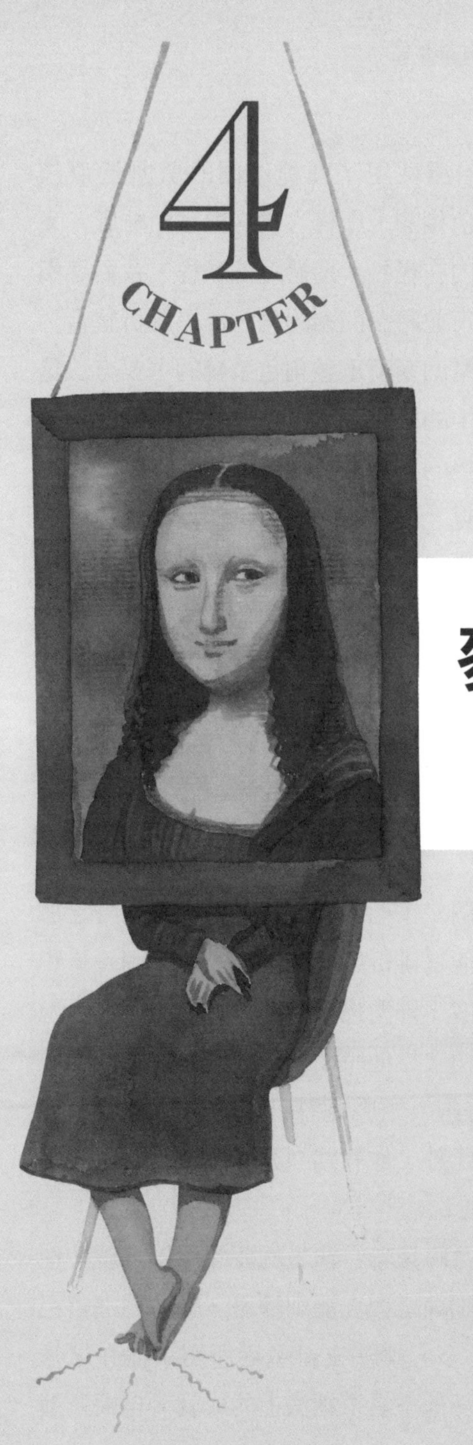

麥可的個案（上）

洪素珍　譯

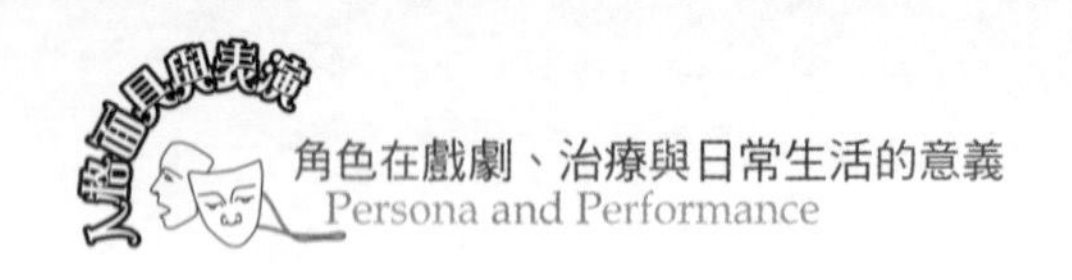

我對麥可（Michael）的治療採用了種種不同的戲劇治療技巧，全都與進入及脫離虛構角色相關。虛構人物提供了距離感，麥可因此得以探索到極深層次的內在經驗。透過這個歷程，我們導引出麥可角色系統中的許多角色，並將有問題的角色加以解析整合，因而改變了整體的角色系統。幫助麥可重整角色系統的主要方法是透過故事，我們會在此述說其中的數則故事。我所做的詮釋評論僅限於描繪角色的類型及勾勒角色的特質與功能。時機恰當時，我也對麥可扮演角色的風格表達意見。但整體來說，戲劇治療是種創造性而非分析性的治療法，因此我盡可能不做過度解析的評論，讓治療過程以敘述為主的形式自然展開，用具體的角色模式來表達我的詮釋。只要情況容許，我就讓麥可自己發言，因為就他的多種戲劇困境而言，他是作者、演員，也是最根本的治療者。

背景

麥可開始接受治療時，是個二十七歲的同性戀男子，出身芝加哥郊區中上階層的中產階級。他是排行中間的孩子，有一個哥哥和一個妹妹；身材瘦削，中等高度，外型迷人，穿著輕鬆隨意，呈現出孩子氣或青少年的風格。我初次見他時，他極少與人目光接觸，經常保持冷漠態度。他長於言詞，頭腦聰慧，善於分析自己和他人，對各種事物常妄下批判。此外，他有強烈表達感覺的需求，但僅在徹底感到安全時才表達。

大學畢業時，麥可期望成為職業舞台演員的夢想可以實現。他在數間小劇院報名了幾個演員訓練班與表演訓練班，努力精進自己的演技。由於這些表演工作不多，無法支付生活所需，他在城裡的多所辦公大樓兼任臨時工作。他不看重經濟上的成就，自視為藝術家——這種角色不需要金錢與地位，但對他卻是重要且具挑戰性的工作。這個工作與成長於郊區的中上階層富裕男孩的角色對比強烈。他並未放棄中上階層郊區男孩的角色，仍經常返回芝加哥的家人身邊，在家裡吃得多且睡得多，藉由重溫童年生活來延緩墜入成年生活。

麥可因經常感覺害怕、孤獨與寂寞而開始接受治療。由於他常使用防禦性的言詞，藉以避免表達感覺，他認為若是透過創造性的過程，他較能真實地表達自我。麥可常抱怨自己的身心症狀，對蟲子有強烈恐懼，另一種較現實的恐懼則為對愛滋病的恐懼。由於他既害怕死亡，又恐懼活著，開始治療的整整兩年，他不曾做過愛滋病檢測。

身為男同性戀，麥可感受到一種遭社會遺棄的痛苦。他視自己的同性戀傾向為先天決定的，而非自己後天的意願。男性會對他產生性的吸引力，女性則不會。但他享受與女性的友誼與親密，和妹妹的感情也遠比和哥哥要親近。起初他談起陰柔的男性時會憤怒，單獨置身於一群男同性戀間也使他感到害怕。他尋求能重新發現並整合自己遺落在童年時期玩洋娃娃與扮演女性角色的女性化的自己。

麥可的性關係不多，每一段關係結束時，往往都使他感覺空虛且被利用。他仰賴匿名的電話性交來滿足部分情慾的需求。基於這些原因，也由於他對愛滋病有強烈的警覺，麥可的性關係並不複雜。當他性生活活躍時，他從事安全的性行為，並嚴厲譴責不注重性行為安全的人。

我最初開始治療麥可時，他高度認同一個能與大自然溝通且完全不沾染成人世界經驗與責任的天真孩子角色。這個天真無邪者的角色有助於將麥可與他自己屬於成人的部分隔離，也與可能會使他

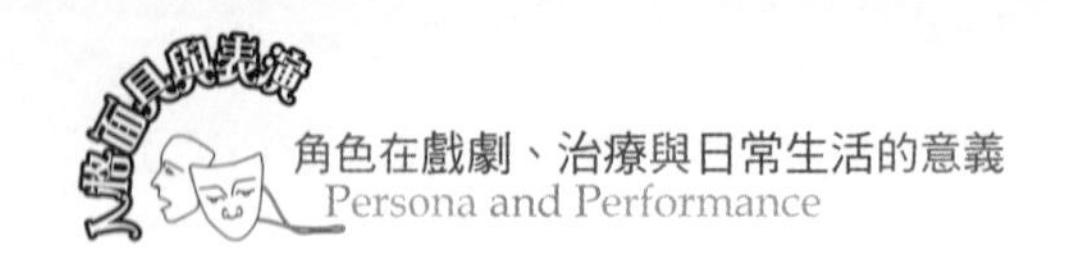

感染成年生活的同儕隔離。

在與父親的關係方面，麥可把自己視為受虐兒。他還小時，父親常毆打並羞辱他。他與父親的關係成為他治療的中心焦點。他的父親是個成功的商人，但根據麥可的說法，他父親曾從岳家承繼興旺的事業，他和善親切、愛好交際、勇武陽剛、有表現慾，不僅常裸身在自家人面前走來走去，在子女的朋友面前也不忌諱。如此的暴露使麥可感覺羞恥。麥可記得幼時曾與母親同睡床上，父親則赤身裸體在地上做伏地挺身。

麥可展開療程時，似乎特別與時年二十五、身為家中最小成員的妹妹碧雅（Bea）水乳交融。他倆有完全相同的敏感度，最重要的是，幽默感也完全相同。（這個家庭並未瓦解就是由於幽默的緣故，然而家庭成員多使用幽默來防禦表達直接的情緒。）麥可期待碧雅無條件地愛他，並完全屬於他一個人。儘管碧雅似乎難以維繫戀情，麥可卻嫉妒碧雅與男性成功的異性戀關係。麥可認為碧雅姿態美麗，但舉止帶陽剛氣。

整體而言，麥可對母親又愛又恨，他認為母親欠缺女性化特質且吝於付出情感。她一方面餵養他，在他回家時扎扎實實用食物與禮物塞飽他，並會以一種父親從不為之的方式擁抱他；但另一方面，她時時與麥可保持距離，在麥可遭父親施虐時不出手相救。此外，母親的照顧手法經常讓他感覺遭到侵犯或窒息。麥可認為自己從母親身上遺傳了某種負面天性，對事情的處置過於主觀且具有完美主義的特質，導致他難以與人建立親密關係。當他成為母親主觀批判的焦點時，他偶爾能正面挑戰母親。兩人時常爭吵，為小事互相指責。他們之間有許多禁忌話題，但母子兩人間存在著某種微妙的熾烈情感。

麥可身為哥哥史帝夫（Steve）之弟的角色並不若與碧雅的關

係那樣深厚。麥可將哥哥描繪成父親的形象，具有雄赳赳的男性氣概，但缺乏對他人的理解，也不善處理家中的互動發展。麥可認為史帝夫會娶一位像他們母親一樣的女性。

就我看來，麥可的角色系統相當有限。雖然他的確有數種角色可扮演，但大多都頹喪且不成熟。起初呈現的角色主要多是需要支援的受害且孤立的孩子。

開始

我最初認識麥可是在我所主持的一個戲劇治療工作坊。我們討論故事，他選擇了「美女與野獸」。在敘述故事後，我要求團體成員挑選他們最認同的角色，麥可選擇了美女的父親贈送給美女的「戒指」。當父親獻上美女來交換自己的生命時，女兒欣然接受了自己的角色。美女在與野獸共度了一段時間後，要求野獸容許她在父親過世前探訪父親與姊妹，野獸同意了，但設下條件：她必須在某個期限內返回野獸身邊，並攜帶一個能夠提醒她回家的有形物體。這項有形物體就是她的感情象徵，也就是戒指。

在工作坊結束之際，麥可道出他與戒指角色的關聯。這角色使他得以充滿感情，尤其是對父親的愛。他在戒指角色中體驗了平靜安詳。

在工作坊結束後的幾個月間，我和麥可進行一對一的戲劇治療。第一次治療時，他再度提起「美女與野獸」的故事，以及他對戒指角色深具好感。

我想起貝克特（Samuel Beckett）的一齣小戲——《來來去去》（*Come and Go*, 1968）。這是一齣抽象劇，內容是三名女性輪番進場、閒言閒語一番，然後出場，並一直重複這個難解的儀式。劇的末尾，三人雙手交握，其中一名女士說：「我可以感覺到戒指。」我曾導過這齣戲，因此對戒指所蘊含的感情象徵（種族上、女性上的牽繫）稍有認識。但這些意象並不能完全滿足我。戒指的角色依然神祕，麥可挑選戒指作為角色也依然令人費解。在「美女與野獸」的故事中，戒指象徵的似乎是對父親的感情，但父親背叛了這份感情，用女兒的生命換取自己的生命。但戒指同時也象徵美女與野獸之間的連繫。戒指是否是協助美女切斷父女之情而投身情人的過渡之物呢？抑或是象徵了父親、女兒與情人間的三角關係（野獸情人的二元化又將情況更加複雜化），近似於佛洛伊德伊底帕斯情結（Oedipus complex）心理上的兩難呢？同時我並好奇這種伊底帕斯式三角關係是否是麥可心理問題的源頭。

第一次一對一治療時，麥可說話快速且充滿分析性。他提到自己渴望感受情緒，實際上卻經常保持情緒上的疏離。他談起自己身為男同性戀的性角色、身為演員及脫口秀表演者的美學角色，以及他最常扮演的兄弟與兒子的家庭角色。當天的協談焦點集中於他的妹妹碧雅，討論他倆的合而為一，以及他對無條件的愛的需求。

我請他編造一則關於一個男孩及一個女孩的故事。他編造過許多酷似童話的故事，其中的角色能協助我直窺他的內心世界。麥可的故事是這麼開始的：

有個小男孩和一個小女孩單獨在一間房子裡。男孩需要女孩保護他，以免他遭到怪物攻擊，或受到母親虐待。男孩很害怕。恐懼的源頭在這裡，在腹部。

這時麥可停止說話，頓了一會兒，然後哭泣起來。最後他以兄妹和解並「從此過著幸福快樂的日子」來總結故事。他評斷這樣的結局並不令人滿意。

探討這個故事時，麥可提及自己對碧雅的嫉妒，碧雅似乎總是能成功擁有男性情人。他期望碧雅完全屬於他，並幻想兩人在孤獨中天長地久相依為命。雖然他視碧雅為他的替身，但卻同時也體認到碧雅有能力重重傷害他。

在麥可的故事中，男孩是個脆弱、膽怯的受害者，女孩則是個力量強大的協助者兼保護者。受害者角色的功能在於失去了個體的力量與控制，使他變得脆弱無助。協助者與保護者的功能在於幫助主角進行旅程，並保護他不受傷害。我們稍後會發現，受害者與協助者的角色在麥可追尋戒指的旅程中相當重要。

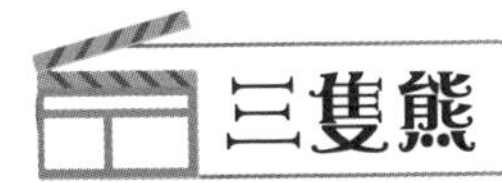

三隻熊

一週後，麥可帶來一封碧雅的信。他尚未閱讀這封信，但幻想信中碧雅會說她愛他，一切都會沒問題。他帶著些許疏離的態度，並談及他在城市中的孤獨，以及與他分離居住在遙遠地區的碧雅。

我邀請他參觀我辦公室的沙盤。那是一個 4 呎長（約 120 公分）、2 呎寬（約 60 公分）的盒子，裡面裝滿沙，旁邊一張桌子上則擺放了種種依不同類別區分的迷你物件。物件的類別包括有人物、自然、交通工具、動物、房屋、邊界、石頭，及其他各式各樣的木製品與塑膠製品。我請他隨意使用這些物件，在沙盤中建構出沙盤作品。

麥可只用了一樣物件做出他的作品。他選的是一隻柔軟的小熊，他叫他巴瑞（Barry）。他說：

「巴瑞孤單單在海灘上，注視著沙與海。但作品中少了什麼。」

他在沙盤放上了一個小孩的人物，命名為藍寶寶（Baby Blue）。巴瑞擁抱藍寶寶，兩人互相表達對對方的愛。但作品中依舊少了個什麼。於是他找到了一個戰士，把它加入作品中，命名為布魯諾（Bruno）。

「布魯諾富有男子氣概，力量強大且具威脅性。他保護巴瑞，並向巴瑞表達愛意。巴瑞則保護藍寶寶。」

最後，布魯諾背棄了其他兩人。巴瑞向他伸出手臂，布魯諾卻要他別靠近。然後，我要求麥可拆掉這作品，把所有物件放回桌上。

談起這場沙遊時，麥可認為布魯諾代表他的爸爸，巴瑞及藍寶寶則是他自己。他把藍寶寶視為自己脆弱、孩子氣、需要照顧的一面。雖然他大體上都感覺孤獨且無法維持親密關係，但這個角色使他得以與人建立關係。他把巴瑞視為自己母性且樂於保護人的一面，但麥可表示，他不能接受女性化的角色。當他說起巴瑞這個名字時，聽起來像是在說「熊瑞」（Bear-y）。

我問麥可是否記得「金髮女孩與三隻熊」的故事，麥可於是講述了這個故事，並解釋沙盤中的三個角色可以代表熊媽媽（巴瑞）、熊爸爸（布魯諾）及熊寶寶（藍寶寶）。麥可又加入了小女孩的角色，這是原本沙盤中並沒有的角色。這一節治療就到此為止。

回想這節治療時，我好奇小女孩是否是碧雅的化身，以及麥可是否在沒有碧雅的狀況下，才可能自在地檢視他與父母的關係。

這次治療中，我們找出了麥可的三個重要角色——巴瑞（或熊瑞）是熊媽媽，具有母性、樂於保護人、孤獨且喜好沉思；藍寶寶是熊寶寶，孩子氣且脆弱，亟需照顧；布魯諾則如同父親，冷漠疏離、力量強大、具有威脅性。第四個角色（隱身幕後）是小女孩，她是最疏離而且是界定最不明確的角色。

將這幾個角色合在一起看，似乎代表了麥可家庭的生態。父親冷漠且具男子氣概，既有可能殘暴冷酷，也有可能提供保護。母親孤獨但較不冷漠，能夠擁抱並疼愛孩子。孩子脆弱且對父母抱持懷疑，但仍能在某種層面上愛他們。女兒兼妹妹則藉由不在場而使家人得以面對彼此。

布魯諾既具有保護力量又具有毀滅性的矛盾有豐厚潛力，麥可內化了這種自我保護和自我毀滅間的掙扎。我察覺到巴瑞與藍寶寶間也有類似的矛盾，他倆既需要獨處，又需要彼此相連。

麥可的戲劇具有表演風格，對應出他心靈內多個主要角色似乎十分合適。他在整段療程中多數時候都持續是這種風格，透過這種風格，他可以安全地躲開可能會巨大如狂濤般的背叛家庭之感。藉著這種方法，他可以凸顯家庭成員的特定特質，畢竟他們只不過是玩具和小熊而已。

律師

在接下來的那次治療中，麥可談起他與男性的兩段情。我並不確定兩段情是否發展出床笫關係。我安置了三張椅子，其中一張代表洛伊（Roy），他非常黏人，容易滿足，且過於脆弱與孩子氣，略似藍寶寶。第二張椅子代表保羅（Paul），保羅住在遙遠的地方，麥可描述他俊美、冷漠、難以追到手，也難以留住。

我請麥可把第三張椅子命名為 X，隨便代表他希望代表的任何人，例如可以代表父親，或理想情人。我的想法是，麥可在兩種極端類型的情人間需要一個斡旋人，作為反思點或平衡點。我想假使他挑選父親，那就會是個保護者或協助者的理想典型。理想情人可能可以呈現麥可真心需要且渴望在伴侶身上找到的特質。何況我認為，在呈現理想的類型時，麥可可以有機會探索自己需要什麼樣的完美角色來拯救他並填補他的缺憾。最後，就技術上來說，我發現當案主慣於把世界區分為道德的兩極時，運用三個虛構角色是很有效的方法。第三個角色可提供替代選項的可能性以及（或）兩個角色間的過渡空間。

麥可開始扮演洛伊和保羅，輪流坐上他倆的椅子又離開。他把 X 認定為理想情人，他會對 X 說話，但不願真的扮演 X。

我請麥可直接扮演 X，我發現他抗拒，於是我請他閉上眼睛，想像自己是 X：

「你是誰？」
「麥可。」
「你的外型是什麼樣子？」
「我身穿西裝，外型整潔，是傳統風格的帥哥。」
「你的職業是什麼？」
「律師。」
「哪種律師？」
「刑事律師。」

律師接著談到他對麥可的感覺：

「我愛你，尤其愛你的純真與自由精神。我在專業上與財務上都很成功，我會照顧你。」

我請麥可敘述一段律師客戶的故事，麥可於是迅速從律師角色轉移到被告的角色。就在這轉移中，麥可創造了一名遭到打壓的男子，處境絕望，亟需幫助，但高傲地拒絕尋求幫助或接受幫助。他是個貧窮且無家可歸的黑人男性，被人誣告犯下搶案並遭到起訴。麥可扮演被告角色時情緒非常投入。

在這次治療中，出現了四個角色。麥可描繪第一個角色洛伊脆弱天真，第二個角色保羅則是冰山美男。麥可認為第三個角色——律師角色——較為理想，有能力協助遭構陷入罪的人並為之辯護。麥可將這個律師命名為「麥可」，這個保護者角色的身分因此建立了清楚的認定，麥可會持續尋覓這樣的角色。

回顧這段治療時，麥可表示自己最認同被告的角色，也就是本次治療創造出的第四個角色。麥可常覺得自己像個社會邊緣人，感覺自己與主流格格不入，被誣陷了無以名之的罪。在立法訂定罪名的過程中，麥可栩栩如生地演出被告的角色，並利用這角色卸下了沉重的淚水包袱。

被放逐者角色的功能是使麥可保持距離，離開他既渴望又恐懼的屬於律師、協助者、保護者以及西裝筆挺成功人士的世界，這些人有能力負起成人的責任，並光明正大地愛。如果他如他所虛構的被告一樣拒絕接受保護，他就必定持續受到壓迫，持續安安穩穩地定居在驕傲的賤民角色中。但麥可和他虛構的人物不一樣，他將持續向前，追尋合適的保護。

黑色狂怒

麥可疲累委靡地前來接受治療，他擔心他可能再度病了。他形容自己精神渙散且氣憤，我請他為他的氣憤找個焦點：

「這氣憤是什麼樣子？」

「黑色的……狂怒。」

一個角色浮現了——黑色狂怒。麥可說了以下的故事：

黑色狂怒，是個不祥的東西，是我祖父與生俱來的，遺傳給了我父親，我又從父親那兒遺傳到這個東西，我的哥哥和妹妹也都遺傳到了。我們都試圖用玩笑來馴服這個狂怒，但這招並沒有用。黑色狂怒在我父親身上頑強不去，父親使出黑色狂怒時，我母親保護我。但她終究也沒有力量。擺脫黑色狂怒的唯一方法就是隨它去。我是在陪伴懷孕的妹妹時理解了這一點。她生了個寶寶，我們把這個想法告訴寶寶。我妹妹、我以及寶寶從此過著幸福快樂的日子。

說完故事後，我請麥可閉上眼睛，回想這天稍早他在銀行兌現支票而銀行行員故意刁難他、使他發怒時的景象。他發現黑色狂怒存在於他的上半身——肩、頸、下巴。感覺十分痛苦。

我請他重新感受那種痛苦，然後把痛苦甩開，摔在面前的椅子上。他甩得非常用力，然後對黑色狂怒說：

「我想要擺脫你。不要纏著我！」

我扮演黑色狂怒：

「你需要我，你並不真的希望我走。」

接著我們交換角色。麥可擔任黑色狂怒，他說：

「要讓我走的唯一方法是透過愛，以及放真正的感覺進來。」

這時麥可毫不克制地哭了，希望能放走蹲踞在他肩上的惡魔。

回顧這節的治療時，麥可提到他已察覺母親在氣憤與狂怒循環中的共謀角色。她的角色輕描淡寫且粉飾太平。她用諷刺挖苦及主觀批判來從場外發揮力量。但較直接的憤怒是陽剛的，出現在從祖父到父親到兒子的一脈相承中。

就角色類型而言，黑色狂怒是一種惡魔。這種惡魔似乎是從恐懼與氣憤的結合中誕生，功能在於釋放出毀滅性的力量，威嚇所有碰巧狹路相逢的人。這個角色略似希臘戲劇中的復仇三女神（Eumenides，又名 Furies），這三個女神糾纏陽剛威武的角色，例如深感內疚的奧瑞斯提斯（Orestes）以及《酒神的女信徒》（*The Bacchae*）中死板且專制的潘修斯（Pentheus）。黑色狂怒所傳承的精神呈現在古典復仇悲劇以及血親反目成仇的現代復仇電影中。

麥可所構想的黑色狂怒可以用愛與感情的真誠表露來安撫。但首先，必須要把黑色狂怒表達出來，並加以承認。如同艾斯奇勒斯（Aeschylus）的劇作《佑護神》（*The Eumenides*, 1960 ed, p. 23）中，合唱隊如此唱道：

有時恐懼是好的。
它必須在心的控制之下
堅守戒備的崗位。
痛苦中淬鍊的智慧有其優點。

或許黑色狂怒的主要功能就和復仇三女神或其他戲劇中的惡魔一樣，是要在人類心靈中為非理性、恐懼以及盛怒的元素索求一個位置。

麥可對負面情緒過度理性的處理方式對他並不受用。他才剛剛開始理解黑色狂怒的傳承精神，但仍尚未有能力安全地表達這種憤怒。他擔憂若是容許自己扮演黑色狂怒的角色，他可能會變得和祖父及父親一樣失去理性。在他的個人戲劇中，父親和祖父的角色曾殘忍對待他的心靈。麥可需要找到一種表達恐懼與憤怒的風格，讓他在表達時不會感覺自己置身險境或即將滅頂。

艾斯奇勒斯的《奧瑞斯提亞》（*Orestia*）結尾時，憤怒的復仇三女神雖然遭到挫敗，但雅典娜（Athena）予以安撫，並賜給她們在雅典人生活中更重要的道德地位。合唱隊吟唱：「痛苦中淬鍊的智慧有其優點。」透過表達憤怒及認清憤怒在心靈中的位置而獲得的智慧，也同樣有其優點。尋覓這種智慧可以作為麥可治療的目標。這次治療結束時，麥可已經抑制住了黑色狂怒，心平氣和地離開。

學習燙壞的男孩

麥可前來做這一次治療時顯得頗為沮喪。這天他白天多數時間都在睡覺，晚上值夜班，下班後去電影院看電影看到清晨。他一直在想一棟房子的影像，那是上一次治療時留下的一個角色。對麥可而言，這棟房子呈現了一種矛盾：它一方面是個安全的避難所，可以在其中舒適地大吃大睡；另一方面，房子又代表著並不疼愛他，且會虐待他的父母，是個不安全的象徵。

在先前的幾週，麥可回憶起一件痛苦的往事：

「我年紀很小，才八、九歲，正在閣樓裡和幾個朋友玩耍。我發現一把舊的小提琴，我就拉了起來，但我爸忽然衝進來，顯然正受著黑色狂怒的影響。他對我吼叫，一把搶走我手中的小提琴，往我頭上砸。我感到羞辱，且頭暈目眩。我母親在另一個房間，我希望她能來安慰我，但她沒有出現。」

因此，麥可把負面的房子視為受打壓、不快樂的孩子置身的地方；房子裡，父親的舉止像個失控的孩子；應當負起保護責任的母親則自己像個需要照顧的孩子。

我問麥可是否記得在那次事件後，他自己對家人有何反應。他說：

「我避免任何直接的衝突。但我記得吃晚飯的時候，我爸開好多玩笑，大夥兒都笑了。」

我表達我的意見，認為這個事件對他的影響仍然巨大，而面對這個經驗的其中一種方法可能是透過幽默——把這個故事以黑色喜劇的形式重述，好讓自己遠離強烈的情緒。麥可似乎對此建議感到不自在，迅速掏出數張照片，藉以轉移話題。第一張照片是麥可和兄妹共度聖誕假期，三人看來都悶悶不樂。照片中看得到禮物，但麥可說他沒有得到他期望中的禮物，他的兄妹則收到較多且較好的禮物。另有一張照片是麥可站在飯廳的一個燙衣板前，當時他十歲。

麥可在這一次療程的第一句話是：「我覺得我沒有地基。」他說了這個「學習燙壞的男孩」的故事：

很久很久以前有個男孩，他喜歡燙衣服。他把父親的手帕一條條燙得平整乾淨潔白。他也燙了母親的衣物，並把這些衣物放在床上堆成兩堆。

他的母親說，你真體貼！但他的父親什麼也沒說。

男孩試圖討好父親，試了幾次後，有天他把父親的手帕燙壞了，父親發起怒來，罵他並打他，責怪男孩毀了他的東西。

男孩哭泣著說：我不是故意的！

他哭了又哭（這時麥可也痛哭起來）。他明白贏得父親注意的唯一方法就是燙壞東西。

說完這個故事後，麥可談起自己人生中種種燃燒的變化體。他精疲力竭且渾身燒成灰燼。他不僅在黑色狂怒的高熱下焚燒，也經常在派任為受害者的角色時遭到灼傷。他常燒傷自己，會做自我毀滅行為，並在過程中傷害自己的身體。為了緩和燒傷的痛楚，麥可退縮到睡眠、食物與電影這類具有麻醉作用的安全事物中。

我請麥可看看象徵他自己的這棟房子的內部，告訴我他看見了什麼。他腦海中出現了客廳與壁爐。我請他扮演火的角色，他描述了一個浪漫且富療癒性的畫面：

「我是照顧者，我給男孩麥奇帶來溫暖，使他感覺舒適。」

這次治療結束時，麥可認識到了兩個燃燒的角色：一個是拿熨斗的男孩，他的熱力直接外顯，無節制且具毀滅性，強力要求外界予以認可；另一個則是爐火，安全地控制於壁爐之內，散放出具療癒力的光與熱。

拿熨斗的男孩呈現了麥可的兩種角色類型：急性子以及受害者。麥可被迫與火爆又冷漠的父親同住一屋簷下，他唯有採取挑釁行為，才能引起注意。故事中，莽撞急躁拿熨斗的男孩恰好可以達到目的。燙壞父親的手帕代表麥可贏得父親注意未果的無力呼喊。而就受害者來說，男孩的確得到了他想得到的東西——父親的注意。只不過他所得到的不是渴望中的父愛，而是黑色狂怒。

母親角色則大體上並沒有多少發展。她對於男孩的手藝十分滿意，因此也就沒有涉入男孩的創傷以及因而導致的憤怒。

火的角色是個抽象的角色，功能在於帶領麥可重新打造一棟可以居住於其中在心理上感到安全的房子。火具有矛盾的性質，一方面有毀滅的潛力，一如憤怒受害者手中的熱燙熨斗，另一方面又代表了家庭生活，一如壁爐中溫馴的爐火。麥可就和許多憤怒的男女一樣，正在尋找能夠溫暖他受創心靈，圈在壁爐中的爐火。

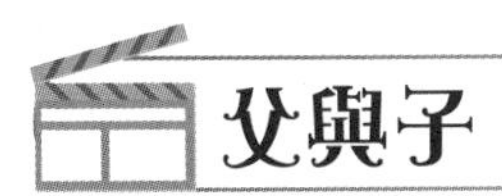

父與子

麥可在一齣新戲中獲得一個新角色。新戲的場景設定於南方，他飾演的角色名叫波（Bo），是個十二歲的男孩，天真且品行端正，與整齣戲中都與他作伴的姊姊感情親密。他是劇中的敘述者，敘述他父親朱利安（Julian）的故事。朱利安是個律師，替一名遭誣陷入罪的黑人辯護。朱利安是波的道德模範，非常疼愛兒子，波也非常崇敬父親。我好奇律師與被告（遭誣陷的黑人）在麥可的人生中重複出現是否是巧合。

麥可來參加這一節療程時，說話帶有南方口音。他說明，由於這口音對這個角色非常重要，他必須時時刻刻練習。但他也表達了疑慮：

「我擔心你會不贊成。」
「為什麼？」
「因為這樣我會沒辦法接觸到自己真正的感覺。」

我請麥可現在扮演波的角色，於是他扮演了：

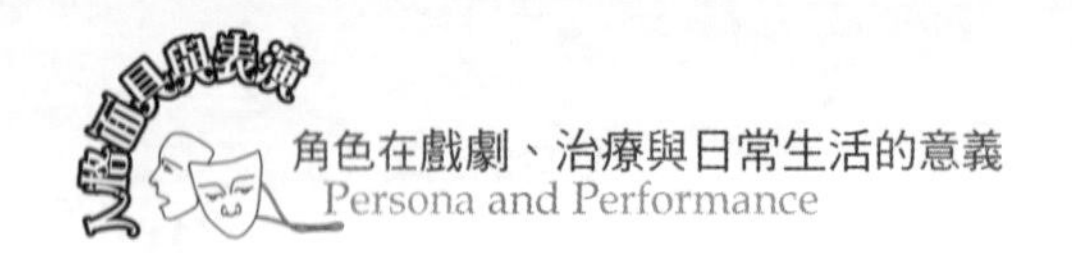

「我和父親相處得不夠。我很迷惘。我希望能找到一個照顧我的人。我想要到一個西班牙語系的國家，去教兒童說西班牙語。（他改口：）應該是英語才對。」

去角後，麥可放鬆下來，說話變正常，不再有南方口音了。我們討論扮演一個角色的最好方式，討論在演員與角色間如何求取平衡。演員若過度沉浸於角色中，則沒有空間可以反省、更改他的演出，或從中找到意義。

接著麥可談起他劇場生活之外的一個重要事件。他返家過聖誕節，終於決定要父親就羞辱以及虐待的事情面質父親。父親絲毫沒有罪惡感，他回答：

「但我自己也不過是個孩子啊！我現在也仍然是個孩子，以後永遠都是。你無法期待我會是別的樣子。」

起初，麥可鬆了一口氣，但逐漸悲傷起來，接著是沮喪：

「我要如何從一個孩子身上得到我所需要的東西呢？我需要一個父親，我需要他道歉，我需要原諒他。如果他和我沒兩樣，我要如何原諒他？」

這裡有兩個重要的角色，就是父親與兒子。在麥可真實的人生戲劇裡，兒子的功能在於引出父親的認可、道歉與愛。父親的功能則在於拒絕給出兒子期盼的道歉，並藉以迫使兒子自己照顧自己。

在這一次的治療中，父親與兒子的角色並存在三個層面中：戲劇層面的波與朱利安、治療層面的案主與治療師，以及生活層面的麥可與他的父親。

兩個角色的特色可以在三個層面做各自的比較。波顯然是最不渴求照顧的孩子，他有個形象清晰的父親兼道德模範，值得他愛戴。但一如麥可在治療中所描繪的，波需要父親給他更多的時間與關愛。父親對他的照顧不夠多，他必須自己扮演父親的角色，到外國去教導孩童說他自己的語言——也就是學習如何為自己的生活找到意義，以及如何與他人溝通。父親朱利安是成人，有愛心、有力量、剛正不阿，但稍有些冷漠。專業上的角色才是他的關切焦點。

個案麥可對成年父親的形象——治療師——也是充滿崇敬。他需要我肯定他是個好演員，把波扮演得很好。但他認為除非他能做到以下兩點：(1) 對抗與波的角色合而為一；(2) 運用波的角色來尋找感覺的真實層面，否則我不會完全肯定他。因此我的肯定是有條件的，取決於他在治療性角色扮演的能力。在麥可眼中，我作為戲劇治療師角色的特色始終如一，和朱利安一樣，是個成人，有愛心、有專業，但同樣也有些冷漠。

身為父親之子的麥可是渴求最殷切的一個。他所渴求的不僅是父親的時間與注意，還有他的原諒與肯定。三個成人角色中，他的父親是對兒子角色提供最少肯定的一個。過去，他將兒子轉變成自己黑色狂怒的受害者。後來遭兒子指控時，他又建造了完美的託詞，聲稱因為自己有孩子氣而無罪。

麥可的戲劇生活中，父子角色還有其他層面的移情。父子角色還呈現在他與戲劇導演間火爆的關係上。導演是個高度情緒化、幼稚孩子氣，且喜歡採取消極式攻擊的人，會與他的演員疏離，並迫使戲碼提前下檔。麥可與飾演朱利安的演員之間也呈現了父子關係，這名演員是位親切和善的紳士，曾公開稱讚麥可的演技。

父與子的主題是戲劇的主軸。伊底帕斯（Oedipus）與萊奧斯（Laius）[1]、亞伯拉罕（Abraham）和以撒（Isaac）[2]、哈姆雷特與克勞狄奧斯[3]、《西部痞子英雄》（*The Playboy of the*

Western World）中的克里斯提・馬杭（Christy Mahon）與老馬杭（Old Mahon）、《長夜漫漫路迢迢》（*Long Day's Journey into Night*）中的潔咪・泰隆（Jamie Tyrone）與詹姆斯・泰隆（James Tyrone）、《推銷員之死》（*Death of a Salesman*）中的畢夫・羅曼（Biff Loman）與威利・羅曼（Willy Loman）。佛洛伊德在對伊底帕斯戲劇的心理探討中勾勒了這種戲劇性爭鬥的梗概，Ernest Jones（1949/1976）又把這種概念延伸成哈姆雷特的心靈居所。兒子角色的終極目標在麥可身上呈現得十分清楚，即超越對母親的依戀及對父親的憎恨，將他的愛轉移到合適且沒有亂倫問題的伴侶身上。在求取力量、智慧、福分以及父親身分的旅程中，兒子的角色占了很大的部分。

父親角色在與上帝及其他多種男性權威形象（如導演、治療師、老師、戰士）的象徵連結上變得更為多元。父親角色極易成為一種抽象概念，一種理想，而後回到現實，成為失望的來源。麥可迫切渴望獲得父親的認可，但他發現父親也不過是個兒子，他自己也是個孩子，麥可感到困惑且沮喪。他要如何去尋找一個並不比他更具有力量及權威的人？麥可還沒準備好要接受這種型態的父親。但倘使父親像兒子，那麼兒子就有權力將自己一直渴望父親給他的東西賦予給自己。麥可目前還沒有這種想法，而對我來說，這種想法可以作為一種試金石。

1 譯註：伊底帕斯與萊奧斯，希臘悲劇《伊底帕斯》（*Oedipus*）中的主角伊底帕斯及其父。伊底帕斯意外殺死其父。

2 譯註：亞伯拉罕和以撒，聖經中的亞伯拉罕及其子以撒。上帝命亞伯拉罕殺死其子獻祭。

3 譯註：哈姆雷特與克勞狄奧斯，莎士比亞悲劇《哈姆雷特》中的主角丹麥王子哈姆雷特及其叔父。叔父殺死哈姆雷特之父並篡奪王位，哈姆雷特則有心復仇卻躊躇不前。

審判者與雨衣

麥可在排練的戲劇中，波是第一幕的要角，第二幕則少有戲份，於是導演要求麥可兼飾另一個小角色——審判者。麥可十分憤怒且抗拒。

在治療中，麥可扮演了審判者的角色。我請他以這個角色的身分談談他的職業及功能，他說：

「頭一個功能是批判。第二個功能是支持與保護。」

「怎樣保護呢？」

「嗯，首先，我會提醒你穿雨衣。還有一點，我還會過度保護，這會使你感到不知所措、隱形且渺小。」

我請麥可給審判者起個名字，麥可提議命名為「賈斯丁」（Justin）。他對這名字並沒有有意識的聯想。影響麥可追尋好父親的道德原則是「正義」（justice），賈斯丁是否是正義一字的縮寫呢？或者這會不會是一個不完整的詞句，意味「剛好趕上」（just in time）？剛好趕上什麼呢？說不定是剛好躲過被判終生疏離且無足輕重？在那樣的終生刑期中，道德上的正義有可能存在嗎？

在這一次治療接近尾聲時，麥可敘述了一段真實的事件：

「昨晚我坐立不安，無法入睡，於是打了電話交友專線，獲邀到一個恰巧住在我家附近的男子家裡。為了保護自己，我扮演了波的角色，假裝自己是個南方男孩。我想要掌控局勢，而波是個能掌控局勢的人。交歡過程安全且愉快，僅有自慰，彼此並不碰觸。那人希望不僅止於此，做了更進一步的要求。若是身為麥可，我可能無法拒絕，但波不會，他說了不，然後離去。」

角色扮演奏效了。麥可即便掌控了局勢，也仍然滿足了需求並且玩得開心。愛批判且對人過度保護的審判者噤聲了，善保護的審判者則產生作用，與波合作無間，使他進行了安全性行為，也獲得安全感。

我們在這時討論起雨衣的意象。雨衣一方面與安全性行為相關，是一種身體上的防護工具；但另一方面，它也具有心理上的意義。麥可想起一張老照片，照片中他年齡幼小，身穿雨衣坐在屋外，但當時並沒有下雨。我們談起這個畫面時，麥可理解到他需要找個方法，將適當的角色與適當的保護加以連結。當身邊並無危險時，為什麼要扮演一個需要保護的角色？沒有下雨時為什麼要穿雨衣？

如果審判者是個會「提醒你穿雨衣」的保護者，那麼我們就該知道何時有必要召喚審判者出來，以便感覺受到保護。麥可有必要放棄審判者的其他兩種功能，才能使保護的功能徹底發揮。批評者是追尋者的敵人，會暴露他的行蹤且拖慢他的速度，不但無法協助他在旅程中向前行進，反而會引發罪惡感與自我懷疑。過度保護者也同樣是個沉重負擔，自認為對追尋者有幫助，實際上卻剝奪了追尋者的獨立自主。

當麥可終於在戲劇中扮演了審判者的角色，他的抗拒與憤怒都消失了。第二幕出現的審判者並沒有遮掩或減損波在第一幕的光彩。若要說審判者這角色對麥可有何影響，那就是他學會了如何整合兩個角色。何況人生反映藝術，麥可發現整合了天真無邪者與保護者的角色後，他可以享受匿名性愛，而在過去，他對匿名性愛是多有批判與悔恨的。

我認為更重要的整合尚未發生，那就是保護人的審判者如何帶領脆弱且受創的麥可向前邁進，自己擔任父親的角色——從孩童成長為成人，從受害者蛻變成英雄。

演員的面具

戲劇開演了，麥可調整步伐，將最完美的情緒留待第二個週末他的家人來看戲時才傾囊展現。家人在父親六十大壽的那天前來看戲，父親、母親、哥哥，以及家族朋友都來了，都對麥可的表演大為嘆服。演出過後，麥可與家人共進晚餐，他吃了非常多。午夜，大夥兒為父親唱生日快樂歌，麥可非常高興能參與其中。

雖然演出還有數週才會下檔，但麥可卻感覺沮喪且空虛。他做了個夢：

「演出過後我卸妝，然後我就在舊金山了。我感到迷茫且寂寞。」

隱藏在表演者角色之下的是個迷茫的異鄉人。表演者的角色在本質上如同迷幻藥，具成癮性，且有能力阻絕其他角色的責任與吸引力，能提供暫時的紓緩，事後卻會遺留空虛，會渴望更多。表演者的角色可幫助人與日常生活的現實保持距離。

在麥可的幻想中，表演者的角色衍生出了波與審判者的次角色，兩個角色都對他很有益處。波謙恭有禮，深愛他的父親，和姊姊感情親密，代表了麥可理想中與父親和妹妹的關係。波的角色也為麥可訂立了目標。我問他：

「你認為波長大後會如何？」

「我不確定他的性向會如何，但我想他會和他父親一樣成為律師。」

在麥可眼中，波的目標就是成為防禦者和保護者，成為其他兒子的模範與道德父親。

然而，表演者的角色在許多方面都過度主宰了麥可的性格。他的夢意味的可能是：卸除了演員的角色後，麥可本人就像皮蘭德婁（Pirandello）[4] 筆下永恆尋找作者的六個角色一樣迷失了。

在後來的某次治療中，麥可進一步談到了演員（表演者）的角色。

「在舞台上時，我擔心被人看到，擔心我搶了某幕戲的光彩，使觀眾過度注意我。另一方面，我更擔心的是遭到忽視，擔心別人對我的注意不夠多。」

「我想這是演員根本上的兩難——到底是要被看到，還是不要被看到？」

表演者角色主要的功能就是透過角色來表達感覺或想法。為了做有效的表達，演員必須透過角色來表現自己，帶動觀眾的反應。在最基本的層次，觀眾的反應以接受演員作為該角色為基礎。觀眾的功能是接受演員扮演劇中人物的戲劇性現實，向角色而非演員本人產生反應。麥可的問題在於角色系統發展不全，且過度依賴審判者、父親及其他批判性的觀眾。麥可的狀況中，角色的失效就

4 譯註：Luigi Pirandello（1867-1936），義大利劇作家兼小說家，1934 年諾貝爾文學獎得主，最著名的作品是《六個尋找作者的劇中人》（*Six Characters in Search of an Author*）。

等於演員個人的失效。如果波或審判者不被人看到，麥可也就隱形了。麥可之所以演戲，一個重要的原因就是追求認可。而要得到認可，他必須尋求方法來扮演既不對觀眾要求過高（吸引過多的注意力），也不與觀眾過度疏離（融入布景中）的演員角色。

對於家人與同儕能否看見他，麥可也有同樣的渴求與掙扎。在表現最為孩子氣的時候，他以表演形式表現自己，成為單人脫口秀表演者，逗得大家哈哈大笑，自己卻保持距離，或是成為天真無邪的小男孩，要不就是躲到海灘去與大自然相伴，再不然就是過度敞開心扉，暴露自己的弱點而導致受傷。在表現最為成熟的時候，他的風格又變得具象寫實，對自己的角色投注感情，努力爭取觀眾目光。

麥可開始談起一個由表演者角色衍生的全新次角色：商人、企業家的角色，這個角色必須關照自己的利益、整理照片及履歷、尋覓經紀人以及有報償的工作。麥可推論，要能在舞台上或日常生活中被人看見，他首先要獲准演出。商人的角色就能提供他演出的機會，方式是將演員往專業目標推進，並透過整理照片、履歷及尋找劇場經紀人來提供協助，確保演員能獲得演出機會。

批評者

我即將到歐洲去休長假，本階段的治療就快要告一段落。麥可做了一個夢：

「我知道你寫了一篇我扮演波的評論，我拿起那份評論，卻找不到你寫的部分在哪裡。」

我請麥可想像評論的影像，找出消失不見的部分，然後他念出評論：

「麥可精力充沛，演技精湛，是整齣戲最亮眼的部分。」

接著麥可首度坦白說出對我的感覺：

「幾星期前我開始覺得你不完美。你誤解了小提琴事件的意義。我覺得提議用幽默來解決我的受辱是非常愚蠢的事。在那次之前，你對我而言很完美，像個好父親。但你令我失望，所以我切斷了對治療投注的感情，藉此懲罰你。我在劇場的經驗則代替了治療。」

在想像中找到我對他的正面評論後，麥可又得以重新建立起正面的移情作用。我並沒有像釘死在特定文本的虛構身分中的劇中人朱利安一樣，成為理想的父親，而是更為真實，既會令他失望，同時又會不帶批判性地支持他。雖然在治療師的角色上，我不夠完美，但作為評論家或批評者時，我很可靠，能夠提供正面的看法。但是也或許，麥可覺得那段評價過度正面了。

有可能我即將出遠門的訊息，使麥可心目中的我有必要轉化成理想且不具批判性的劇評。在許多方面，角色對麥可而言道德性依然十分強。麥可如同波一樣，需要正義，也需要父親來替他抵擋世界的不公。同時麥可也需要對父親的虐待以及無法擔任成人角色施以審判和懲罰。此外，麥可自己必須扮演律師角色，並且體認到，當一個人如朱利安那樣為正義而戰時，善與正義未必都能得勝。最後，他必須接受，戰鬥本身才是意義之所在。

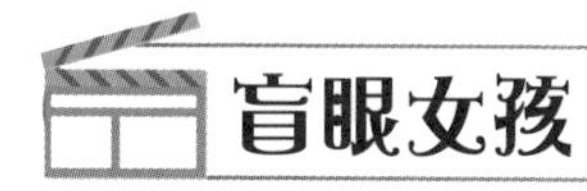

盲眼女孩

麥可的戲提前下檔了，而我也即將去度長假，麥可則即將到西部旅行。眼前有許多事物都進入尾聲。麥可引入了一個新角色，是個夢中人物，名叫珮蒂（Patty）。珮蒂在本質上是精力充沛且天真無邪的藍寶寶的另一面。珮蒂眼窩凹陷，沮喪且疲累，既盲且啞，被動且與人過分疏離。

我請麥可想像珮蒂的外型。雖然他期待我要求他扮演珮蒂，我卻轉移角度，請他扮演自己，表現自己與珮蒂的互動。他的角色轉移毫不費力，他開始撫摸空氣，對珮蒂說：「沒事的。」他是個懷抱寶寶的父親。我脫下毛衣，捲成一團遞給他，他把毛衣柔柔地抱在懷中，說：「別哭，珮蒂。」他安慰她、保護她、給她保證。

麥可的扮演中呈現了兩個重要的角色。第一個是受虐的被迫噤聲的孩童，是黑色狂怒發作的對象；第二個是保護者，是成熟的成人、疼愛孩子的父親，以及保護他人的審判者，是個不具批判性而付出愛的人，即使愛的對象不完美亦然。

麥可的表演方式很平衡，既能引發深層的感情，又能帶動思考。一陣哭泣後，麥可說：

> 「我強烈地感覺清晰且如釋重負。我對珮蒂認識非常深，她就活在我的裡面。」

我發現我自己對麥可充滿感情，這是從未有過的事。戒指的形象竄入腦海。在父與子恰如其分地扮演了各自的角色（父親強壯、可靠又慈愛；孩子依賴、脆弱且有缺陷）之後，這是否就是終於能夠直接化為戲劇的情感連結呢？

我們討論了角色的意義以及尚未完成的任務：對成人／父親的角色而言，他要包容受傷孩子的角色；孩童／受害者要容許成人／父親看見她；受害者／受虐孩子的角色則要對整體的角色系統（也就是麥可的性格）降低控制力。

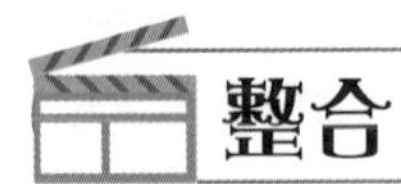

整合

在我出發度假之前的最後一次治療時，麥可報告了另一場夢境：

「中心角色是比利（Billy），他是個肥胖的小男孩。比利告訴母親，他希望不要有人打擾他，讓他一個人靜一靜，他的母親與他爭辯。身為成人，我站在比利這國，幫忙他對抗母親，但比利轉而語氣堅定地對我說，我也應該讓他靜一靜，別打擾他。比利說：『我的戰爭我自己打！』」

比利的肥胖特質似乎具有意義。我問麥可是否知道卡夫卡（Franz Kafka）的短篇小說〈飢餓藝術家〉（*A Hunger Artist*, 1924/1952），他不知道，因此我如此敘述了這個故事：

「有個人表演的藝術是禁食，有人問他何以在觀眾早已不再有興趣觀看後，他依然持續禁食，他回答：『因為我找不到合適的食物。』」

但麥可回應，比利的情況不同。他找到了合適的情緒食物，他以對抗成人世界及採取獨立立場餵飽了自己。

肥胖男孩的形象對麥可意義強大，這是由於麥可每次返家總是大啖父母提供的飲食，吃得很飽，卻從來不發胖。

我們討論數個重要角色：比利、珮蒂、波、藍寶寶是否有整合的可能性。我們談到這些角色全是孩童，是暗藏心底的孩童角色分裂成了多種形象。麥可一一描述其特質和功能，我則對他的描述加以評論：

「珮蒂像枚砲彈，只要把自己捲起來扔進群眾中，就可以得到她想要的東西。」

「受害者角色的功能是破壞與自虐，像那個學會燙壞的男孩。」

「藍寶寶愛人愛到死，耍手段使人愛他，因此具有殺傷力。」

「天真無邪的角色可以有耍手段擺布人的功能。這也同樣是條破壞性的路，最後終究會傷到天真無邪的角色。」

「比利和波都知道該吃什麼食物。」

「兩人都是孩童英雄的不同類型。比利獨立且情緒飽滿不欠缺；波正直、有禮且充滿愛心，兩人都在尋找被父親保護的方法。波的方法是向正面模範看齊；比利的方法則是躲開負面的模範。兩人都強烈地被人所需要。」

一年的戲劇治療即將告終，主要的孩童角色類型如今清晰可見，也可以訂定名稱：天真無邪的藍寶寶、理想主義的波、受害者珮蒂、戰士比利。在分辨這幾個角色時，麥可看出了自己的一些他過去並不清楚的性格。在一一扮演這些角色的過程中，他試圖在眾多角色間求取平衡，才不致使任一角色在他的角色系統中擁有過大的影響力。平衡不僅是要透過孩童角色來取得，同時也必須透過朱利安（律師）、審判者、黑色狂怒等，以及其他已經發現但尚未整合的父親角色及女性角色。

在結束治療之前，麥可再度直接對我說話，告訴我當我堅守在治療師的角色而不對他敞開心胸時，他也很難對我敞開心胸。他承認我具有傷害他的能力。

我在他心目中變得非常有人性，既是治療師，也是父親；既是個包容一切的批評者，也是個具批判性的審判者。現在他可以注視我的眼睛，直接對我說話了。雖然我不讓他看見我，但我看見了他。他的功能與我的功能不同，但沒有關係。事實上，他在他與父親的關係上極度渴望的就是這個——「一種距離」，一種對彼此角色心照不宣的接受。由於沒有這種距離與接受，戲劇治療成為一種正面的替代品，在許多方面都是父子關係的替代模式。

因為認知到還有許多工作要做、要找出方法來把比利與波帶到成年階段，並分散珮蒂與黑色狂怒的力量，我們協議在四個月後重新開始治療。一年以來，我們頭一次握手。我試探性地把手搭在他的肩頭，我倆都不大自在，但我們畢竟做了這個嘗試，做了這個治療師與個案、父與子、男人與男人間艱難的碰觸。

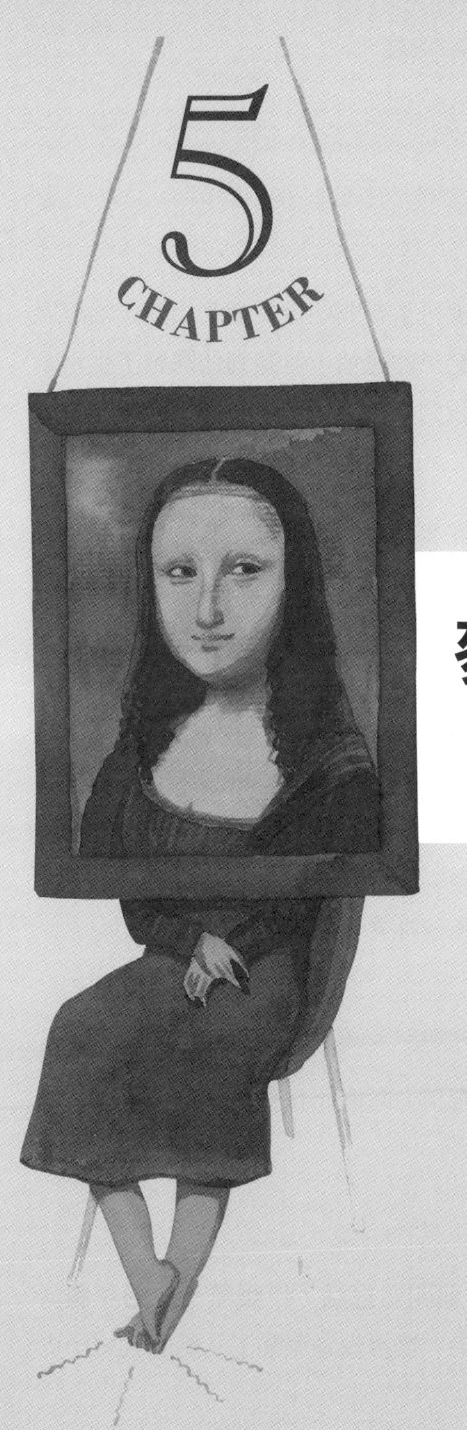

麥可的個案（下）

洪素珍　譯

吻

經過了四個月的休息後，麥可重新開始接受戲劇治療。治療展開時，他快速敘述了一段毫無結果的戀情，並談到他購買了生平第一張成人的床，是張單人床。我問：

「為什麼買單人床？」

「我的房間很小，而且我有背痛的問題，何況我只買得起單人床。」

我在心中默默猜想，睡單人床是否是他停留在青少年角色的方法？不知麥可是否正留在青春期階段？孩童角色在他的治療中會具有多大的影響力？

他的外型變了，蓄起小鬍子和山羊鬍，使他看起來較成熟也較世故。

「山羊鬍幫助我把男性角色演得更好。」

「你跟你爸最近怎樣？」

「還可以。」

他接著談起他母親。他母親精力旺盛而且有孩子氣，很需要被人需要。麥可想要幫助她。

「她像是我的妹妹。」

我請麥可扮演他的母親。他開始說話，但囁嚅。他的身體緊繃。他站起來，在房間裡走了走，變得較為流暢了。她的大兒子史帝夫就要結婚了。

「我什麼忙也幫不上，這不是由我負責的，他們把一切都搞定了，沒有什麼事可以給我做。一切都超出我的控制，我的挫折感好重，我兒子要結婚了，而我沒有事情可以做。」

麥可去角後說：

「史帝夫的結婚對象是我們的母親。母親會讓他窒息，她讓史帝夫感覺自己受到需要，但是會使史帝夫永遠有孩子氣且依賴……我的母親是個小女孩，她覺得自己醜陋、存在毫無目的，大家無視於她。她的妹妹很美，她卻不漂亮。她很渴求關愛，很孤獨。」

「你和你母親有多相像？」

「我需要被人需要。當我扮演女性角色時總是很沒安全感，但我又想演。我和她一樣，是個渴求關愛的小孩、被忽視的小孩，就像珮蒂。」

雖然沒有證據顯示他的母親曾遭虐待，麥可卻把母親和珮蒂聯想在一起。在麥可眼中，母親的行為舉止總像是受了虐待、眼盲且徹底脆弱。麥可對這兩個女性角色的認同非常強烈。

在婚禮之前，史帝夫渴望與麥可獨處，於是兄弟倆一同去露營。麥可承認史帝夫在許多方面都很像父親。露營期間，兄弟倆有說有笑，一同唱淫穢的歌曲，玩得十分開心。麥可回憶：

「我的女性能量高漲。旁人可能會以為我們是一對同性戀戀人。」

我問麥可他如何成為同性戀的，這是刻意的選擇嗎？麥可對這種說法有點反胃：

「誰會故意選擇成為同性戀？我向來都喜歡扮演女性角色。我不記得我什麼時候開始發現我喜歡男人的，但一向都只有男人會讓我興奮。」

麥可曾在夢中與女性做愛且樂在其中。他談起自己曾有一個親密的女性朋友，兩人曾在一塊兒「瞎混」，從事沒有插入的安全性遊戲。他也談起自己十二歲時，有天正裸身沐浴時，妹妹碧雅闖進來，告訴他史帝夫半夜跑進碧雅的房間自慰。麥可因為自己渾身赤裸而感到羞恥，他氣憤地對碧雅說：

「幹嘛問我怎麼辦？我也不能怎麼辦！」

他對自己無力幫忙感到罪惡，但他分析，自己當時畢竟也還是個孩子。我好奇他在性接觸上是否也持同樣的合理化思考。

麥可告訴我一段近日的性經驗：

「我認識了個年長的男人，他邀請我到他家，開始挑逗我。我期待的不只這樣——我期待發展成一段戀情，或者至少他要看見我這個人存在。但對他而言我只是個交歡對象，而我心底的某部分是喜歡這樣的。年長的男人對我做了插入動作，我很生氣地抽身走開。那人睡著了，我就走了。我狠狠地折磨了自己好幾天。」

更多與性相關的回憶奔湧而出：

「少年的時候，我躺在碧雅的床下，史帝夫也在那裡。我們要自慰，我達到了高潮，但是是乾的。我看見史帝夫濕濕的，但搞不清楚為什麼會這樣。」

我想起麥可曾說自己年幼的時候在父母的床上，父親全身赤裸在地上做伏地挺身。麥可努力克制自己別去看，卻又想看得不得了。

麥可在街上結識了一名年輕男子。兩人並沒有成為情人，但穿著衣服彼此擁抱，互開玩笑而不親吻。我錯把「互開玩笑」（kidding）聽成「互相毆打」（hitting），麥可解釋，他父親親吻人就和毆打差不多，家人間的親吻也就像開玩笑，是防堵感情的防衛措施。用吻來表達溫柔的愛意在麥可的家庭中是不存在的，在麥可的性生活中也是不存在的。

麥可家庭中性的動力已呼之欲出，帶有一點點亂倫的跡象及角色矛盾的進一步證據。麥可極力揣摩男性角色：他蓄鬍，且扮演母親妹妹的大哥；他與哥哥去露營。但他的困惑浮現在一連串的亂倫畫面中。哥哥史帝夫成為了迎娶母親的伊底帕斯角色，他和史帝夫則可能在帳棚中成為祕密戀人。而他夢中的女性情人可不可能是他的母親或妹妹呢？他被哥哥及妹妹扯進亂倫遊戲的網中。最後，他被一名可能代表父親角色的年長男性挑逗誘惑並且加以女性化。

要解開這些謎團，麥可必須要重新記起父親、母親、哥哥、妹妹、情人等各原型角色的本質與功能。每一種不同類型的吻都具有不同的意義。父母和兄弟姊妹的吻應該充滿安全且不牽涉性的愛意。情人的吻則較為複雜，有時是玩笑，有時是毆打，有時是挑逗，有時是個無血緣關係的同儕充滿愛意的安全擁抱。

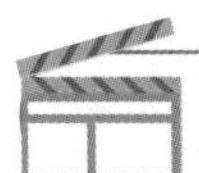

木屐與橡膠靴

麥可懷疑他的性向與父親給他的羞辱有關。他說了個故事：

有個小男孩愛唱歌、愛與女孩作伴、愛望著海洋。他的父親是個打魚人，身上有魚的氣味，有雙閃亮的眼睛。男孩穿著木屐，父親則穿著橡膠靴。男孩沿著一條圓石街道走向父親，父親以為他是個女孩。

「你何時才要當個男人，穿橡膠靴？」父親問。

「我喜歡我的木屐。」

「女人才穿木屐。」

男孩在淋浴，木屐擱在地板上。父親走進來，看見木屐，怒火中燒，拿起斧頭把木屐劈爛。男孩走出來時，看見父親在笑。

「我把你變成男人了。我砍了你的木屐。」

「那是我的木屐！」男孩氣壞了。

「如果你想當女人，我就用斧頭幫你把陰莖切掉。」父親說。

男孩跑去向母親訴苦：「爸爸想把我變成女人！」

「他只是開玩笑，沒事的，兒子。」

父親買了一雙橡膠靴給兒子，靴子很合腳。父親大大地擁抱兒子，告訴他，他愛他。

「走開，我討厭你！」

每個人看見男孩，都告訴他，他成為男人後看起來非常好看。但男孩跑到海邊，把靴子扔進海裡，從此無論去哪兒都光著腳。

這個故事的教訓是：沒有人能用你腳上穿什麼鞋子來告訴你，你是誰。

麥可在故事中強調了父子角色最核心的問題。父親是性模範和權威，他堅持將自己的陽剛特質傳給兒子，把性徵展現在他的雙腳下。兒子兼菜鳥的角色對父親不信任是有原因的：父親不容許他在這方面有所選擇。他透過對鞋子選擇所表達的不同性傾向並沒有被父親納入考慮，他必須臣服於父親專橫的性權威之下，否則就要被父親以殘酷的方式徹底剝奪男子氣概。兒子的功能就在於抵制可能會羞辱他或閹割他的惡毒男性權威。

兒子將母親角色視為可能的救星，或至少是盟友或幫手，然而母親拋棄了這些母性特質，選擇否認而不是照顧。她的功能在於強化兒子的挫折、憤怒與恐懼。就麥可看來，父親和母親都拒絕發揮期待中的角色功能，因此身為兒子的他就迷失了。

故事後來出現了怪異的轉折，父親藉由虛假的愛來操縱兒子，而鎮上的鄰居則如戲劇中的合唱隊一般，異口同聲地肯定父親的看法。就傳統的男性角色來說，男孩看起來很不錯。他們似乎是說，如果靴子合腳，那就穿吧。扮演父親的角色，一切就沒問題了。

故事的這個部分，透露了麥可性向上的矛盾。他要是能被人們所接受就好了！他要是穿上父親的靴子、散發男人的氣味、看起來像個男人就好了！但是假使他這麼做，他就會切除自己的一個重要部分——同性戀的部分以及渴望將男性特質與女性特質結合的部分。這樣的矛盾對男孩來說太難以招架，而他的解決方法就和故事的教訓一樣不如人意——他選擇不要有性徵，希望自己隱形。赤腳男孩的角色是被放逐者的角色，在這個例子中，是個性方面遭放逐的人，是個對自己在性方面的身分尚未立定決心的人。

麥可需要找到合適的鞋子，找到能整合男孩與男人、陽剛與陰柔、溫和與殘酷的合適的性角色。一旦矛盾的性角色獲得承認與接納，由合唱隊來告訴麥可他是誰的必要性就會降低了。父親強烈的性特徵埋下了麥可解放的種子——不是加入捕魚業，而是製造鞋子。

麥可另外敘述了一段真實事件，彰顯了性方面的父子關係。麥可固定與一名年長男性在電話交友熱線上交談，兩人以父子間的種種親暱語言互稱，而這種親暱話語全都導引至火辣的言詞與自慰。麥可不敢與這個人相見，擔心自己太老且太不具吸引力。說不定他最大的恐懼是在亂倫方面——終極的矛盾。然而話又說回來，麥可仍記得他窩在母親懷裡和母親一同在爸媽床上看電視時父親在地板上表演陽剛儀式的景象。矛盾的男孩如此想看，卻又不敢看。他會看到什麼呢？性徵明顯的父親角色對當年的小男孩而言大得可怕，對今天這個青年而言，也同樣大得可怕。

《求婚》

麥可正在飾演契訶夫（Chekhov）劇作《求婚》（*The Marriage Proposal*, 1935）中的洛莫夫（Lomov）角色。洛莫夫是個虛弱、疲憊、愛抱怨的慮病者。麥可抱怨這角色不適合他，他看不出其中的幽默，他逐漸厭倦演戲了。

我問麥可洛莫夫在劇中的角色功能為何，麥可回答：

「在於找個人來照顧他。」

事實證明這段話與他現實生活的狀況相關。他的父母沒能滿足他的需求，因此他在妹妹及各色各樣的情人身上尋求滿足。

我們談起洛莫夫的表現手法。麥可眼中的洛莫夫誇大、可笑、荒謬、死板，且有強迫行為。他象徵去除了感情、過分冷漠且非常需要規律生活的人。我問麥可這些特質與他自己的生活有多大關聯：

「我不喜歡承認我有這樣的一面。我也想到處旅行、自由自在、豪放不羈。我有沒有辦法變成那樣呢？」

我請麥可繼續保持表現性的演出風格，扮演洛莫夫的角色，誇大表現這個角色：

「我好冷，我感冒了，我要臥床，什麼事都不能做。我的腿好痛，我不能去騎馬，噢噢噢噢……（*他捧住脖子。*）得要有個人看護我才行。我渾身不對勁，沒有人在乎我痛成這樣，我隨時都可能會心臟病發，我需要找個愚蠢的女人來照顧我，這樣我才不用再面對起床這種事。我得去看醫生，跟醫生多拿點藥。」

麥可的表演非常寫實，這種表演來自他所受的方法演技的訓練，以及刻意避免落入俗套的企圖。他的演出一點也不好笑或荒謬，反而像是患有幽閉恐懼症。我請麥可想像洛莫夫坐在一張空椅子上，請他評論他的表現。麥可以批評者的角色評論：

「你老是在抱怨，你是存在你體內的一大團不安全感。沒有人會照顧你，你整個人都扭曲了。是怎麼變成這樣的呢？我很氣你，你可以選擇放開一切或忍受一切。我才不信你有這麼多病痛，你只不過是想找個人照顧你而已。你為什麼不自己照顧自己呢？」

洛莫夫的角色對麥可而言是個熟悉的角色，他在做完評論後發現了這一點。他發現，他無法扮演這個虛構的角色，與他對現實生活中自己酷似洛莫夫的一面感到挫折有關。他自己愛抱怨、被動且慮病者的一面使他無法成為自己的笑柄，他需要有點距離。我建議他在方法演技中揉合一些其他風格，當自己像洛莫夫時，運用這個角色來自我排解。

他重新想起幽默在他家庭中的功用。幽默是一種武器，可以將他逼入受害者的角色。他的母親熟練地運用幽默來嘲笑他和他的兄妹。他再度將這種負面形式的幽默稱為「毆打」。根據麥可的說法，這是一種另類的好心情，牽涉到孩子氣的嬉鬧玩笑，具有療癒功能。他喜愛與兄妹玩耍嬉鬧。

我們談到麥可演出洛莫夫荒謬特質的方式使他絲毫不會感受到母親獨特形式的幽默對他造成的刺痛。接著我們又談起洛莫夫的角色功能，麥可認為其功能在於向觀眾呈現自憐的愚蠢。透過這個角色的詼諧，觀眾得以嘲笑自己身上的相同特質，麥可也得以與他們一同嘲笑，於是他也可以透過笑來超越自己自憐、自我中心的受害者角色，而笑本身也是一種面對矛盾的方式。

如果麥可能重新找到演戲的樂趣，笑既能傷人也能療癒的矛盾便將是一種可以掌控的矛盾。這次治療結束時，麥可有了這樣的結論：

「如果我能再度找到樂趣，我就能重新在我的角色中注入生命。」

「我想這就是我們治療的目的。」

但我想，還有個目的，就是要把片段的人格重新整合起來。這就像是要把摔碎的蛋頭人重新拼裝回去，是件浩大的工程，比國王所有人馬所能完成的更浩大[1]。

玻璃心

從前從前有個小男孩和一個小女孩在陽光下玩耍。兩人歡樂歌唱，無憂無慮。有天男孩看見黑暗王子，他希望王子讓他騎上他的馬，帶他在城鎮中散步，但王子抱起了小女孩。男孩哀傷極了，父母在一旁看到，告訴男孩他應該高興王子抱起了小女孩。

---

1 譯註：英語童謠中，身材圓圓胖胖像個大雞蛋的Humpty Dumpty從牆上摔下來，摔成粉碎，國王動用了所有的人馬都無法將他拼回去。

許多年過去了，王子一次又一次抱起小女孩。有天男孩發現女孩身上戴了一只玻璃心，她說是王子給她的。

男孩即將遠走高飛，女孩說：

「不要走，我害怕。」

「我也害怕。」

「你要記得我。來，這顆心給你，你要永遠帶在身邊。」

男孩航向遠方，因為捧著心而感覺歡喜，但同時又因為心是來自王子而感覺憂傷。有一天，在戰爭中，男孩遭劍擊中，受了傷。他在醫院中發現他的玻璃心不見了。他但願自己死掉。

他回到戰場，忘了那顆心，也忘了王子和妹妹。戰爭結束後，他返回家鄉，城鎮已毀，什麼都不在了。他駕船到遙遠的小島，在一個洞穴中找到一片形狀像心的玻璃。他剪下頭髮，纏住玻璃心，掛在自己的頸上。如今妹妹的愛與所有的愛他都帶在身邊了。

我請麥可以各個角色的身分發言。他首先以王子的身分發言：

「我已經賣力打仗很長時間了，我想找個地方坐下來，好好成家。戰爭已經快結束了，可是仍在進行。我在尋找家。」

他以小女孩的身分說：

「我擁有愛與美貌，我失去了我的家人，但還擁有我的心。我可以繼續愛與原諒，因為我就是為此而生的。」

麥可以心的角色發言：

「我是療癒的石頭，我是人類處境的表現，我有能力使人持續相守不分開。我可以平衡陽剛與陰柔、男孩與女孩，我是最美好的禮物。」

最後，我請麥可扮演男孩。麥可說：

「我已經扮演過了。我扮演長大後的男孩，我第一個扮演的就是他。」

「我還以為你是扮演王子。」

麥可搞混了。小男孩的角色與王子已經合而為一了。等他能夠將兩人分開時，他扮演了小男孩的角色：

「我愛我看見的那個閃亮王子。我希望他愛我真實的樣子，但我發現我並沒那麼值得愛，因為我妹妹比我可愛。我很孤單，我有一顆很大的心。我的父母看著我心碎，他們要我別哭，因為我該為妹妹感到高興。但我的心是玻璃做的，有可能會永遠破碎。」

他以心的角色繼續說：

「我是心，我在小男孩體內重生。現在我是你的心了，即使你不是她，你也可以愛人了。你的愛來自我，不是來自王子。我是你的心，你會被愛。」

麥可談起玻璃心的形象。他剛滿二十八歲，他需要讓陰柔角色浮上檯面且被人看見。他買了一顆玻璃心給自己當作生日禮物。但前來接受治療的路上，有個怕同性戀的人看了他的打扮，對他嘲弄了一番。

在外界的戰爭中，在象徵性的父親與母親對他的虐待和忽視中，以及在這些人持續拒絕擔當救星角色的情況中，麥可很快便遺失了他的心。麥可的內心中掀起了同一場戰爭。

在故事裡，心的角色死而復生，在一個洞穴中——麥可心靈中某個幽深之處——重新找到。心可以作為麥可陽剛面與陰柔面間的過渡。述說故事時，麥可把心描述成禮物。而作為禮物，它成了個具有療癒力量的角色，雖然如玻璃般脆弱且透明，但同時也具有恢復力和變化力。心有潛力能讓陰柔角色浮現，讓男孩身上屬於王子的那一面維護自己成年的陽剛力量，連結兩個性別明顯的角色，並且將感情受挫的男孩轉變成值得愛的人。麥可難以扮演王子的角色，原因是他自己的成年陽剛力量發展不全且令他害怕。

心是個複雜的角色，它既來自王子，也來自妹妹。王子是背叛者，妹妹是情人。心凸顯了麥可對愛與背叛的矛盾、對安全性行為及亂倫的矛盾，以及對男性及女性身分的矛盾。故事以童話形式呈現，藉由凸顯道德問題及將他與過重的情緒負荷隔開距離，來協助麥可探索這種種矛盾。

王子代表了父親，是個偶爾令麥可恐懼且經常使他感到困惑的角色。正如同故事裡的王子，父親形象透過女性來拯救、背叛，並傳承他的男性氣概。在缺乏正面男性模範的情況下，麥可把期待放在家中的女性，卻由於將母親及妹妹的行為舉止與態度視作男性陽剛的舉止態度，反而感到更困惑。

麥可苦苦追尋兩性角色的整合以及自己陰柔面的解放，且尋求在這過程中不用擔心失去自己的陽剛面。縱使他尚未找到合適的鞋子，或許也能藉由戴上玻璃心而往「可畏的對稱」[2] 更靠近一步。

2　可畏的對稱（fearful symmetry），英國詩人 William Blake（1757-1827）〈老虎〉（The Tyger, 1794/1960）一詩中的語句。

蟲

麥可原本該是家裡的最後一個孩子。他母親希望生個女兒，生產的過程艱難辛苦，父母試圖用幽默來化解痛楚。麥可說：

「他們非常努力地把我生出來。我母親害怕女兒，卻又希望生女兒。她的懷孕期晚產，後來是用催生的。最後階段她頭暈得厲害，我出生時，她用大笑來幫助生產。就我記憶所及，她一向都稱我為『媽咪的乖寶貝』。」

父母再度試圖生個女兒時，碧雅出生了。沒多久，麥可就開始看見蟲。當醫生第一次抱著碧雅現身時，麥可說：

「我把碧雅看成一隻蜘蛛。」

麥可恐懼蟲。他記得幼年時有回生病，發了高燒，在半譫妄狀態下走進浴室，一隻大蟑螂從他的光腳上爬過，他嚇壞了。

麥可有了個新情人，名叫喬（Joe）。他是個年輕且非常俊美的男子，麥可在公園結識他。雖然麥可害怕性行為，但仍然讓自己放鬆下來，在性行為中扮演了女性角色，這讓他不太滿意。我問：

「誰告訴你女性角色不好呢？」

「不是我父親，我想是我母親吧。性在我們家裡是很奇怪的事。我想碧雅對我有性方面的吸引力。碧雅小的時候，史帝夫會跑到她房間去胡鬧。」

「如果你可以和喬建立穩固、成熟的關係，你願意放棄什麼作為代價？」

「我的父母，任何一切。不再見到他們。」

但麥可挑剔的一面隨即浮上檯面：

「可是喬太不幽默了，他不屬於我們家族。」

矛盾又加劇了。麥可願意為情人放棄家人，但情人若不屬於家族裡的一員，他又情願放棄情人。事實上，這許多的矛盾成為麥可的恐懼，成為他的蟲[3]。

更多玻璃

麥可回憶起一個夢：

「有一把沒用的槍，是小孩的槍，玩具槍。槍沒有子彈，我想開槍，想辦法裝子彈，卻裝了錯的子彈。碧雅給了我子彈，我想要對玻璃開槍，我開了槍，玻璃沒破，可是卻留下了棕色的印子。」

麥可激動不安，因為喬拒絕了他。他想盡辦法認識男人，這些男人卻都拒絕他。他是受害者，他很生氣。屋裡有架鋼琴，我請他彈琴，他彈出了對比強烈的聲音——持續的沉重低音以及顫抖的高音，也有少許中音。彈完後，他談到這種對比，並說他需要找到中間的音域。

我請麥可為每一種音域賦予一個我們已經界定過的角色，於是低音成為「黑色狂怒」，高音則是「玻璃」。我請他運用聲音與動作來表現這兩個角色，並隨意在兩個角色間轉換。

3　譯註：此處原文為bugs，似也隱喻了安全漏洞、程式有缺陷之意。

麥可開始以黑色狂怒的角色咚咚彈琴，手臂像風車一樣揮舞。他強力擊打空氣，從喉頭發出粗啞的乾嘔聲。接著他以玻璃的身分展開手臂，聲音是窒悶的哭喊。最後他在地上打滾啜泣，然後筋疲力竭地停下來，說：

「我感覺很舒暢，憤怒都沒了。」

我們討論有何方法可以緩和黑色狂怒，讓它走完承認傷痛且以適切方式抒發的程序。性的矛盾再次呈現：玻璃是女性，太過脆弱，隨時可能崩潰；黑色狂怒是男性，力量太過強大。

麥可的夢境顯示他持續強烈地渴望像他的父親，像傳統的男性——雄赳赳、強有力、性徵明顯，攜帶真槍實彈的致命武器。然而他夢中的槍是無用的槍，缺乏男性力量。唯有女孩能賦予他力量，然而即便從女孩手中獲得力量，他的槍仍然不是正確的槍。至於玻璃則太過透明了，只能夠阻止微弱的力量展現。麥可因此仍持續追尋著難以捉摸的平衡，追尋在矛盾中生活且整合自己各面向的能力。

我的南國生活

時序入秋，天氣逐漸轉涼，城裡許多人紛紛感染流感。麥可必須保護自己不受流感侵襲，保持健康。麥可告訴我他曾檢測過多種病毒，結果都是陽性，其中還有一種病毒通常僅出現於懷孕女性的身上。麥可說：

「說不定我也能打敗愛滋病毒。萬一我得了愛滋病，我一定不要吃抗愛滋藥，因為我不想讓身體裡有有毒物質。」

那天的前一晚，麥可在廚房發現一隻大蟑螂。

「我很害怕，怕死了，可是我追著牠跑，把廚房裡的東西全都撞倒了，最後我把牠打死了。那裡是一片戰場，可是神奇的是，我一夜好眠。」

麥可的戰士角色浮現了，在此同時，受害者角色的力量逐漸削弱。他開始發現，當他鼓起力量殺死在他屋裡如怪獸般亂竄的可怕蟑螂時，他也同時正整裝面對自己內心中的懷疑、恐懼與憤怒之蟲的可怕決戰。

麥可的言談往往從對廚房蟑螂的具象描述跳躍到較為浪漫且富於逃避主義的故事，例如：

有個年輕的同性戀演員，他知道自己有很棒之處，但也知道自己不可能永遠都這樣好。他想去看看其他的文化，聽聽不同的聲音，想去一個冬天溫暖且充滿笑容與海洋的地方。於是他搭機飛離了吵雜且烏煙瘴氣的城市，降落在一塊碧綠美麗的人間天堂。當地人親切溫暖且接納他真實的面目。城鎮裡祥和平靜，他以西班牙文寫下他的思緒。他遇見了許多俊美的男人，這些男人也被他的藍眼睛與不同膚色深深吸引。他和其中一名操西班牙語的男子在海灘共度了幾天幾夜，兩人手牽手漫步長長的路，他感覺人生夫復何求。他上飛機返鄉的時刻到了，他深深注視情人的黑眼眸說：

我必須離開了。

你一定要留下來。

我愛你且需要你。

但我的第一要務是當演員。

你的第一要務是當個情人。

年輕男子深深注視情人的眼眸，但空中小姐喊他：上飛機了。

跟我走吧。我無法在都市叢林中生活，我會變成石頭，你不會再愛我。

飛機開始發動，年輕男子很害怕，但他知道他需要什麼。他把行李扔上飛機，但決定留下來。他擁抱黑眼睛的情人，兩人一同回去，他在那裡教小孩西班牙文。

家人從家鄉寄信來懇求他回去，但他找到了屬於他的地方。他從未回信，但讓家人知道他很好，很快樂。

我找到了愛，找到了人生，我要留下來。

麥可把這個故事稱為「我的南國生活」（*Mi Vida Abajo*）。我請他說出故事中有哪些角色，並談談這些角色，於是他列出：海灘、小孩、情人、年輕人、寫信的人、空中小姐。情人是純淨而充滿愛的力量；懷抱疑問、努力追尋的年輕人在尋找愛、激勵以及大自然。他明確界定寫信的人就是他的父母及妹妹，並說他會格外思念妹妹。他把空中小姐定義為他的良心，也就是在心中詢問自己：「你怎能放棄演員角色？」的那個部分。

麥可遠遠離開了蟲，再度創造充滿了天真角色的幻想世界，天真角色包括孩童、真摯的情人，以及善良且具有再生能力的大自然。麥可知道，若要擁有這種種東西，他必須要放棄對家人的依戀，尤其是對妹妹的依戀，同時也要放棄成為偉大演員的雄心。身為說故事的人，麥可知道他的「南國生活」必須與他此地的「北國生活」重疊。他第二次幻想教導孩童西班牙文。他自己屬於孩童的一面需要學習什麼呢？他需要啟動何種的異國心聲？答案可能就在麥可所建立的矛盾中——天真無邪的孩童角色與經驗老道的成人角色；浪漫的遙遠世界與日常的現實生活；具療癒力的大自然與分裂的後天哺育；跟著感覺走的人與演員。

迷惘的追尋者

之後的一次治療中，滿懷疑問、努力追尋的年輕人成為了迷惘的追尋者、矛盾的人。追尋者的角色仍在，但性質變了。我想這是由於麥可展開了一段新戀情，對象是個成人，且真心有意願對戀情許下承諾。雖然這樣的情況對麥可而言可能具有高度的重要性，但同時卻也比過去的任何情況都更令他害怕。

這個新的情人比爾（Bill）對自己的同性戀身分感到安然自在，參與許多同性戀社會運動或政治活動的規劃。麥可終於與一個滿懷愛意與關懷的成年父親形象人士正面相對，起初他一如每回開展新戀情時一樣，對肉體之愛有所保留。

我決定協助麥可跳脫「我的南國生活」那類逃避主義式的童話夢幻風格，具體朝較直接的感覺層次邁進。我如先前某次一樣，請他用三張椅子來表現。其中一張椅子代表比爾，一張代表麥可，位於中間的第三張椅子則是旁白，針對麥可與比爾間的談話做反思性的評論。麥可先以自己的角色發言：

「我想要掌控情況。我覺得肉體之愛很噁心。我不知道。」

「（*扮演比爾*）我真的很喜歡你，可是我不想陷得太深。你很年輕，我不知道你要什麼。我想和你在一起。如果你不想上床，那也沒關係。」

「（*扮演旁白*）雙方陷入僵局。麥可並沒有面對自己的情慾。他不知道自己在尋找什麼。比爾是個獨立自主的男人，他不想受傷。四天後，他倆頭一次交歡，兩人一同躺在床上。」

「（*扮演麥可*）我不知道我感覺如何，我感到害怕、受傷、憤怒。我不知道這種情緒是打哪兒來的，我不知道該怎麼辦。（*麥可指著胸部哭泣。*）我想說我想獨處，但我沒有，我很害怕，我不希望你生我的氣。（*他啜泣。*）」

（*麥可坐上旁白的椅子，但一句話也說不出，於是他移到了比爾的角色。*）

「（*扮演比爾*）我不想害你有你不想要的感覺。我自己沒問題，我希望你也沒問題。」

（*麥可再度移到了旁白的椅子，又再次陷入沉默。*）

我請他為每個角色設計一個形象和一個名字，他把旁白稱為「平衡」，同時向左右伸展手臂。他把比爾稱為「沒有把握的安撫者」，用兩條手臂圍成一個圈。至於最後一個角色，他把 T 恤拉到頭上蓋住臉，成了與外界隔絕的蒙面人。他的名字叫做「迷惘的追尋者」。

黑翅膀之擊

麥可在往心靈更深處前進的同時，也回溯到神話的示現性：

房子裡充滿許多恐懼，但卻又同時是如此美好且令人放鬆。房子的位置可以俯瞰著河流與樹木，讓你覺得宛如置身天堂。你試著將這裡變成你的安全網。在這房子裡，一位較年輕的男人進來和另一位較年長的男人做愛，這位年輕人體驗到和另外一個人在一起的滋味。

在這平靜之屋裡，一個恐怖的怪獸從衣櫃裡跑了出來[4]。這位較年長的男人做了個惡夢，而這位年輕的男人將怪獸和年長的男人一起推進衣櫃中，並且說道：「在你能夠讓我一個人獨處前都別出衣櫃！我只想要平平靜靜的待在這屋子裡。」

一些黑色的蟲子從門縫鑽出來，圍繞住這個年輕人。「救我！你難道看不出來你的恐懼正朝我襲來嗎？將牠們弄回去，我不想要這些。」

年長的男人說：「你先放我出衣櫃再說。」

年輕的男人踢開蟲子破圍而出，並將衣櫃的門猛然打開，只見年長的男人在衣櫃裡，而黑色的蟲子已消失無蹤了。

年長的男人說：「你看，沒什麼好怕的。這房子是個很安全的房子。」

「我不再相信你了，」年輕男人說。「你帶來那些怪物。」

但是年輕男人卻因為外面有暴風雨而無法離開，他不想要被那個年長的男人碰觸。

到早上的時候，一切都如此平靜。難道這一切都是一場惡夢嗎？衣櫃裡頭只有衣服而已，床也被整理過了，看起來就像從來沒有人在上面躺過一樣平整。年輕男子穿好衣服，打開了窗戶，並且看到一片黑色蟲子的翅膀。他把這片翅膀丟出窗外，看著它不斷翻轉，映著陽光閃爍，直到它落地為止。他覺得心中有些什麼——是恐懼嗎？當翅膀輝映著陽光的時候，轉成了金黃。那不僅僅只是恐懼而已。正當年輕男子就快要知道那是什麼的時候，太陽的刺眼讓他看不見也忘卻了。於是年輕男子等著年長男子的歸來，但是他沒有回來。他一直一直地等，並且懷疑這一切是否真的發生過。

4 譯註：came out of the closet，與同性戀者「出櫃」的用語相同。

麥可在他和比爾共度一晚之後，訴說了這個他取名為「黑翅膀之擊」的故事。他們的床事是很令人滿足的，不論麥可採取主動或被動的方式都是。在他們睡著很久之後，比爾忽然在驚恐中尖叫著醒來，麥可變得很驚恐，他起床並穿過客廳走到浴室，深怕會遇到蟑螂。當他打開浴室的燈時，一隻很大的蟑螂出現了。麥可嚇壞了，把燈關上，然後朝臥室的方向跑，但不敢殺死這隻蟑螂。在他的驚恐中，他意識到某人把浴室的燈打開了，他轉過身並看見已經起床並走進浴室的比爾。麥可只想睡一覺把這一切忘掉，他並沒有問及比爾的夢魇。他們最終都睡著了，也都沒有講起這件事。

麥可列出故事中的角色：年輕男人、年長男人、令人害怕的怪獸、黑色的蟲子，還有那片翅膀。他一開始並沒有列出房子、太陽或是衣櫃。

他管那位年輕男子叫做迷惘的追尋者，他的目的是要尋找一個安全的家，一個充滿愛的地方。他心胸開放並且願意信任人，不過有點迷惑。當扮演這位年輕男子時，麥可說：

「我不知道我感覺如何，我感到害怕、受傷、憤怒。我不知道這種情緒是打哪兒來的。」

那位年長的男人也是個追尋者，不過他比較複雜。根據麥可的描述，一方面他「追尋著彩虹的末端」，而另一方面，他也是那可怕怪獸的看守者。他給人如海潮的暗流一般的感覺，彷彿有什麼不是全然安全似的。沒有那位年長男人的話，也許就沒有可怕的怪獸了。

麥可沒有清楚定義那隻可怕的怪獸，他就只有說那頭怪獸知道什麼時候要去找那位年輕男子，而那位年輕男子也可以隨時將牠召喚出來。就我看來，怪獸與象徵他父親可怕力量的黑色狂怒是相關的。比爾的尖叫可能觸發了麥可對黑色狂怒的類似反應。如果是這樣的話，這種恐怖還是應該被關在衣櫥裡的。

麥可的看法是，小小的黑翅膀是那隻恐怖怪獸遺留下的東西。它有種超自然的力量，並且也是恐怖的一部分，但是卻被陽光變幻成一個美麗的東西，對麥可而言，那就「像個禮物或是天使試著要向我表示什麼似的」。

麥可也討論到一開始沒有提及的角色：

「太陽是療傷者，它能照亮或把愛帶進黑暗的地方；它能建立信任並且在原本有疑惑的地方傳播知識。」

「而衣櫃則是那頭恐怖怪獸的棲身之處，是恐懼的領土。」

我問麥可他覺得最親近的角色，他回答道：

「太陽……我現在有安全感與距離感，但總是有一丁點黑翅膀在那裡。」

「太陽如何影響你的生活呢？」

「我就像太陽一樣，那個保護我的部分。或許過度保護了吧。或許這是黑翅膀……拉回來以及開放的力量，恐懼與生命的抗衡。」

繼續深入探索，麥可懷疑他需要的是否不只是保護：

「我想把讓我傷心、憤怒和疑心病的責任都推到其他人身上，不過我也不知道。我對於我沒有被太陽或是那位年長男人拯救感到憤怒。那是需要努力而得的。我想要被照顧。（*他當時是躺在地上並且回復到胎兒般的姿勢。*）我可以感覺到那黑色蟲子是與性有關的，對性的懼怕……」

我要他扮演黑色蟲子的角色，一個他之前一直未曾加以思索的角色：

「我不知道。我是隻黑色蟲子。我來自於黑暗，我的行動非常緩慢，我只在乎滿足自己的需求。我來自於黑暗。我在尋找……尋找……我不知道我在尋找什麼。當你不被保護的時候，我從你手臂上爬過，趁你睡著時從你嘴上爬過。如果你承認你想要，那你可能就不會害怕。我蠕動，我要滿足我的需求。如果我觸碰到你，你並不會死。如果你正眼看我，我會是美麗的。而你試著要殺死我，我非常害怕；因為你的恐懼，我必須死去。因為恐懼而死——那是我所留下的精神。」

黑色蟲子的精神也是黑色狂怒的精髓——一個令人不知所措的恐懼可以抹殺所有肉體之愛與孺慕之愛的機會。但是，麥可透過陽光灑在黑色翅膀的影像，給予蟲子角色轉化的可能。「如果你正眼看我，我會是美麗的。」他說。如果他能夠真切、完整地檢視並且承認恐懼在他生命中的強大力量，那黑色狂怒的精髓也是可能被轉化的。當我問麥可他會稱什麼為轉化，他回答道：「一個充滿愛的人生。」生命依然是難懂的，但是忽然間變得可能。比爾不是他的父親，並且麥可也體認到這一點。他也知道，他有擊退蟲子的力量，或至少他可以正面迎擊牠們。

我父親的身體

比爾是位律師，四十五歲。麥可有著根深蒂固的想法，認為律師的功能是守衛及保護被無罪起訴的受害者。然而，比爾，就像麥可的父親一樣，迷人、毛髮濃密、陽剛，這都在麥可心中占有很重要的分量。即使他現在多少明白了他的父親如何侵入干擾他的親密關係及性生活，實際的、非血緣關係的奮鬥才正要開始。比爾不只是帶有麥可父親的投射，並且也是朱利安以及所有存在於麥可幻想中、會在必要時將無辜受害者（也就是麥可）從他自己的情緒及道德惡魔的魔爪拯救出來的律師。

當時機恰當、床也恰當（比爾的床）的時候，當床單很乾淨，當他們兩人的身體都才剛淋過浴的時候，和比爾的床事是很美好的。對麥可而言，性有很多禁忌與彆扭，最惱人的事莫過於誰在上而誰在下。麥可在性事方面，大多都會是順從的一方，但是在他與比爾的性關係中，他則是被允許成為較強勢的一方。雖然這很撩人且使他感覺很有力量，但麥可卻感受到某種程度的反感。在性事中居主導地位時，麥可變得非常認同他的父親，強烈到會害怕失去他女性化及天真無邪的一面。但在另一方面，當他扮演被動角色時，他成為他想像中在床事裡被動的母親，完全放下，不再像她在其他生活面向中那樣地控制。被動的角色是令人害怕的，因為它會引起亂倫恐懼。

麥可面臨了性的兩難，他對於兩種性的角色模式都覺得不恰當。父親的性能量是具有攻擊性的、暴力的閹割者。在麥可的心中，同樣具有閹割力量的母親，更把父親雄性化。她的方法是：將他批評得無地自容並且將他的權力及自尊完全剝奪；她實質上只留給他那麼一小點的雄性勝利——在床上時讓他在上面的權利。麥可在重述他對性的恐懼和生疏的時候，他說：「我沒有性，只有不孕。」

在麥可的一個夢中，一個房子外面，草坪上有許多洞，他的父親警告他要小心那些洞。當我請他試著從洞的觀點出發來敘述，麥可將它們充滿了直接的性意涵。那些地上的洞是性惡魔的領地，性惡魔困擾著麥可。在前面的故事中，恐怖怪獸和牠的跟班蟲子們也都是屬於父親的管轄範圍。麥可對於父親身體的吸引力以及排斥感，主導了麥可與比爾的性關係。

我請麥可用一種像是喋喋不休的禱文的方式，來談談他父親的身體：

「我父親的身體毛髮濃密。我父親的身體是嚇人的。我父親的身體是令人反感的。我父親的身體是緊繃的。我父親的身體是肉體的。我父親的身體體味很重。我父親的身體是剛硬的。我父親的身體是汗水淋漓的。我父親的身體是令人惱怒的。我父親的身體總是赤裸的。我父親的身體毛髮濃密且嚇人。我父親的身體是性慾的。我父親的身體是很具吸引力的。我父親的身體總是赤裸的。我父親的身體總是在示眾遊行。我父親的身體阻擋了我看電視時的視線。我父親的身體希望我看他。我父親的身體是自私的。我父親的身體是年輕的。我父親的身體是令人惱怒的。我父親的身體毛髮濃密。我父親的身體是嚇人的。」

然而，當麥可還只是個與母親同床的小男孩時，他對於他父親的裸露癖，同時感到吸引以及排斥。那吸引力是對於男性、性慾的、幾乎像是神般存在的父親。而排斥感則是那不自然的父親性展示，對他造成的要求：要他去看，或甚至去滿足父親與兒子雙方的亂倫願望。

然後麥可說了這個故事：

很久很久以前，有一個小男孩，男孩的父親總是像一隻炫耀羽毛的孔雀似的到處示眾遊行。鄰居們總是對他說：「你的身材真好！」

有一天，男孩對他的父親說：「你的身材真好！」

父親回答道：「你不應該說那樣的話。」

男孩覺得很奇怪，因為他注意到他父親確實有著很美麗的身體。每當他讚賞他父親，他都會被責備，因此他說：「你的身體很醜，難看又噁心，我討厭你的身體，也討厭你！」

他的父親回答：「你根本不懂任何有關身體的事。我有著美麗的身體。回你的房間去！」

當他在房裡時，男孩想：我討厭你的身體，它又醜又可怕。

這時的男孩已經長大成為一個年輕人，而他父親的身體已經變老了。年輕人覺得他的身體不是他理想中的那種。在一個炎熱的日子，他穿得很少走入房子裡時，他的父親說：「你有著很美麗的身體。」

年輕人回答：「你不應該注意到一個男孩的身體。」

男孩望著鏡子，並想知道他的身體是美還是醜，其他人都認為它很美麗。

一天男孩遇見一位身體如他父親一般的男人，這男人喜歡這男孩的身體，而男孩也喜歡男人的身體。他們將他們的身體結合並且享受彼此。

有時候，男孩腦中浮現這樣的想法，覺得這男人的身體很醜，因為它就像他父親的身體一樣。

麥可為這個故事取名為「國王的新身體」。故事的名字看似諷刺，因為在原著的「國王的新衣」中，男孩可以看穿成人世界的偽善及愚蠢。在麥可的故事中，那位男孩和成人形象的父親和市井人物（合唱隊）是很混亂的，而他們的混亂也感染了男孩。事實上，在麥可述說的故事中，男孩和男孩長大成人的年輕人是困惑的；男孩／年輕人的眼界和父親／市井人士的眼界都是一樣的。

唯一對於困惑的男孩提供幫助的成人角色，是那位有著如同男孩父親身體的男人。但是這位協助者的角色卻不是很有效，因為在男孩心中，它與父親身體的連結太緊密了。

我們再度看見深植於麥可心中因父親同時教他亂倫禁忌，卻又自己違反這個身教而起的模稜兩可。父親與情人、好體格與壞身材、美麗與反感、男孩與男人，這所有的模稜兩可在這個故事中隨處可見。

在和比爾性交後，就如同和其他男人性交後一樣，麥可立即感到一股強迫要淋浴並更換床單的慾望。假設他要和比爾共度一晚的話，他必須對比爾可能會在早上提出的性要求鐵了心。麥可還是太容易受這個父親角色影響，而這個父親角色在這樣的情況下太不一致、太過強大且具威脅性。麥可內化的父親影像對他一點好處也沒有，它破壞了每個與另一個男人發展親密性關係的可能性。它使他陷入閹割恐懼還有性、道德與情緒的矛盾泥淖中。為了要往與另一個男人發展功能正常的親密性關係的方向前進，麥可必須要超越小小翅膀所代表的小轉化；活在麥可心裡的父親角色必須要重新構想並且轉化。

米奇與傑克：你自己承擔夢想的風險

麥可每況愈下。他表面上生活變得很忙碌：身兼許多份暫時性工作，並參與一齣有關於越南小型戲劇的演出。他好幾次取消治療的預約，並表示他對比爾感覺矛盾。當他在感恩節假期拜訪家人時，他發現自己一人在屋裡，感到孤獨且寂寞；他沒有打電話給比爾，反而打給性熱線上一位比他年長的男人，而這個男人提供了非常安全且短暫並令人滿足的性交。

麥可對於他在戲劇裡的角色感到不高興，他參加了兩個角色的試鏡：傑克（Jake），一位典型受了傷的小孩，害怕且多疑，被困在越南的地雷區而且沒有任何內在的資源；米奇（Mickey），一位保護者及照顧者，一個強有力的英雄型角色，他用內在的資源來追尋回家的道路。劇中還有一個沒上場的角色——羅哲斯（Rogers），一個無法熬過戰亂，但在中產階級寧靜家庭也同樣難以適應的難民。雖然這個角色從來沒有出現，但麥可也能夠認同羅哲斯。

他在試鏡的表現，好到足以讓他擔當他覬覦的傑克角色，但導演將傑克的角色給了一位比較弱的演員，而麥可則飾演了米奇。他因導演所犯的角色分配錯誤而討厭她，她就像他母親一樣，沒有給予他想要的事物，也就是說，當他是個憤怒、受了傷的孩子時，母親並沒有給他安慰作為報酬。他也討厭飾演傑克角色的演員，因為他缺乏專業能力、笨拙又尷尬，而且還表現出過度的同性戀習性。甚至連舞台經理也成了麥可的洩憤對象。他是一位年紀較大的男人，有一天在舞台上按照劇本指示，他代替演出傑克的演員，過分投入地將麥可用力推到牆上。像麥可的父親一樣，舞台經理以一個本來與他無關的角色身分不自覺地對麥可進行了身體虐待。當麥可找他對質時，舞台經理回答：

「但是我不是一位演員，你怎麼能期待我知道要多用力推你？我不過是按照劇本做罷了。」

對麥可而言，那樣的回答正呼應了他父親的回應（參見第四章）：

「但我自己也不過是個孩子……你無法期待我會是別的樣子（也就是舉止像個父親）。」

麥可最恨的是自己沒有獲准演出那個受傷孩子的角色——這一點最緊密地連結起他對其他人的怨恨，他們象徵性地強迫他進入情緒上的雷區，並且將他手無寸鐵地就遺棄在那裡。

在做演出米奇角色的心理準備時，麥可想像自己的哥哥被困在雷區而他必須去將他救出的情景。當他在家過感恩節時，他甚至要求用錄音機錄下史帝夫的尖叫聲，以便給他更強烈的情緒真實感。他更進一步想像妹妹碧雅像羅哲斯一樣愚蠢地送命，而他則因為沒有辦法救她而對她也對自己感到憤怒。對麥可而言，虛構的想像與日常現實的分界線是很狹窄的。

我要麥可即興表演一段傑克與米奇之間的對話：

傑克：我還活著。我不想面對我的恐懼，我不想死，我只想離開這裡躺下休息。

米奇：他們傷害我。我受了傷而且我已厭倦了一再受傷害，我要走入火裡。打我呀，爸爸，我不在乎了，他媽的打我啊！我不會改變，也不會再受傷了，我要讓我的寶貝離開這裡。有一部分的我還是有感覺，還是可能受傷，我要將那部分的我遠離你。如果死了我也不在乎，我再也不管了，爸爸。他媽的開槍射我啊！我可以死。

傑克：我不想死，我好累，我只不過想躺下來而已。我好害怕，我不想再知道任何事了。

米奇：別這樣，他媽的給我起來，你這隻死懶豬，起來。我要扯你的頭髮，你他媽的起來！起來呀！拜託，我拜託你，請你不要放棄，我求你了！我不會把你扔在這裡自己一個人前進的。你這隻死懶豬。你知道嗎，其實我也很想放棄，但是我不能，我才不會讓他們得逞。我不會為任何人而躺下，你他媽的叫我娘炮啊，老爸，我才不會為你躺下呢。你起來啊，拜託！……如果我躺下一分鐘的話，你會起來嗎？

傑克：如果我再也爬不起來了呢？我好害怕。讓我回家，只要讓我回家就好！

米奇：我再也不能躺下了，我不知道要怎麼躺下了，但是我會試試看，我會試著躺下的。

傑克：如果我再也爬不起來呢？……（麥可哭泣著。）幫幫我！

在這段對話中，米奇是矛盾的。一方面，他是戰士與倖存者，下定決心要克服父親對他的虐待，拯救他的夥伴，並且戰勝死亡。當他說：「我要讓我的寶貝離開這裡」時，他指的其實是那個他還有感覺部分的自我，那部分在他面對暴力與威脅的時候拒絕停止運作。另一方面，他已經疲憊不堪、停止運作，並且害怕他無法自己一個人走完這趟旅程。

相較之下，傑克的角色就變得不是那麼重要了。麥可超越了那個只會抱怨哭泣、時時要人照顧的孩子，他被分配為米奇的角色其實是有很好的理由的：他已經準備好了。那個成人是個有著複雜且矛盾情感的角色，這真的是個很大的延伸與挑戰。這個成人角色是他要以成人身分生活的預演。麥可覺察到他自己心中認同米奇的部分是比傑克的部分強烈的，一個轉移已然發生。

麥可把米奇詮釋成對處於害怕的狀態感到厭倦；他實際上是極力想要回家的。那齣戲即將開演，而他也對自己所飾演的角色感到非常安穩。然而，其中的一句台詞卻持續阻礙著他，那句台詞指的是被軍隊遣返但卻因無法適應家庭生活所以重回戰場的羅哲斯。重回戰地前線，他目睹了慘烈的死亡，而那句阻礙著他的台詞是：「你自己承擔夢想的風險。」

這是在我們的療程中，麥可第一次談到了神與死亡。他提到他離願意做愛滋檢測更近一步了，他似乎覺得比從前更願意冒這個風險。我要他編一個米奇與羅哲斯的故事，並把那句令人困惑的台詞「你自己承擔夢想的風險」融入其中。

有一位軍人米奇，在越南打仗，他不知道自己為了什麼或是為了誰在打這場仗，他只知道，他必須回家。他對於叢林和那些聲音感到害怕。他聽見這個聲音說著：「不要再害怕了，你只要認識我就夠了。」

他轉過身，那裡有兩股能量，一股明亮並閃耀著光芒的能量說：「無論你做了什麼，你最終都會到我身邊的，你們稱我為神。」

另一股黑暗的能量說：「前進吧，我會一直跟著你的，只要前進一步就行了。」

米奇跑了起來，他很困惑並且一直跑著，直到他找到了羅哲斯。羅哲斯說：「我剛剛看到一道光，叫我不要再害怕了，告訴我我會沒事的。我試著要跟隨它，但是它不斷移動。我站在一朵烏雲裡，但是我出不去……我不想死。」

米奇說：「不要再害怕了。」

羅哲斯說：「我好害怕，我不知道我要往哪裡去。」

米奇問他：「你在害怕什麼？」

羅哲斯說：「我不知道。我想我擁有一切——妻子、錢財、愛與名聲，但我回去那兒，我與這些事物只是彼此張目對視，但它們對我不再有任何影響了。我需要開快車，我只是需要處於驚恐之中。」

米奇問說：「那是什麼意思？」

羅哲斯說：「我不知道。」

米奇說：「你瘋了，為什麼你想要處於驚恐之中呢？」

羅哲斯說：「因為當你害怕的時候，你知道什麼是真理，恐懼就是真理。」

米奇說：「恐懼並不是真理。」

羅哲斯拿起一把槍。他說：「我這把槍裡只有一顆子彈，我要旋轉彈匣然後開一次槍。」

米奇說：「你瘋了。」

羅哲斯轉了彈匣，他扣了扳機。扳機喀搭響了一聲，他大笑。

米奇說：「你他媽的渾蛋。」

羅哲斯說：「再也沒有什麼事可以影響我了。」

米奇沒命地跑著，像是深怕什麼人會忽然跳出來開他一槍似的。他聽見一聲槍響和一聲叫喊，他知道羅哲斯自殺了。他望著樹林然後看見上空的烏雲。他說：「我不怕你，我才不會讓你把我帶走。」

他穿過煙霧、蟲子還有吃著肢解屍體的老鼠，直到他看到一道光。正當他快碰觸到那道光時，光便消失了。頓時一片寂靜，一個聲音說：「你需要什麼？」

米奇伸出雙手，張開手掌說：「你告訴我我需要什麼。」

那個聲音說：「你必須要知道。」

米奇坐在那裡，雙手向上朝天空伸去，他的內心已經麻木了。雷聲與閃電愈來愈近，然後一滴雨滴落他的掌心；雨滴滑過他的手腕，他問道：「你為什麼給我一滴雨滴？」

那個聲音說：「因為這就是你存在的全部。」

他認為他懂了，這個問題沒有答案，他笑了，而天空也迴響著轟隆的雷聲。他哭了起來，雨滴落在他身上。他又哭又笑，天空下著雨且打著雷。終於雨過天青，太陽出來了，他的內心也平靜下來。他睜開眼睛並且看見羅哲斯站在他前方。他說：「嘿，羅哲斯，我想我懂了。」

頭上有個洞的羅哲斯站在那裡，他說：「你還不明白嗎？你不應該要它觸碰你的，你應該要搶先一步碰它才是。當你實際上這麼做的時候，你便做到了。當你夢想著被它觸碰的時候，你就得自己承擔這個夢想的風險。」

麥可認為，羅哲斯這個從墳墓另一端傳來的訊息談的是被動生活的風險。麥可好做夢的一面使他活在被動的模式下，沉溺於完美的家庭、完美的父親與戀人的幻想之中，使麥可囚禁在自己情緒的雷區之中。當他做這類型的夢時，他冒著失去主動、成人部分自我的風險；而這個部分也就是米奇所象徵的部分，那個會不斷找尋路徑脫離所有恐怖戰場的部分。

在所有劇中角色的脈絡下，麥可冒的是永遠回不了家的風險。在故事裡，他表現出了好幾個部分的自我。其中一個再次由米奇的角色所代表的，是做性靈追求的英雄。這個角色的功能，是將他帶領到恐懼以外的真實，穿越過雷區以及可怕的景物，朝著理性與希望的光芒前進。

另一個由羅哲斯角色所代表的，則是個已經放棄希望、把恐懼即真理視為格言的膽小鬼。他曾經追求物質層次的夢想，卻因認定這類夢想空虛而重回戰場，唯有戰場能使他感覺自己生氣勃勃。他在死亡邊緣起舞的冒險行為終究是致命的。他變成一位自殺者，後來死後復活來傳達這個道理：你自己承擔夢想的風險。

麥可心中羅哲斯部分的自我，是讓麥可活在恐懼與絕望中的罪魁禍首。活在恐懼中對麥可而言是自在的，因為他心中的自我形象是個受傷的、情感上已死去的受害者。羅哲斯部分的麥可也提醒著他，他對於追求社會認可與理想愛情愛恨交雜。這更加劇了他時常感到的絕望，因為這提醒了他即使他能夠成功，他內在的空虛終會促使他做出自我毀滅的行為。

然而，羅哲斯死後的訊息揭示了麥可的另外一面，並且提供給我們一些真正的精神支柱。某種形式上，他呼籲麥可拒絕被動，並與黑暗的力量奮戰。他的訊息與 Dylan Thomas（1957, p. 128）的相互呼應：

不要溫和地走進良宵……
怒斥，怒斥光明的消逝。

如同前面的故事「黑翅膀之擊」，這個故事裡也有許多自然與超自然的角色在互相角力。光的力量是療癒者，在「黑翅膀之擊」中，黑色蟲子的翅膀被陽光昇華，轉化成了一個美麗的事物。在這裡也是一樣，陽光帶入了寧靜與平和。在神的臨在下，米奇被比喻成一滴雨滴，一個完美的自然傑作。米奇被解放了，他的情感得以像雨和雷聲一樣地自由流露。

那些自然與超自然的角色讓我們能夠藉由愛的力量來超越恐懼。因此，我們實際上是來到了羅哲斯故事的終點，而羅哲斯則是鼓勵米奇實際去觸碰它的人。在麥可的生命中，這個「它」代表著他最害怕的事物：蟲子、愛滋病、黑色狂怒、父親的身體，還有可能遮掩著死神之臉的神之手。在前面的故事裡，當麥可扮演黑蟲子時，他說：「如果我觸碰到你，你並不會死。」在這裡，他再度地傳達了這樣的訊息：觸碰並不等同死亡；實際上，它是自然且具有療癒效果的。麥可心中那個超越性的部分能夠將這個訊息傳達到麥可覺醒的部分，困難之處在於讓說話部分與聆聽部分相互溝通。當麥可聆聽時，他發現了那句台詞的真諦：你自己承擔夢想的風險。他現在已經比較清醒了，也比較不容易在他自己的情緒雷區中陷入喪失心智的險境。

受害者／加害者／勝利者

羅哲斯的台詞「再也沒有什麼事可以影響我了」（Nothing touches me any more）顯示夢的世界再次出現了。麥可退到局外人的角色，安全地躲藏在自己的孤立中，用對他人的評價作為自我防禦的屏障。他告訴我他對比爾的失望，他覺得比爾是個柔弱、不成氣候、沒有志氣的律師，太像受害者，不足以成為他應該成為的保衛者。麥可多麼希望其他人吻合角色應有的性格——做律師就該要強勢且保護他人，做父親的也該如此。

回到電話性愛的世界，麥可讓自己更遠離那位年長的男人，他聽著許多自我推銷為完美性對象男人的電話留言，這讓他更是加倍地抽離。他自己承擔夢想的風險。

他夢見了碧雅，她和麥可在一個中國餐館見面（但實際上他原本是要去那裡見比爾的）並且在言語上虐待了他，使他嚴重的出醜、蒙羞。她的聲音像黑色狂怒的力量般重重地打擊了麥可。

然後，什麼東西轉移了；沒有什麼太大的精神宣洩也沒有爆發性的體會，只是過去兩年療程中的小進步逐漸累積起來的結果。麥可決定離開他居住的城市，旅行到西班牙一段時間去學西班牙文。戲已下檔，而米奇的角色也更扎實地融入了麥可——成人的米奇，一位倖存者，也是一位勇於付諸行動的人。

麥可也首次和比爾談他的感覺。當時是假期，他們正要去郊外與比爾的一群男同性戀朋友共度週末。麥可很害怕他會失去控制而被誘惑——也就是成為受害者或是至少被疏離，迷失在與一群男人的會面中。他告訴比爾他很害怕，他害怕他會在離家這麼遠的地方失控。比爾沒說什麼，但是他抱著麥可並且向麥可保證他非常在乎他，且永遠不會傷害他，而麥可也接受了這個訊息。

一天晚上，麥可和比爾在床上，外面正下著暴風雪。比爾想要做愛，但是麥可有點彆扭，他移開身體，並且抱怨脖子痛。比爾輕輕幫他按摩，麥可哭了起來，然後兩人都沉默了。麥可離開，看到整個城市被皚皚白雪淹沒。大自然再度覆蓋、觸碰，並且療癒了。

在治療中，麥可將他的兩難陳述得再清楚不過了：

「當我在從事性行為時，我必須要將我的情感轉移開。因為當我讓自己與他人親暱時，我便覺得受害了。」

麥可說他與父親的關係是這個問題的核心，當他試著要與父親親近時，他受到了父親的虐待。而這個親暱也與亂倫幻想盤根錯節。因此，性與暴力變成了一體的兩面，而親暱與自我保護的距離也互相關聯。

對麥可而言，這樣的認識讓他開始了解並且修正他身為受害者、密友與肉體情人的角色。儘管他對於所有的角色都用過度的距離退避，他還是和一位「夠好的」（見 Winnicott, 1971）男人維持一段關係，並且正在發現他成人部分自我的潛能，能夠讓他成為父親、保護者，並且支持他度過許多黑暗且風雨交加的深夜。

他前進得更遠了，在父親角色的邪惡力量變得更清楚後，他怒斥著母親的力量。現在他覺得，她加害者的力量遠比成為她受害者的父親更為強大。她的力量寄存於那些使他有形的威脅枯竭的言語：「如果你動我一根汗毛，我就永遠離開你。」

在那樣的狀況下，觸碰是可以致命的，或至少可以對一段關係構成威脅。在同時扮演虐待性觸碰的父親，及以拋棄作為威脅來克服觸碰虐待恐懼的母親雙重角色下，麥可發展出他自己對於親密關係的矛盾情結。

麥可對於力量與控制的感覺大多是從母親那邊學來的。一方面，她是最終的批評者，她的思想是獨裁的；如果男人在性上或蠻力上太具威脅性時，她便拋棄他們。在與比爾的關係中，麥可也使用這樣的警告：「要是你碰我的方式不對的話，我就走人了。」

此外，他的母親把文字當成武器的能力也是無人能及的。就像他的模範一樣，麥可以扮演機智弄臣的角色來演練他概念中女人控制男人的方式。身為弄臣，他佯裝成地位低下的樣子，卻舞弄著脣槍舌劍來控制他認為比他力量強大的人。他的方法，就像哈姆雷特般，是間接、滑稽並且銳利的。兩個加害者角色——施以身體虐待的、直接的父親，以及施以言語虐待的、間接的母親——讓麥可困在受害者的角色，成為他在親密關係上的障礙。

在他將與那群男性去郊外旅行之前的不久，他做了這麼一個夢：

「我的一位女性朋友在一個窗台上，一個接近我城裡房子屋頂的平台上，我在她的下面盯著她看，但是擔心她距離蟑螂及其他蟲子的窩太近。那位女性剛生了個小嬰兒，但這個小嬰兒似乎是假的。她將小嬰兒遞下來給我。另外一位女性，一位女演員，正在演技課中試圖要和她的感覺搭上線，她的老師就在附近，但是非常模糊。蟲子在窗台上女人的附近出現了，到處都是。我把牠們全部壓碎，然後我說：我必須動身了。」

在這個夢裡的人物中，麥可感覺與他自己在夢中的角色最接近，他將他在夢中的角色分類為旁觀者——但在旁觀者接下戰士的角色並且撲滅蟲子之後，旁觀者就消失了。他覺得離那位老師的角色最遠，他將老師的角色界定為有知識的個體。在這兩個角色的對話中，浮現了下列的一段話：

旁觀者：老師，為什麼你站在那麼遙遠的後方？你為什麼不做點什麼呢？為什麼你要讓那位女演員獨自經歷她所有的感覺？

老　師：你想從我這裡得到什麼呢？每個人都想要我告訴他們該怎麼走，我可以不時地在一些地方激勵他們前進，但是她必須要自己找到自己的出路。你為什麼要擔心她呢？她正在努力地嘗試，你才是袖手旁觀的人。你應該要殺掉一些蟲子，做些什麼，不要再擔心她以及她遙不可及的感覺。

旁觀者：我對可惡的蟲子感到厭倦了，牠們擋著我的路，我連門都過不去，你也不幫忙，我必須要殺了這些蟲子，牠們並不存在於我家的房間裡。女演員，從那裡下來吧。妳難道不怕那些蟲子嗎？如果小嬰兒被那些蟲子殺了怎麼辦？

我要求麥可再選擇其他的角色來演出。

小嬰兒：那個男的嚇壞了，他真是瘋狂。所有的事都好端端的，我一點也不怕。

蟲　子：濕氣，濕氣。溫暖。（*麥可在地上爬著。*）小嬰兒不怕蟲，嬰兒不怕蟲……

麥可去角並且談到自己與夢中角色的連結。他強調蟲子同時是加害者也是受害者，蟲子忽然出現並且驚嚇了人們，但是在孩童的面前（在這個案例裡，是小嬰兒），牠們的力量卻減弱了。當牠們是加害者、恐懼的散布者時，牠們也同時具有受害者的性質，對於純真無邪與恐懼毫無抵禦力（如同麥可之前在演出黑蟲子時指出的：「而你試著要殺死我，我非常害怕」）。此外，當戰士部分的麥可在夢中被啟動時，蟲子們便被壓碎了，或許這些恐怖的蟲子在麥可心中正逐漸失去影響力。

我第一次見到麥可時，他隨身帶著「美女與野獸」的故事。後來，蟲子的角色愈來愈像野獸的角色，一個不見容於社會，卻擁有極大力量，有能力加害於他人的角色。但是，在表象之下，這隻童話故事中的野獸本身卻也是受害者，一位被虐待的王子被施了邪惡的魔咒，只要一位純真無邪的佳人用她的忠誠與愛來將他從錯誤的角色中救贖出來，他便能夠去愛。在這個夢裡，蟲子／野獸找到了一位中介者——小嬰兒。

小嬰兒是純真無邪的，根據麥可的描述。他看不見邪惡，連在蟲子身上也看不到，不過他卻需要被保護。我們再次看到，這個純真無邪的角色是麥可已經處理了一陣子的角色，最清楚可見於他常演出的孩童角色。小嬰兒部分的麥可功能在於讓他停留在完美的夢想中。單獨扮演這個角色時，便顯得過於被動且脆弱了。在這個夢中，保護力以蟲子／野獸的形式展現，這使純真角色有了生存的機會。在純真與野獸的可畏的對稱中，麥可能夠在開放與恐懼的兩難中找到生存的方式。

麥可夢中的小嬰兒被他視為可能是假的，象徵了存在於麥可心裡的純真也可能是假的。麥可慢慢開始注意到，當他扮演純真無邪的角色時，他不只表達出了童話故事中角色的浪漫特性，也表現出了一種只為達成自己的目標而操弄他人的特性。

根據麥可的說法，老師是位有能力堅持自己需求的成人，他不僅擁有一些智慧，被認為是有知識的，且很快能將其他人導回他們自己的智慧之道。這個角色在夢中形象模糊，因為麥可常懷疑自己是否真的具有這樣的成人面向。而在他奮鬥成為成人的過程中，他也在學習如何向比爾堅持自己的需求。

麥可將那位女演員的角色描述為他掙扎著要表達自己感覺的自我面向，就像那個天真無邪、脆弱且需要靠他人維生的人。母親生小孩的景象反映女演員終於將感覺完全表達出來。老師是成人／父親角色的一個版本，他在場是為了要幫忙照料這些感覺。麥可自我中的女演員部分不斷奮力試圖表達感覺。許多方面而言，他在專業上選擇了這個角色，作為表達的方式。麥可亟欲表達他的女性特質面，亦即充滿了感覺與照顧養育的一面，夢中女演員的女性特質意味這種需求的強化。

麥可認為這個母親角色（站在窗台上的女人）的功能在於生育以及將嬰兒交付給麥可。她是天真與創造力的泉源，而這些美德是將要傳下去給麥可的。她在履行職責時，依然距離蟲子／恐懼很近，但是她卻仍舊生育新的生命。雖然麥可意識到自己的這個部分有時還是遙遠且膽小的，但是他也承認他渴望朝自己創造力的泉源靠近。

麥可最後這個旁觀者的角色是很常見的，在這個夢裡，旁觀者站在一段距離之外，控訴著其他的角色（例如老師）不能為他解決蟲子的問題。他抱怨、發牢騷，嚮往著兒時的安全住處。然而，不像他在其他許多戲劇中展現出來的過度距離感，這個生氣的、受傷的孩子／受害者在這個情況下挺身而出，英勇地殺掉了蟲子，並且準備好要往下一步邁進。受害者成了勝利者。此外，依照麥可的說法，勝利者也是倖存者，他發動了一場道德戰爭，現在準備要向下一步邁進了。

在把這個夢徹底想透的過程中，麥可建立起了美女與野獸之間、學生與老師之間、嬰兒與母親之間，還有受害者、加害者以及勝利者之間的連結。麥可將從窗台上傳遞下來的嬰孩摟在他的懷中，就像他之前曾經一度搖哄著珮蒂——那個瘖啞、受害者角色的自己——一樣。當他演出這個嬰孩時（麥可稱他為「懷疑之子」），麥可說他並不害怕。在他演出殺死蟲子時，他將許多被動性的角色如旁觀者、夢想家還有受害者都轉化了。麥可發現，在這些被動角色的另外一端，還有著不只是勝利者與倖存者，更有英雄的角色；這個英雄正投入於一段危險卻勇敢的自我發現之旅中。因為他的角色系統已經改變了，他對親密關係矛盾情結探索的英勇之旅也必將會展開新的面向。

戒指

戒指是我和麥可開始治療工作時第一個浮現的意像，是麥可從「美女與野獸」中選擇的角色。在我們治療的兩年左右期間，這個戒指的類型、質地和功能對我而言都仍然是未解的謎。在第四章開始時，我曾談及戒指作為連結起父親與女兒之間的物件，連結起美女與野獸的物件，以及作為一個過渡物品，讓美女得以離開父親而朝她的情人移動。

在我們朝治療的最後階段前進時，麥可再度提及了戒指，他稱它為護身符、統整物，一個環繞所有角色的完整的圓。他接下來說了一個故事：

很久很久以前，有一枚閃閃發亮的金戒指，它是融合著熾熱的火焰與冷冽的冰鑄造而成。火與冰的融合，鑄成了這個純金的中間地帶。這個戒指被賣給一位擁有所有你可以想像得到的寶物的國王。每當他戴上這枚戒指時，他便擁有無比的智慧。當他的臣子向他請示困難的問題時，他便戴上戒指，然後給出完美的解答。在一個歡慶時節裡，一場規模盛大的遊行中，在國王完全沒注意到的狀況下，戒指從國王的手指上意外滑落。當他身邊的人問他問題時，他便回答得含糊不清、條理紊亂。他終於意識到他弄丟了他的戒指，並且開始著急地四處尋找。但是，戒指已經滾出了遊行的範圍之外，滾到了一個在街角哭泣的青年腳邊。年輕人拾起這枚戒指，戒指如陽光般燦爛的光芒照入青年的眼中，戒指問他：「你為什麼哭泣？」

他回答：「因為遊行略過了我。」

青年將戒指戴在他的拇指上，然後走了回家，他感覺自己充滿力量與智慧。人們開始注意他並且跟隨他，人群開始集結並且竊竊私語道：「這位年輕人是誰？」國王也出現在這裡，並且對這位特別的青年印象深刻。人們將青年抬到肩上並且對他表示崇拜。

「我不是在觀看遊行；我就是遊行的隊伍。」他說。

忽然間，那枚戒指飛離他的手指到了地上，人們盯著戒指看並且認出了那是國王的戒指。他們丟下青年，指責他為小偷，他們將青年拖到國王的面前，國王說：「你偷了我的戒指，你應該被判死刑。」

國王拾起戒指，然後朝那被判死刑的青年望去，他喊道：「且慢！帶他回來。」然後他對男孩說：「你從哪裡得到這枚戒指的？」

男孩說：「它忽然出現在我面前，然後我便了解得到我所需要的東西是什麼樣的感覺了。」

國王回答說：「我會讓你繼續活著，但是有一個條件：你必須成為一位王子，並且一生都當我的兒子。」

男孩低聲啜泣並且明白，他將不會留戀過去那憂鬱且自怨自艾的自己。侍從送來一頂皇冠，青年成了這個國度的王子。國王召來一位焊匠，要求他把戒指分成兩只較細的明亮金戒，於是國王和王子各自配戴了戒指的一部分，從此過著幸福快樂的日子。

麥可現在看來，那枚戒指是結合所有矛盾的創造性法則，將被動轉化為行動、化無知為智慧、將死亡轉變為愛、孤立轉化為連結。

在這個時間點，麥可與父親的關係之輪也已經完滿地轉了一圈。在之前，我們曾經看見麥可深刻地刻劃一位有閹割傾向的父親強迫把兒子變成受害者。我們也曾看見麥可嘗試著與父親對質，卻只換來父親完全不知如何扮演成人角色的領悟。並且，我們也看見他顛簸坎坷的嘗試去實現他面對男人時的性慾，而這些男人，就像他的父親一樣，終究會引他反感而令他難以接受。唯一一位麥可能夠安全擁抱的父親角色，是那個匿名的、在性熱線上與他談性的年長男人。

隨著麥可慢慢地接受比爾，那個關係之輪朝父親可接受的那些性質愈轉愈近。如一位象徵性的父親般，比爾是個保護心強，慢條斯理而穩定，溫柔且懂得照顧人的人。除此之外，他還與更大群的同儕們有著政治上的連結，一種可能給麥可當成好的角色模範的「概括化他人」（generalized other）。在他們新年假期去郊外的旅行中，麥可原本害怕他會被這個可能如酒神般狂歡的群體虐待，並被再度推入無助受害者的角色中，但他很開心地體驗到友誼，並且被儀式性的引進一群同儕中；他發現自己在一間蒸氣室中，裸身與其他男人一起圍坐在冒著蒸氣的火焰旁，並且感覺到滿足與歸屬感。他和一群與他在許多本質上相同的人在一起。如果他們觸碰他，他不需要害怕；他們的觸碰不會是致命的，也不會是暴怒的。他的律師角色及許多孩童角色和他在一起；他甚至可能第一次自己有能力像父親般地照顧自己。

在戒指的故事裡，那位國王／父親還有那位孤獨的男孩／兒子最終合而為一。在一個層面上，父親與兒子的戒指，點出了麥可已經化解了他與父親最核心的衝突。國王／父親沒能發現這位孤獨的男孩／兒子是他自己的孩子，而判他死刑，不過最後放棄了自己錯誤的觀點。智慧之戒使他能夠看見事實並且挽救了他的兒子與這段關係，父親與兒子終於和解，並且共享力量、家庭與智慧。

在另一層面，戒指表示了內在的圓終於完滿，麥可粗暴的、混亂且有近親亂倫想法的部分終於對麥可孤立、疏離且徹底脆弱的部分鬆綁。加害者部分的麥可終於和他受害者的部分和解了，麥可現在有了一個新的保護以及照顧自我的方式，反映出比爾的正向父性照顧還有不斷在療程中提供的父性照顧。

我要麥可畫出他生命中的重要人物。他把自己放在中間。比爾是所有人中最接近麥可的，且大得難以逃避。他的母親離他最遠，但父親甚至不在頁面上。實際的父親已經不再以虐待的力量控制著他了，而內心中虛擬的父親也同樣被推回到邊緣上。

麥可向比爾學習到了性慾，不再對與年長的男子做愛感到羞愧。他的情感糾結在他偶爾向外尋求匿名但安全的性時還是存在，但他維持著與比爾在一段親密關係中，並且學習接受厭惡與照顧的融合。當事情太過靠近時，他在黑色狂怒的邊緣上擺盪，並會在跌落之前穩住自己。而令他詫異又開心的是，比爾容許這樣的事發生。甚至當他與比爾在一起的時候，他還是會幻想自己再度一個人在床上，安穩地躺在他完好如初的床單上。活在當下而又同時不在[5]，那就是他的答案。

麥可即將要開始他在「我的南國生活」裡所預言的旅程。他將要學習西班牙語並且試著為自己建立一個新的職業身分——一個雙語教師，一個能夠用兩種語言溝通的人。他會讓比爾來找他，但仍會繼續與家人保持距離。他對有黑眼珠的完美情人興趣已經消退了。回來後，他希望能繼續治療，探討他與母親——他的判斷、怨懟以及罪惡感的來源——的關係。

他畢生所熟稔的語言源自於他的家庭，生於恐懼與暴怒之中，是暴君與受害者的語言。仍在學習中的新語言則是英雄的語言，英雄能扛起他的矛盾情結，清楚明白這將是他在這樣的旅程中所必須負荷的包袱。在即將啟程的這個時間點，一個轉化的角色系統已經浮現了。

後話

麥可從長達四個月的旅行回來後，感到前所未有的清晰。他持續與比爾保持親密關係，甚至能熱淚盈眶地對比爾說「我愛你」。這是麥可生平第一次對人說出這句話。在夢中與意識上和蟲子的對抗中，麥可生存得很好。牠們還是很可怕，但是麥可已經有足夠的力量去對抗，並且回擊。在更深層更重大的意義上，麥可終於做了愛滋病檢測，前所未有地願意面對他的死亡。踏出這一步，麥可認識到可能是最可怕的首要角色——終究不免一死的、身體終將漸漸

5 譯註：此處原文為 To be *and* not to be，莎士比亞筆下的哈姆雷特在生存還是死亡（to be or not to be）間掙扎，左右為難。此處將 or 代換成 and，意味無須掙扎了，讓矛盾的兩端同時存在，這就是答案。

隕損消逝的角色。他也察覺到他過去之所以執著於病態的慮病者角色是由於如此能使他從母親那裡獲得關愛及照顧，同時也容許他不用長大成人，不用作健康的、成人的選擇。當他知道檢驗結果呈陰性時，他抱著等在那裡的比爾哭了很長一段時間；接著他便和他的情人一起去慶祝這個好消息。

在職業的層面上，麥可已經準備好往超越演戲前進——如今他把演戲定位為自戀性的職業。他想要運用他所學到的新語言——西班牙文，以及負責任的成人語言。他想要去法律學院就讀，並保護需要幫助的人。他已經準備好繼續朝他的英雄之路邁進，並且希望在他下一段旅程的終點，他將成為別人的模範。

戲劇治療的角色扮演法在麥可扮演許多不同的角色時有效地發揮功用，並讓他最終理解這些角色在他生命中的功用。在治療的過程中，常常矛盾難分難解的角色也點出了用線性的直接方式來應用角色扮演法的困難性。然而，在麥可的療程中，這種方法有效幫助麥可超越受強大力量（父親、母親，以及象徵性的父母）宰制的受害者角色。然而，在他到達倖存者、勝利者的英雄地位之前，麥可必須要先努力克服自己執著於被動、懼怕且憂鬱的內在角色而使自己成為受害者的生存方式。他的協助者以律師、保護人的審判者、情人以及同儕的形象出現，但他們只能在他願意與內在的惡魔對抗時協助他。

戲劇治療的效用不僅在於將不幸的角色轉變為能實現抱負的角色，它的有效性在於在漫長時間的考驗下，一個人終有能力活在受害者與勝利者等衝突性角色的矛盾中。這種掙扎奮鬥的過程雖然浮上了意識層面且顯現了行為改變，仍須不時重新省視，就像熟悉的故事從來不會失去它的吸引力一樣。要是一個人看待他轉化過的角色系統如一本已經闔上的書本，這個舊日的角色系統就有可能會重新恢復對這個人身心健康的宰制。

在下一章節討論的個案中，讓我們用一個熟悉的童話故事來檢視另一個個案如何從受害者轉化為倖存者的旅程。這一次，這個治療的故事將呈現於團體治療的脈絡中。

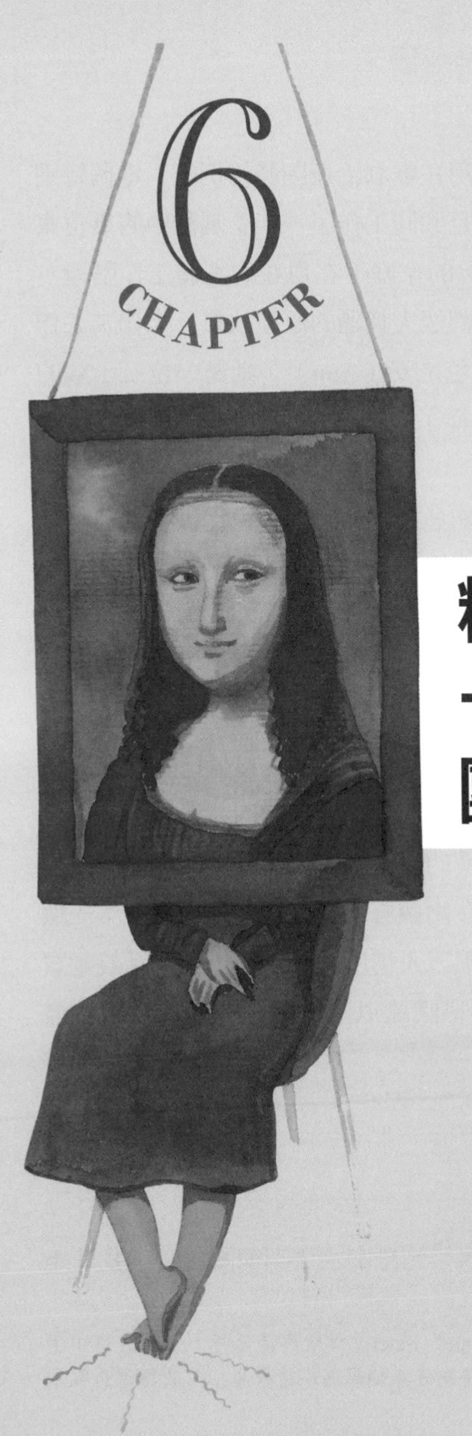

糖果屋：一個戲劇治療團體的例子

蘇慶元　譯

這一章將說明角色方法應用在戲劇治療團體的例子。這個特別的團體由八位成人所組成，並且共同工作了一年；團體中的幾位案主成長於失能（dysfunctional）的家庭。在現在的團體工作階段，成員們正以一些能夠反映出他們個人議題的原型故事，來作為工作的媒介。這裡所描述的中心角色是安（Ann），她是一位三十歲的成人，有個酗酒的父親。安選擇了「糖果屋」[1]這個故事來提供團體進行演出。

但事實上，團體使用這個知名故事的過程，也提供了另一種角色類型的工作方式。如同第四章與第五章所描述的，麥可即興演出了他大部分的故事，並且自發性地招喚了（invoke）需要的角色類型。在這個虛構故事中由漢斯與葛瑞托所代表的角色，以及其他建立在此故事中的角色們，都是文化中非常普遍的角色類型。由團體成員所招喚的角色們，大概來自於兩種場域：由這個已知故事的外在場域，以及成員對此故事中所認同虛構角色的內在場域。

我再一次用說故事以及詮釋的方式，來揭露安及其他團體成員所經驗的治療性角色過程。安在兩個層次上來敘述她的故事：一個是她版本中的糖果屋，以及以第三人稱所述說的、彷彿童話般她實際的過去經驗。後者是由前者在講述以及戲劇化的過程中所激發的。

安的故事版本

當安把「糖果屋」這個故事帶到戲劇治療訓練團體時，我問她

1 譯註：「糖果屋」原文為 Hansel and Gretel（漢斯與葛瑞托），即故事中兩位兄妹的名字。因台灣通常直接將此故事翻譯為「糖果屋」，故譯者也採取此翻譯。

最認同哪一個角色，她回答是「漢斯」：

「他是一個必須要處理任何緊急情形的人；而在此故事中，則是生與死的議題。我是在一個酗酒父親的家庭中長大，是五個孩子中的老大，毫無疑問地，我認同這個英雄角色。」

因此，安用戲劇性的方式來探索這個英雄角色，如同她自己扮演著救援者的角色一樣，她運用魅力、智慧與勇氣，來拯救她父親脫離他殘忍（murderous）的感受。為了說明這一點，她說了以下的故事：

1970 年代早期，一個九歲的小女孩又再一次被奇怪的噪音吵醒。她起床並且小心翼翼地走向廚房。她的父親在那裡，如同以前一樣，他背向著她，正在磨刀。刀鋒與老舊開罐器嘎吱作響的輪子相互摩擦著，這聲音嚇到她了。那時是凌晨三點，她這次鼓足了她所有的勇氣。

「你在做什麼？」她問。

「你覺得我要殺了你，是嗎？」也同樣受到震驚的父親說。

「不，不，當然不是。」小女孩回答。

她的音調變得更高，用一種開玩笑、有魅力的聲音使她父親安定了下來，她以前也是用同樣的方法，來面對她老是酗酒的父親。他現在很危險，而且需要別人幫助他。她比任何人都知道該怎麼做，因為她已經選擇去扮演一位救援者的角色。

藉著演出漢斯這個英雄角色，以及和各自選定其認同的角色的團體工作，安逐漸有能力去克服廚房中這令人恐懼的時刻，因為她的英雄角色開始了轉變的過程：她由一個必須否定自己的需要方能夠拯救父親的女孩，轉換成能夠表達自己需求，而能拯救自己的人。

安首先對團體說「糖果屋」這個故事。在說完故事後，團體選擇各自所認同的角色，並進行故事的搬演。這個過程持續了三小時。在進行完這個療癒性故事的演出幾週內，安逐漸能夠將這個故事聯繫到她真實的生活經驗。為了描述這個過程，我歸納了一些安接下來的反思。

安如下展開了她的故事：

一位有兩個孩子的鰥夫剛剛再婚。他們非常貧困，而後母說服了父親將兩個孩子送到森林裡讓他們自生自滅，這樣他們兩人才能有食物吃。父親一開始拒絕了，但後來在某個深夜，還是降服在她妻子惡魔般的邏輯中。但他們不知道，他們的對話已被漢斯與葛瑞托偷聽到了。漢斯說服葛瑞托不要害怕，他會救她。

安反思她從前常常會徹夜不睡的守望她的家人，她常常與她爛醉的父親一同坐著，聽他訴說恐懼與焦慮的祈求。安隨後繼續說：

「我當時確定他的狀況還算穩定，所以全家人因而還被保護著。在戲劇中我們扮演漢斯和葛瑞托偷聽到他們父母的對話時，我感到漢斯是如此的恐懼，同樣地，當時的我一定也是那樣地恐懼著。但是因為他覺得他的角色是要照顧葛瑞托，所以他沒有別的選擇，只能先將自己的恐懼放在一旁。」

在她故事的版本中，安一開始將漢斯視為一位烈士，他一定要犧牲自己才能讓其他人得以存活。同時，她也將他看成一位處在青春期的反叛者角色，一個拒絕父母壓迫及無理要求的人，因此她版本中的漢斯是個複雜的角色。而烈士與反叛者的角色，反映著安青春期時自身的經驗。她同時扮演了犧牲自己而拯救家人的烈士，以及反抗著他們壓迫性的限制（diet），走向外在的世界，尋求性別上及靈性上的支持。

安將她的烈士角色，視為一個能為特定目的而犧牲的反叛者。然而，這個特定的目的，卻是要去維持著這個失能家庭的整合，它包含著：父親的病態與怒氣、母親徹底的否認，以及孩子們所受到的迫害。因此，這個反叛者／烈士的角色引發了安很大的矛盾。假如她能夠單單為一個更有道德性的原因而犧牲，或是假如她能夠真正的叛逆並對抗家庭的病態而活，她才能夠真正的餵養（feed）自己。

而在此矛盾之外，安還視漢斯為一個憤恨的烈士角色；這種角色性格，非常不同於古典的烈士——是驕傲地背著十字架的。在安的版本中，漢斯對於必須要照顧葛瑞托，以及對父親投降於母親要趕走孩子的邪惡計畫，而感到憤憤不平。這樣的憤恨感受，與安在真實生活中，面對她手足與父親的感覺相呼應著。

她的童話故事版本持續著：

當他們剛被送到森林中，漢斯聰明的藉著沿路丟下白色的石子，做了記號。他與葛瑞托藉著月光照亮著石子路而回到了家。但是他並沒有讓雙親就此罷手；曾經丟棄過孩子一次的父母，當然會再試一次。但是這次，他因為沒有聽到他們下次的計畫而煩惱著，早知道就不要睡了。當他們再一次的將兄妹倆帶到森林中，漢斯留下了一條由麵包屑所形成的小路。但是當他發現鳥兒們已經吃光這些麵包屑時，他嚇壞了。他搞砸了這一切，他是個失敗的英雄，他感到沮喪、羞愧與無力。

此時在安的敘述中，漢斯的面具開始出現了缺陷，救援英雄的面具開始崩解。漢斯愚蠢的相信，由麵包屑所代表的食物，能夠有效的取代石頭的中性（neutrality）與永恆性。安提到，石頭代表著真實的安全感；相較之下，食物則是虛假的安全感，看來似乎可以帶來滿足，但事實上卻是虛空。就連故事中所出現的食物——麵包屑，也往往代表著只能夠滿足乞丐的食物。面對他的錯誤，安版本中的漢斯感受到他的英雄角色已經消失，他成為一個傻瓜、對於答案一無所悉、迷失、羞愧且失去目標的人。

以上就是當安去拯救家人的英雄行為徹底失敗時的陳述。他們囫圇吞棗地吞下她試著丟下的少許麵包屑，如同緊抓著唯一的救命索。但當安發現到，她再也沒有辦法帶領她的家人回到家中，她也喪失了她的目標。

安繼續說道：

漢斯與葛瑞托在森林中漫無目的地走到了一片林間空地。他們看到了一間薑餅屋，於是他們便從屋頂的地方開始吃這些甜點。一個好女巫出現並且邀請他們進入屋子中。但是當他們進了屋子以後，好女巫變成了壞女巫，並且威脅著要吃掉他們。

漢斯被騙了；根據安的說法，這就是由於漢斯的缺陷所應得的懲罰。對於安而言，這一切似乎傳遞了以下的資訊：家庭成員失去了方向、救援者的角色結束了，而所有的好意在拉近一步檢視時都成了惡意。在失落者的角色中，安，她自己如同漢斯一樣，覺得絕望。而去尋求幫助是危險的，因為幫助者事實上是一個騙子，她提供了食物，只是為了要吞食飢餓的人。

安認同她的母親如同好女巫一樣，她使得安相信她有能力去解救父親及拯救全家人。當她父親喝醉時，他常常會有身體上的暴力傾向，而在痛苦與害怕中，安會去尋求母親的幫助，然而，當她靠近母親時，她母親會轉變成壞女巫，去否認家中所有的混亂，並且譴責安只是在異想天開。經由她的否認，原本是滋養的母親，卻吞食著她的女兒。

故事繼續著：

在漢斯被捉了之後，他只能束手無策，被動地讓命運來帶領著。女巫把他關到籠子中，試圖藉由不斷塞給他許多食物來把他養胖。他則將自己緊貼在籠子中的細長欄杆間，好讓女巫覺得他並沒有變胖。

安多年來一直掙扎於她貪食者的角色，總是不斷地增加體重又減輕、不斷地飽足又虛空。漢斯的變胖，反映著安不斷增加的忿恨與矛盾感覺。如同漢斯一樣，她也在自己的心理牢籠中：她藉著吃，來掩飾她救援者角色的失敗。但她所呈現給世人的形象，卻是瘦骨如柴、一個快樂苗條女人的錯誤形象。在向大家展現她的狀況很好的同時，她也希望對自己有同樣的確認。她的計畫成功了，至少在某個程度上，許多人接受了她這個錯誤的形象。然而她活在自我欺瞞當中，無能將家人的負擔，自她被囚禁的身體中移除。

安繼續：

當葛瑞托最後終於殺了女巫而救了他們時，漢斯幾乎已經麻木了。他不想要回家，但是他享受著回家的旅程，一種看似遠離他一切問題的渾沌（limbo）狀態。

安自從搬離她父母的家中後，她曾經住過十五個不同的家。她因為懼怕會重複她過往家庭生活的經驗，因此沒有辦法安定下來。每一次她遷往新的家，她都希望最終能夠找到一個安全的家庭。安享受搬往新家的過程，但是事實上，每一次都在重複她的過去。因此，葛瑞托所扮演的救援者角色，反映了安矛盾的內在反應：漢斯感到自由，同時也被囚禁著。

安繼續著：

當他們抵達家中，沒有母親在身旁的父親，正在等著他們（母親已經死了），他非常高興見到這些孩子們。他們入睡時，漢斯滿是衝動而無法入睡。

漢斯母親的去世，如同一個象徵性離開舞台的行動，他現在獨占著父親，他會怎麼做呢？在團體中，我注意到安位在一個關鍵的十字路口，她非常不安，她會怎麼做呢？要不要行動呢？我請她即興一個她自己的結局。她直接回答：

漢斯與葛瑞托回到家中，父親非常高興的歡迎他們。他們入睡後，漢斯在午夜時起床並且殺了他父親。從此之後，漢斯與葛瑞托過著幸福快樂的日子。

安與珍妮特：戲劇互動中的不同層次

在團體的戲劇治療過程中，安首先敘述了她版本的故事，而團體成員並各自選擇了不同的角色，然後搬演出來。被選擇的角色有葛瑞托、父親、母親、好女巫、壞女巫、薑餅屋〔或是美味屋（Goody House），團體在扮演角色時這樣稱呼它〕，以及回家的路。在完成了扮演之後，安覺得輕鬆許多，雖然她有點害怕別人會對她以如此暴力的方式來解決故事而加以評判。她特別關心珍妮特（Janet）的反應（珍妮特扮演漢斯的父親），並且分享道：

「我覺得我非常貼近自我的感覺，雖然我處在幾乎要殺掉扮演父親演員的憤恨中。」

我很好奇她所指的是哪一個父親。安最終的關心是在於「殺掉」珍妮特嗎？倘若如此，這代表著什麼？珍妮特是團體中最脆弱的成員，她最近遭受了殘忍的性侵害。雖然她的父親並沒有失能，但是在她的成長過程中，他非常有權力卻疏離。他因捲入一樁不道德的事件，而被迫離開家。

安回憶起團體中早期的一個經驗。團體成員都從家中帶一項物品，並且散落地擺在屋子裡。團員們要去選擇幾個物件來玩，並且藉著它們來與他人連結。有人帶了一把真正的彈簧刀來，這是唯一不安全的物品，除了珍妮特，大部分的人都避免去玩弄這個物件。在摺疊這把刀時，珍妮特嚇到了幾位團體成員，尤其是安。在遊戲中，安發現自己彷彿回到了自己還是小女孩，在廚房中的時光；她試著要找到一個方法，想來安定她爛醉如泥、背對著安，坐著磨刀的父親之可怕力量。在她的扮演中，安自發性的發現了一個方式去釋放她的恐懼：她伸進了她的皮包並且拿出了女性避孕器。這一個意象釋放了許多的笑聲，並且將恐懼轉換成一種安全感。此時，安似乎在表達：那些都是樂子，沒有人會受傷的，而避孕器比武器來得更有能力。

在反思她的糖果屋戲劇當中，安辨識出了她與搬演她故事中父親角色的珍妮特，以及她真實在廚房父親的連結，他們兩位都體現了受害者與加害者的雙重矛盾性格。在設法解決這樣的矛盾時，安能夠查驗出，父親這個角色是源自她真實的父親。當她能看到這一點時，這個失能的父親角色必須要象徵性的被殺掉，好使更多有功能性的角色可以存在。

安在戲劇文本中與珍妮特的關係，點出了戲劇角色互動的複雜性。它存在於四個層次，分別是：劇場的（theatrical）、原型的（archetypal）、移情的（transferential）與日常生活的（everyday）層次中。[2]

劇場的層次主要是在於演員與他們所扮演的角色，或是在扮演過程中，彼此角色的關聯性。在這個例子中的劇場層次，有以下的互動關係：

1. 安與漢斯的關係。
2. 漢斯與漢斯父親的關係。
3. 珍妮特與漢斯父親的關係。

---

2 Johnson（1981）在他結構化的角色模型當中，提出了類似的模組，來形容兩個人在即興時，所產生的四種層次的戲劇互動：
(1) 不同角色（impersonal）：兩個演出角色之間的關係（例如：漢斯與漢斯的父親）。
(2) 個人與個人角色（intrapersonal）：每個人與他扮演角色之間的關係（例如：安與漢斯、珍妮特與漢斯的父親）。
(3) 個人與他人角色（extrapersonal）：個人與他人角色之間的關係（例如：安與漢斯的父親、珍妮特與漢斯）。
(4) 人際間（interpersonal）：兩個個人之間的關係（例如：安與珍妮特）。
Johnson 對於他模型的描述，是在一篇關於精神分裂的文章中所提到。同樣地，他也表達了對於界線模糊，以及幫助案主去區分出與其他角色在劇場、移情與日常生活層次上的重要性。

4. 漢斯父親與漢斯的關係。
5. 漢斯或漢斯父親，在扮演過程中與任何其他角色的關係。

原型的層次則是一個角色類型與其他類型的關係，角色類型可以是虛構或是非虛構的。這個例子在原型的層次上，有以下幾種互動的方式：

1. 救援者／英雄與父親的關係。
2. 兒子／女兒與父親的關係。
3. 加害者與受害者的關係。

移情方面的層次，指的是某一虛構的角色，成為演員日常生活中某種重要關係的象徵。演員試著藉由虛構文本中所激發的情境裡，得以和此重要他者工作。在此例中，有以下的例子：

1. 安與漢斯父親的關係。
2. 珍妮特與漢斯的關係。
3. 珍妮特與漢斯父親的關係。

最後，在日常生活經驗中非虛構（nonfictional）的層次上，一個實際的關係可能會發生在劇場的角色扮演以外。在這個例子中包括：

1. 安與珍妮特的關係。
2. 珍妮特與安的關係。

要了解安對於以上要殺掉他人的陳述時，我們必須要全面地考量四種層次關係的可能性。因為她所說的父親可能指的是劇場的、原型的、移情的，或是寫實的層次上。同時也有可能，安的父親同時存在於四個層次之中，而安的掙扎，變成不論她父親存在於哪一個層次，她要設法使得父親這個角色，能夠在她自己的角色系統中成為有作用的角色。同樣的過程若是有用的話，也可以應用在珍妮特，及團體中其他與安在角色內外中互動的成員。更進一步的說，它可以應用在治療性的扮演中，所有被喚起、被命名、被工作的角色們。

虛構與非虛構：安接下來的工作

在說出故事與扮演之後，安離開了劇場的層次，開始對虛構與寫實的角色之間做出連結。她將這些角色原型的本質，與日常生活的經驗連結。她首先專注在謀殺者的角色上，她描述這個角色是在自己的角色系統中，最令她害怕的一個。她回憶起如下的過去：

當我六歲時，我在莎莉（Sally B.）的後院玩著娃娃屋（我最喜歡的遊戲）。當時，莎莉不做我叫她做的事，小小安變得非常生氣，所以朝她的眼睛扔了湯匙過去。它並沒射中，但是嚴重的割傷了她的臉，所以莎莉必須要貼上紗布。小小安則完全被嚇呆了。怒氣在咆哮著。我現在已經有足夠的力量去傷害並殺害別人。我想我永遠無法走出創傷。我展現出怒氣之後的罪咎感是如此驚人而且有力量。我回家之後，對我母親說謊，說我不是有意要對莎莉丟湯匙的。我想我母親想要相信我說的。但是自那時之後，我知道，假如我真的展現出我有多生氣的話，我永遠不能確保周圍人的安全，我會將他們給殺了。

大約一年之後，莎莉的姊姊瑪莉（Mary）揍了我一頓，把我的乳牙都打掉了。那時真可怕，但我記得當時想，那是我應得的。數年之後，我的母親遇到莎莉的母親，她說莎莉從那場意外之後，一直帶著傷疤。我母親說，瑪莉因著那個傷疤仍然很恨我。所以就算是今天，還是有人帶著我怒氣所造成的傷疤，在外頭走來走去。

謀殺者部分的安，是救援者的另一面，它比較接近反叛者角色反對著令人窒息的家庭生活所帶來的限制。安辨認出謀殺者原型中的極端特性；它對她而言，一方面，這是個危險的信號，提醒著她不要全然的拋棄她救援者的角色，反而是要用此角色，來拯救自己脫離傷害別人的恐懼中；另一方面，這個謀殺者的角色，在心靈內部的（intrapsychic）層次上，使得安有衝動去行動，去殺掉她被動、自我破壞及憂鬱的傾向；而在人際間的層次上，能藉著它去對抗那些試著阻礙她邁向發揮功能的角色系統之路的絆腳石。

安在提到救贖者與不滿現狀者，這兩個相關的原型之間的緊張關係時，也呈現了救援者與謀殺者此雙重關係中的另一個面向。對於安而言，救贖者如同典型的基督，嘗試去救贖他人。但安也描述到，救贖者也如同某種類型的傻瓜，被他自身的虔誠所絆，因而無法完成他彌賽亞式的嘗試。因此，救贖者的角色令人有些尷尬。此外，在此角色的失敗中，也引發了它的相對角色——不滿現狀者。

不滿現狀者是一個生氣、有時暴怒的角色，藉著察覺世上各樣的邪惡而存在。但是，如同救贖者，安也發現不滿現狀者此角色是非常複雜的。不滿現狀者是最不為人所見的角色，它以一個令人愉悅、苗條到骨瘦如柴的方式來粉飾自己。這個角色的危險是，它可能會變得過度巨大而令人無法抵抗，最終導致成為謀殺者的角色。

若此角色是在可以控制的範圍內，它則能夠讓安脫離過於認真地去扮演基督般角色的傾向。當救贖者與不滿現狀者兩個角色在平衡狀態時，這會使得安能夠照顧好自己；並且能更進一步讓她能夠用批判式的眼光，來察覺自己需要去幫助他人的需求，並使她避免重複過去的家庭模式。

安用負面的態度來看待故事中父親與母親這兩個角色。她為父親的角色添增了更多的訊息，她察覺到此角色是懦弱的、無能的並且一無是處，永遠遵循著威權、苛刻，並且自私的母親角色。安視父親角色是為了要讓母親可以存在，因而不去做任何的決定，並且不為他的行為負任何的責任；她將母親角色，視為是一個謀殺者的黑暗面向呈現，希望每個人都死去，所以她才能夠存活。

因此，致命的母親比致命的父親吸取了更多的靈魂能量，這個母親的角色會吞食掉所有其他的角色，若是能夠的話，會摧毀角色系統的整合。這個致命的母親拒絕所有的滋養，或是更糟的話，如同米蒂亞[3]的原型能量，會殺了親生孩子並將他們烹煮成晚餐。在安的內攝（introject）中，噬人的母親角色對她造成很負面的影響，她將安禁錮在心靈的飢渴中，剝奪了她自身對於情感滋養的需求，並且控制她角色系統中的其他部分，以避免這些部分會偷渡一些健康的食物。

安特別提到母親在她心中，控制了另外兩個角色：食物以及家。安將食物視為一種希望的實現、一個被滋養與被愛的慾望。然而在尋求這樣靈魂的養分時，安覺得非常的矛盾，因她同時感受到飢餓與飽足。如同卡夫卡筆下的飢餓藝術家，她似乎不能夠找到正

3　譯註：米蒂亞（Medea）是希臘神話中一位可怕的復仇女子，她為了愛人傑森，殺害了自己的親兄弟，但後來則為了傑森的背叛，親手殺了自己和傑森的雙兒。

確的食物，因此她只好濫用任何可以得到的。食物的角色使得她一直處在罪惡感中，有時則是帶給她絕望。在此，她將母親角色視為要蓄意使她挨餓的人，而食物的角色，則是依附著母親情結的。

家對安而言，也是一個矛盾的意象。在反思「家」這個角色時，她稱它為地獄，一個極其矛盾的角色。家的角色對於安而言，並不是一個安全基地，反而是一個陷阱。而只有通往回家的路，能提供心靈另一個選擇、一個途徑、一個與母親全然不同，對未來仍然提供著安全承諾的過程。回家的路這個角色，是由白色的石頭所支持著。它是自然界中美麗的一部分、一種永恆與信賴感、一條照亮著回家的路，以及一個安全的途徑。

負面的女性角色，藉由好女巫與壞女巫的面具（persona）中，更深刻地被描繪出來。安將好女巫視為具有控制慾及有誘惑性的；如同母親角色，她被囚禁在永遠必須要贏的權力爭鬥中。這一個心靈內部的角色功能是去欺騙安的其他部分，特別是那些需要滋養的部分。壞女巫則是全然的道德敗壞，完全毫不遮掩她的慾望。她的需要就是去做邪惡的事，並且毫不懈怠地追尋這些目標。這部分的安顯現在她叛逆的行為上，並藉著天真與順從的外表，獲得很好的偽裝。

最後，安提到兄弟姊妹這些角色的影響。這些是天真無邪者、是孤兒、是受害者，也是聰明的孩子，他們最終能夠勝過雙親的邪惡及可怕的女巫，並展現出更成熟又有經驗的戰士性格。葛瑞托身為故事中的妹妹，反映了安貧困但又有智慧的女性部分。這部分使得她最後能藉由智慧、耐心與面對困境的能力，去解決這些艱難的處境。

妹妹的角色很適當的互補了哥哥的角色。舉例來說，漢斯聰明又強壯，但是在面對他的缺陷時卻容易崩潰。在此男孩的角色中，安將自己視為有侵略性及權力慾的，能夠成為男人的密友及夥伴。男性與女性的角色結合，如同漢斯與葛瑞托交互影響，能夠為安帶來釋放。葛瑞托殺了擁有女巫角色的母親意象；漢斯則是如同哈姆雷特一般，殺了父親，最終能夠除去他憤恨的來源。在殺了謀殺者時，安象徵性的處理了哈姆雷特有名的矛盾。她選擇了生存，拒絕了另一個選擇：自我了斷。靠著擷取漢斯與葛瑞托兩個角色的能力，安已經準備好要靠著自己向未來大步前進，無論是性別上或是靈性上。

雖然殘忍的父親在磨著刀的畫面，仍然三不五時會藉著移情的關係，浮現在安的心靈中，如同之前所提到的珍妮特一樣；但是這個內在父親的破壞力已經明顯減少了。並且事實上，安已有能力與年長的男人建立親密的關係。藉著兩個年輕戰士角色的智慧與能力，安能夠與她已經象徵性殺掉的雙親分離，並建立起自己的家。她會逐漸超越她救援者與烈士的角色，進而承擔英雄的角色；她如同一個殺了惡龍的英雄一樣，抱著能在餐桌上飽食一頓的期望，走向自己的家。由於注意到她移情及她劇場角色中的功能，安現在能夠在她原型以及日常生活的角色中，建立起更豐富的生活。

其他團體成員的工作

安是這次戲劇治療經驗中的核心角色。就許多方面來說，其他的團體成員也支持著安來探索漢斯這個角色。然而，這個經驗也與全體成員非常相關，所有的成員被鼓勵去探索自身的議題，這體現在他們選擇的角色上所體現的自身議題。其他被選擇的角色，如同前面所提到的，包含葛瑞托、母親、父親、好女巫（扮演此角色的案主，稱此為「最難過的幻覺」）、壞女巫、薑餅屋（或美味屋）

以及回家的路。

接下來這段討論，反映著我們試圖挖掘角色和角色扮演者之間的關係。以下是由多拉（Dora）所述說的片段，她扮演的是葛瑞托的角色。多拉經常在原型的層次上進行角色的扮演，試著能藉此發現，她所關心的道德與文化議題結合上的普遍形式。她將她的故事稱為「葛瑞托與漢斯」：

很久很久以前，一個叫做葛瑞托的女孩，與她的樵夫父親、惡毒的母親，以及親愛的哥哥漢斯住在一起。葛瑞托的父親很愛他的孩子們，但是她的母親卻無法這樣，反而要他們辛苦地做家事。葛瑞托喜愛她父親對他們的愛，但是總是由漢斯之間的親密感而獲得慰藉。漢斯喜歡照顧葛瑞托，葛瑞托願意並且也享受他的照顧，雖然，說實話，葛瑞托是比較有能力的那一個。

某天晚上，葛瑞托與漢斯偷聽到父母計畫要把孩子留在森林中。漢斯決定要收集石頭，好找到回來的路，葛瑞托因此不覺得擔心，兩人就入睡了。第二天，全家人出發到森林中，而漢斯沿路都丟了石頭。當然，孩子都被留在森林裡，而當夜晚來到，月亮出現時，孩子就跟著石頭所反射的月光回家。這裡，月亮表示著母性原則，最終會引領孩子們回到家中，當他們到家時，母親驚嚇地大叫，而父親則對孩子的回來感到非常高興。然而，母親總是可以達成願望，孩子於是被送到房間打掃。葛瑞托因為漢斯也要清掃他的房間而感到開心，因為這樣一來，她並不孤單，所以她了解並且也接受這樣的安排。

而孩子又偷聽到要把他們拋棄在森林中的同樣談話。這次，漢斯告訴葛瑞托不要擔心，因為他將會撒麵包屑以找到回家的路。關於此，葛瑞托覺得哪裡不對勁，但是她不知道要如何告訴她哥哥；

她知道，他的方法將會失敗。但是不論如何，他上一次的方法是管用的；去倚靠他、支持他以及被他照顧，總是來得容易些。

第二天，他們又被遺棄在森林中。當月亮升起，照著來時路徑時，麵包屑已經被鳥兒吃光了。葛瑞托與漢斯不斷試著找出正確的路，此時，葛瑞托對於哪條是回去的路有強烈的直覺，但是她卻跟著漢斯的方向，而這，最終領著他們到了薑餅屋。葛瑞托與漢斯很開心地見到有美味的東西可以吃；他們不管薑餅屋的抗議，而準備要吃掉整棟房子。不久，有一個老婦人探出頭來，邀請他們進屋休息。當他們一進去後，一個惡毒的巫婆出現了，她把葛瑞托與漢斯分開，並且把漢斯丟到籠子裡，藉著食物要把他養胖。葛瑞托完全不知所措，她一方面對於漢斯的離開感到生氣，但是又對自己這樣的怒氣感到罪惡感，畢竟，他將成為別人的晚餐。

當葛瑞托發瘋似地想要找出一個方法來救她哥哥時，女巫卻強迫她去做菜並且清掃房子。毫無疑問地，她必須要找到一個方法來救他，不然她會以一種最可怕的方式，永遠失去他。當女巫準備要把漢斯放進烤爐時，葛瑞托說反正她從來沒有喜歡過她的哥哥，就讓她來準備烤箱吧！她假裝烤爐中的火點不起來，並且趁巫婆進去烤爐中點火時，在勝利的反叛喊叫聲中，將她推了進去。

葛瑞托與漢斯跑出了屋子，並且找到葛瑞托之前留意到的回家之路。回到家時，父親充滿喜悅的眼淚，歡迎他們回來，並且告訴他們關於母親的死訊。葛瑞托與漢斯於是上床睡覺，葛瑞托非常開心能夠與漢斯以及愛她的父親一起在家中相聚，但是她也注意到自己對漢斯有種逐漸升高的不滿。葛瑞托知道她現在可以倚賴她自己；或許當她哥哥對她造成困擾時，她應該要讓他知道，所以他才能處理自己的問題。她學到，不必一定要與另一人黏在一起，才能夠感受到親近與快樂；當你們各自有空間時，你們才能真正的親近彼此。

在這個例子中，多拉將葛瑞托看成英雄。她的旅程，經驗著性別的複雜性與矛盾性。這趟女性主義者對於權力的奮鬥史，開始於順服男性角色的智慧與能力，而終結在發現到她自己擁有智慧、強壯與道德的女性力量。最終，如同葛瑞托，多拉選擇了連結性的分離（connected separateness），來滿足她獨立與依賴他人的雙重需求。她的家庭角色是有秩序的：父親是個充滿愛心的人，而他之前在母親面前的懦弱似乎已經被原諒了；刻薄、殘忍的母親與女巫已經去世了；而親愛的哥哥，雖然感到不滿意（也許是對父親？或是對於英雄的角色是由他妹妹扮演，而不是他？），但在故事中，最終也安全地在床上，準備去面對葛瑞托的離開。在自葛瑞托去角時，多拉認知到這個家庭的結構是完美的。

在反思故事中女人所代表的形象，多拉看到了兩個家：漢斯與葛瑞托的家，以及薑餅屋，都是被殘忍的母親角色所控制著。兩個女性都是負面的角色，而正面的母性模範則是顯現於月亮的面孔上；她在故事裡的目的，是去照亮回家的路。因此，正面的女性角色，指出了家的方向，它提供了進展、啟發與道路。多拉在與她內在可怕的噬人母親的對抗中，她英勇地去尋找她生命中正確的道路，進而使她發展出個人的力量，以及社會的連結。她也辨別到，有時候她需要謀殺者以及救援者兩個角色的共同力量，好拯救自己脫離懦弱又失敗的男人、自私又飢渴的女人，以及在她個性中，會產出這兩個特性的部分。為了要取得她內在角色的平衡，多拉將這趟步入靈魂深處陰暗森林的英雄旅程，視為首先的必要程序。

在大部分的團體經驗中，康妮（Connie）將多拉認定為她好妒忌的姊姊角色，因此，與她的相處上有些困難。在團體的初期工作上，當她與多拉互動中，她並沒有在移情的層次上有此察覺。如同安一樣，康妮來自一個有酗酒問題的家庭；她藉由參與一個叫做「酗酒者的成年子女」（Adult Children of Alcoholics）的自助團體，她開始檢視自己的角色，是相互依賴者（codependent），這個角色使得家庭成員停留在他們各自失能的角色狀態中，雖然相互依賴者嘗試要解救他們（見 McFarland & Baker-Baumann, 1989）。

康妮的家庭就許多方面來看，都類似灰姑娘的故事。如同灰姑娘一樣，她遠比她姊姊美麗，然而她卻為家人辛苦工作，撿拾他們壓抑怒氣的灰燼，來確保家庭不會分崩離析。為了那樣的原因，她有如灰姑娘，必須成為一個好女孩、一個完美的模範、一個卑微的人。在成年之後，她藉著成為一個成功的商業劇場女演員，好逃避她失能家庭的陰鬱。但是這樣，反而更加深了她姊姊的忌妒。

在進行糖果屋的故事時，康妮不知為何，並不想扮演故事中人的角色，卻被「薑餅屋」的角色所吸引。在問她為何要選擇這個角色時，她這樣回應：

「剛開始做演出時，我並沒有任何的想法。一開始我是一個滋養的屋子，焦急地要去餵養這些可憐的孩子。但是一陣子過後，我卻被孩子們外在的貪婪所傷害，也被自憐的感覺所淹沒。自憐隨後轉變成為怒氣，但在我表現出來之後，卻被漢斯與葛瑞托所忽略。去承認這個感覺是不容易的，因為這個我所稱之的『美味屋』，其實是我在一個酗酒的家庭中，扮演著英雄角色的隱喻。我可能會重複著過去完全同樣的模式，過於付出，並隨之感到被耗盡，然而卻對這樣的過程毫無意識。」

就康妮而言，對美味屋角色的了解，使得她看見一個英雄或是救援者的角色，是非常容易轉化成受害者的角色。在她重建自我角色系統的過程中，她逐漸能夠允許受害者的角色與救援者角色脫鉤。角色中美味屋的部分仍然既吸引人又甜美，但是其屋子內部卻遠比一個可怕及飢餓的老巫婆要大得多。屋子的內在除了美麗之外，還有力量與智慧。這部分的康妮，如同灰姑娘最終得到了她的王子（例如：她的需求被滿足），但是她卻不是被動地等待一個男人拿著玻璃鞋來敲她的門。康妮另一部分的灰姑娘性格，相信她必須要主動去追求她的夢想，並且繼續向前出發，儘管旅途上總有會將她吞滅的危險。當危險發生時，那自憐的受害者自我又浮現時，康妮試著去察覺自己的狀況，並且辨認出她仍有權力，去繼續那沒有被阻礙的生命部分。

此訓練團體的最後階段，康妮覺察出她對多拉的移情。藉著區別出這兩個角色：一個是總是鄙視她的善忌姊姊，以及在現實中總是支持康妮從事英雄般地追尋的多拉，康妮得以去解決她的移情。

第四位團體成員茱麗亞（Julia），則扮演孩子母親的角色。如同安與康妮一樣，她也有一位酗酒的父親。茱麗亞來自於一個大家庭，而她在其中為她的兄弟姊妹們，扮演著一個母親般撫育的角色。但是在很多方面，茱麗亞將自己視為另一個形象：一個冷漠、邪惡的母親，總是無止盡地想要他人的權力。在修改過後的糖果屋故事中，她創造了一個故事，取名為「一個生來沒有心的母親」：

很久很久以前，有一個人形的空殼。她有時會出現女人的形象、有著乳房並且穿著裙子，因此她是個女人。因著她女性的外殼，所以別人將她當成女人看，但是她自己覺得內在是空虛的，沒有任何感受，沒有溫暖及其他女性的感覺；她沒有性慾，有的只是空虛與貧乏。

有一天，有個男人來了，並將她視為一個女人，並且與她上床。這個男人內在有許多感受，但是每當他在這個女人的體內時，他覺得很虛空。這個女人懷了兩個孩子。他們在體內長大，但是她仍然沒有感覺。她將他們吐出來時覺得一陣輕鬆。她沒有乳汁來餵養這兩個嬰孩。父親似乎愛著嬰孩們，這卻令女人覺得緊張，而這緊張總使她頭痛。頭痛並不是她唯一的感覺，當她自殘時，她也能感受到痛。曾有許多次，她會咬她的手指頭，或是將熱鐵放在她的腳上。這種炙痛的感覺令她覺得她還活著。女人喜歡去殺昆蟲以及小動物。當她執行這些儀式時，她會緊咬牙齒並鎖緊下巴，這似乎能釋放她腦中的壓力。

這女人的丈夫常常沮喪並且無法工作。女人將屋子保持得非常整潔與井然有序。她希望每件東西都有秩序，但它們總是混亂著，尤其是她的孩子們。他們常常哭泣，也常常跑到她膝間尋求安慰；他們常將她的裙子弄縐，或是弄亂她整理好的床。這些只會使這女人更加頭痛，所以她需要去殺掉其他的小動物。

藉著虐待孩子，她得到了樂趣。她會強迫他們少吃一餐，或在他們玩耍時突然要他們去做煩悶的家事。她使他們成為她的奴隸。假如他們能夠順從她的規則，她才覺得每件事都是有條理的，也才能暫緩頭痛的壓力。當孩子們大一點時，他們更不容易被管教，而這讓她覺得很不安。她害怕會失去所有的掌控，所以她希望他們離開她的生活。

她那總是容易被操控的丈夫，被這女人說服，將兩個孩子遺棄在森林中。女人確信，唯有除去他們，她的生活才能持續下去，所以男人把他們帶走了。當男人獨自回來時，女人感覺很輕鬆，所以她將五隻小動物活生生地煮死。她開始大笑，笑了又笑，笑了又笑，直到她注意到她奇怪的笑聲在她空蕩蕩的身體中迴響著。她感到她的虛空、貧乏、空洞開始擴大，並且吞食了她的全身。女人被嚇壞了，她的空虛感開始將她活吞。

在絕望中，這個迷失的女人跳入煮小動物的鍋子中，滾燙的水淹沒過她的身軀，她感到一股巨大的釋放。她躺在沸騰的鍋中，漂浮著，她的身體開始腫脹，並且向外膨脹如同義大利麵一樣。她的全身都膨脹了，而她的頭痛開始平息。她的內在開始冒出水泡，而每個水泡開始滴了下來，滴下來的是眼淚。這些水泡不斷的滲出眼淚，而最後，眼淚開始由女人的眼睛滲出來，她感到徹底的喜悅。就在死亡的平靜即將征服這個被煮沸的女人時，一陣笑容來到她臉上，她暗暗地希望，她的孩子們與丈夫能夠安好。

這個母親的特質，以一種哥德式風格（Gothic style）來描述著。如同詹姆士一世時期（Jacobean）的復仇悲劇，如《馬爾菲公爵夫人》（*The Duchess of Malfi*）與《白魔》（*The White Devil*）[4]一樣，都是描述過於追求權力，隨之而帶來的殘酷。這個母親只有女人的外在（乳房與裙子），其他的部分都是無法辨認性別的，且如惡魔一般。她拒絕食物與愛，並且唯有透過最極端的形式，例如虐待以及變態的行為中，才能使她心中有所感受。

這是一個酒神式（Dionysian）的女人，如同《酒神的女信徒》中的阿卡芙（Agave），她在酒神的咒詛中，殘忍的殺害了自己的兒子[5]；也如同米蒂亞，有能力去毀滅並殘害自己的孩子。她

4 譯註：這兩個劇本，都是由John Webster所撰寫的著名劇本。兩個劇本的主題，都是在描寫人性的黑暗面，探討人對於權力的追求與復仇。John Webster是英國詹姆士一世時期的偉大劇作家。

5 譯註：此為希臘劇作家尤里庇底斯（Euripides）的劇本，內容在描述酒神回到了他的出生地底比斯（Thebes），但是該地的國王潘修斯拒絕酒神的敬拜儀式，酒神因而使潘修斯的母親阿卡芙發瘋，吃了她的親生兒子。

是一個對於權力的渴求沒有止境的暴君。而她身為謀殺者同時又自殺的行為，最終達成了一個治療的目標：幫助自己得到她一直被剝奪的珍寶——她的心，及她感受的能力。最後，她找到了她的心，但是卻付上了她的生命。

對茱麗亞而言，這個沒有心的女人的內在角色，其作用是去隱藏她心中無助又貧乏的小孩。茱麗亞形容這個小孩既傷心又憤怒，因為她被撫育的需要，從來沒有被她的父母所滿足。茱麗亞也是，她內在的受害者部分，一定要隱藏起來，以免被進一步忽略與虐待。

這個冷酷的母親角色規律地出現在茱麗亞的戲劇中。這不只是提醒她，要更注意她內在孩童的需求，同時也要找到更完整的方式，來表達她自我中成熟性感的女性部分，要同時有著完整的心與頭。茱麗亞的追尋，因此可以說是在找到一個方式，讓她脆弱的內在孩童部分能夠存在，同時，不去否定她身為成年女性的潛在巨大力量。在反思這個沒有心的女人的故事時，茱麗亞再一次辨認出，她需要生存在性與死、疼痛與歡愉、天真與世故、強大並壓倒性的感受，以及孩童與女人的種種矛盾之中。

在經過了一年的工作之後，此團體大致上已經變得很有凝聚力。在進行「糖果屋」的故事時，團體動力已經建立起來。安、康妮與茱麗亞在團體中，以許多不同的方式扮演類似的角色。雖然她們彼此的個性差異非常大，但她們曾經都是失能家庭中的救援者與受害者，並且也都帶著她們各自矛盾的角色來到團體當中。安面對世界時，戴著一種「瘦竹竿」的好女孩角色面具；康妮總是超越自己可以付出的能力，來為可憐的人付出；茱麗亞則是刻意扮演好女孩的相反形象，總是憤怒地面對這些需要她滋養的人。她們都傾向去激勵著團體，並且將團體和諧的責任扛在肩上。對於會威脅到團體整合的力量，例如忌妒、權力與無力感，她們都以各自的方式來負起責任。

多拉展示了她對獨立的追尋。就像是她故事中的葛瑞托一樣，她尋求與團體中姊妹們的緊密關係。事實上，就如同團員們在現實中，必須要去面對他們因父母所造成的可怕家庭問題一樣，大部分的成員都試著在團體中，重建一個緊密的家庭關係，及為了生存目的所需互相扶持的手足關係。在最後去角的經驗中，大部分的人都能夠察覺到這些動力，並且了解他們的角色是如何影響這一個小同儕社會。

但是有個例外，是珍妮特在飾演漢斯的父親角色時。如同前面所敘述的，安覺得她戲劇化的殺掉父親的行動嚇到了珍妮特，事實上，珍妮特也在此後缺席了數週。而在這之後，出席團體的次數也非常少，然後，她離開團體一段時間。這不是珍妮特的家。她來自一個社經地位都比他人好的家庭，她通常是與富裕及有權勢的人來往。但是即使如此，仍然有些矛盾在其中：身為社會中的少數族裔者，她與被剝奪權力的人一同進行團體工作。雖然身處優渥環境，但她背負著被性侵的創傷。即使連續幾個月以來，她一直都在團體中扮演著主動及整合大家的角色，但是她表演的風格，往往太過於貼近角色——太真實也太極端。糖果屋的故事，聚焦在受害者議題上頭，而這也過於貼近珍妮特真實生活中的難題。此外，其他的團體成員雖然都注意到珍妮特最近發生的事，但無法全力地在演出時給予她支持。例如，在演出時，她扮演著虛構的騙子與加害者角色，團體覺得被迫要在角色中給予回應，而團體在大部分的時間，都在劇場的層次上予以回應，但是珍妮特卻總是不斷地潛進移情與日常生活的層次上互動，這使得她無法承受自己的過去，一再地被團體刺激。

故事中父親的命運，是常被熱烈爭論的議題。有人（例如安）希望去懲罰他的缺點；而有的人（例如多拉），不只希望能原諒父親，也希望原諒靈魂中那個容易因壞人要求便輕易陷落的脆弱部分。而珍妮特在父親的角色中，需要將戲劇扮演，以及她個人無法承受的矛盾中分離開來。她太容易過於自我揭露，並且融入受害者的角色。當面對刀，或是在磨刀時，她的戲劇顯得過於真實。在她創傷後的狀態，她尚未有足夠的能力去看到虛構與日常生活的連結。而無論是團體或是身為帶領者的我，都不能夠幫助她去克服現實的危機，或是幫助她自危機中找到回家的路。

事後來看，珍妮特需要在個人的治療中花上更多的時間，而在團體中，她需要更安全的角色。若是能重新扮演一次糖果屋的故事，我們可能能夠去辨認出父親的角色，以及團體過程對於珍妮特不適宜的地方。在許多方面來說，珍妮特藉著安，一個原本在團體中是善意的受害者角色，成為一個沒有意願、被動地離開團體的幫兇。當珍妮特離開之後，她在支持性的家庭網絡中，繼續她緩慢的恢復過程。在她與創傷後壓力症候群的掙扎中，她尋求倖存者的力量，使她能度過絕望景況，以及如同漢斯與葛瑞托般的戰士能力，能夠擊倒可怕魔鬼並且重返家園，即便帶著傷疤，但是仍然能夠存活下來。

對許多人來說，安全回家的道路，是一個僅發生於童年童話故事中的事。對於有功能性的成人而言，重返家園的路既如童話般夢幻，也是赤裸的現實：我們的父母允諾要成為理想的角色，但是當這些承諾被許多象徵性的父母所破壞時，才能與真實的父母相遇。成為受害者或不要成為受害者，是否能在危險的旅途上探險並且回返安全的家中，是這個戲劇治療團體工作「糖果屋」這個故事所產生的主題。

應用角色方法在診斷上

現在已經有少數的人，試著發展出用純粹戲劇治療的觀點，來診斷案主的模式。現存的戲劇治療方式基本上建立在兩種模式上：精神分析以及發展心理學。Irwin（Irwin, 1985; Irwin & Shapiro, 1975）與 Portner（Irwin & Malloy, 1975; Portner, 1981）已經探討過用偶來進行針對個人以及家庭成員的會談方式；參與者被要求與偶，或是使用手偶，來進行即興式的對談。以家族治療為例：一籃裝有各式各樣不同的偶會提供給家庭成員，成員們去選擇自己最被吸引的偶，並且演出一場自發的偶戲，而其中的心理動力則由治療師評估，以作為指導下一步治療的方式。Irwin 與 Portner 將他們的方式建立在精神分析的方式上，並且應用精神分析的標準來評估。在評估他們的案主時，研究者會同時檢視偶戲的內容，以及其呈現的方式。

Johnson（1988）也創造了一種建立在即興演出上的診斷方式，他稱之為「診斷性角色扮演測試」。它有兩種應用的方式：一是案主可能會被給予一張列有五個社會角色的清單，並且被要求演出來；其二則是案主演出他們自己選擇的三個角色。在這兩種方式中，Johnson 會運用他從發展心理學及客體關係理論（Johnson, 1991）當中，所創造出的發展理論模式標準來作為評估的工具。Johnson 的標準包含：

1. 場景中空間、任務與角色的結構。
2. 用於場景中所呈現的媒介（聲音、動作、影像、文字）。
3. 角色與場景的複雜度。

4. 角色之間的互動。
5. 情感的形式與程度。

當應用角色方法在診斷上，以下的標準可以幫助評估案主初期的功能狀況：

1. 角色招喚及角色命名的能力。
2. 角色招喚及角色命名的數量。
3. 歸納角色特質的能力。
4. 敘述不同特質或角色次類型的能力。
5. 在角色中察覺角色功能的能力。
6. 在角色扮演中呈現的角色風格以及美感距離。
7. 連接虛構角色與日常生活的能力。

在藉由角色方法進行診斷時，治療師通常會請案主先說一個故事，然後為故事中的角色命名，詳細敘述角色們的特質及不同的特質、功能以及與案主日常生活的連結。治療師也會注意到角色在被扮演時的風格，及伴隨而來的情感與認知的狀況。說故事的過程，可以以一對一的方式，或是以小團體（例如家庭）的方式來進行；在後者的例子中，治療師不只是注意到角色的特質、功能與風格，也會注意到成員在共同創造故事時，所產生的心理動力。

假如案主需要較非口語化的評估，治療師可以藉由動作或是沙遊來工作。藉由動作的評估方式，已經在第三章的篇幅中提到，它包含了請案主或是小團體在空間中移動，並允許角色自然地浮現，然後根據診斷的標準進行討論。

沙遊的方式包括了使用小物件（例如：小娃娃、動物、建築、交通工具等由治療師所提供的物件），而案主會在2×4 呎大小（約60×120公分）的長方形沙盤上，排列出不同的圖像。通常沙遊是以一對一的方式進行，如同第四章中所提到關於麥可，但是它也可能是由二或三人，以團體的方式共同創造圖像來進行。在創造出圖像之後，案主也許能夠準備好來敘述故事，或是治療師可以直接針對沙盤中被創造出來的角色進行討論。

針對第一個標準「角色招喚及角色命名的能力」，案主可由三點量尺來診斷。低標準（1點）：案主沒有能力去招喚角色；中間標準（2點）：案主有能力招喚角色但無法命名；以及高標準（3點）：案主有能力招喚角色並且給予它名字。

下一個標準「角色招喚及角色命名的數量」，則是根據角色的數量來作為評判標準。低標如同上述標準的低標準，而中間標準則是案主能夠招喚數個角色（多至三個）並且命名；高標準則是針對這些能夠招喚出超過三個以上角色的案主。然而，這樣的標準也許很難說明某些特定的技術，例如只需要招喚並且命名一個角色的方法（例如動作的練習），或是需要許多角色的方法（例如說故事或是沙遊）。能夠招喚並且命名最多角色的人，不一定能夠展現最高的功能性。而對於某些案主，則是無法執行出角色的功能（例如：他們已經被特別指定去招喚某個角色）。一般來說，功能失調的案主通常不能招喚及命名任何角色，或是招喚及命名過多或過少角色的人。正常範圍中的人，則能夠在被指定的任務中，適切地去招喚，並且命名數個角色。

關於角色特質的部分，治療師會要求案主在演出過後，廣泛性地討論指定角色的特質與屬性。有些案主們會需要更特定的指示，在面對這樣的案主時，治療師會提供如同以下一個或更多領域中，不同範圍的特性：

1. 生理上的（例如：由強壯到虛弱、健康到生病、同性戀到異性戀、年輕到年老、美麗到平凡，甚至到醜陋）。
2. 認知上的（例如：由簡單到複雜、無知到有智慧、自我矛盾到固執己見）。
3. 道德上的（例如：由純真到欺騙、受害者到加害者、道德到不道德、慷慨大方到小氣吝嗇、懦弱到勇敢）。
4. 情感上的（例如：由生氣到平靜、可恨到可愛、死氣沉沉到欣喜若狂）。
5. 社會上的（例如：由家庭導向到叛逆家庭、中產階級到貴族、貧窮到富足、疏離到好交際）。
6. 政治上的（例如：由傳統到激進、獨斷到民主）。
7. 靈性上的（例如：由美學上的到傳統的、英雄主義到虛無主義的，戴奧尼修斯式的到阿波羅式的）。
8. 美學上的（例如：由創造性到缺乏創造性、完美到寫實）。

正常標準的案主能夠辨認以上至少三項的特質。舉例而言，在一個名為皮歐絲（Pious）[6]的女性角色上，案主可以說出她的外在特點，以及她對於家庭與傳統宗教信仰的強烈依戀。而對於低標準的案主，往往不能指出任何角色的特質。那些僅能指出一個或有限特質的案主，也是在功能相對低的標準上。愈能指出提供特質細節的案主，往往也擁有愈高的功能性。

有高度自覺的案主，也能夠說明角色的不同特質，或是角色次類型。舉例而言，案主也許能說明皮歐絲所面對的誘惑：她有時對家庭與信仰之間感到矛盾，而這矛盾性成為她了解個人性慾或美學

6 譯註：皮歐絲原文為虔誠的意思。

需求上的絆腳石，因此，皮歐絲此角色有很高的道德複雜度存在。在較低的層次上，案主不能夠察覺到角色的不同特質，或是角色次類型。對於最低的層次上來說，角色是固定且自我完整的個體，並沒有超越自己的可能性，也沒有扮演上的矛盾性。在此狀況下，皮歐絲成為被其行為而侷限住的角色，她是一個只能選擇正確通路，並且不會回顧過去的人。

在評估角色的功能時，治療師可以直接詢問案主，或是利用以下問題的形式：「此角色如何符合他的性格？」在考慮到案主的回應時，敘述以下功能中的幾個層次是有幫助的。層次一，最低的層次，代表著完全的否定，或是一個不合宜的回應（例如：「皮歐絲的角色並沒有任何的目標」或是「皮歐絲擔心她自己」）。層次二，代表著角色專注在外在目的，或是簡單的外在因果上（例如：案主可能會說皮歐絲的角色功能，是在於要穿白色的衣服，或是虔誠使得此角色能夠表現更多的好行為）。

層次三則包括了一個明確的道德觀點，所以此角色被視為全然的好或壞、有幫助性或是傷害性。舉例來說，一個案主也許會說皮歐絲天生就是一個非常有道德感的角色，她獻上了她的一生，就像德蕾莎修女一樣，去幫助那些有需要的人。在層次四上，案主能夠表達一個較為開放的觀點，而此觀點是由實際上或是直覺性的證據所支援著。舉例而言，皮歐絲也許被視為一個好人，因為她對一個壓迫人民的政府，採取了反對的立場，或是她已找到了她的內在力量，去大聲的抵抗父親對她的虐待。

最後，層次五代表著能夠了解角色另一層的意義，並且能夠與角色矛盾共存的能力。因此，皮歐絲也許不僅是因為她反抗壓迫，又致力去幫助壓迫下的受害者，因而被單單視為好人；她也能起碼在幻想的層面上，允許自己去顯露出不道德的一面；並且她也學習到，與自己面對壓制及表達上呈現出的拉力共存。案主若呈現了層次五的功能，幾乎沒有再接受治療的必要。然而有些案主，在他們的思考上呈現著嚴重的自我矛盾以及分歧，因此沒有太多思考的空間來做出有效的決定。抑或是除了焦慮及沮喪之外，無法表現出其他的感覺，在這樣的案例上，也許仍需要治療介入。

為了較適切的評估感覺與思考的平衡，治療師也會檢視角色扮演時所呈現的風格。在極端的狀況下，案主會呈現出徹底的表現風格，並顯現在怪異、抽象的動作與語言上，且遠離寫實的風貌。在這樣的極端中，案主也許不能、或是不願意去表達出感覺。如同本書之前所提到的，這樣的案主被戲劇治療師視為過度距離化。而另外一個極端，則是過於具象，它太貼近現實，並且有過度的情感展現，但是缺乏反思與批判思考的空間。這樣的案主則是與扮演的角色距離過近，在情感的層次上，與角色過於融合。

在評估角色扮演的風格時，治療師會去尋找案主與角色在不同距離之間的移動，並且尋求美感距離的雙重能力（例如：感情與思考的平衡，現實與抽象的平衡）。與角色距離過近或是過遠的案主，都需要某種程度的治療來幫助他們達成平衡，如同案主表現出日常生活中的角色一樣。

最後，治療師會請案主談談虛構角色與他們日常生活的關聯。例如：皮歐絲這個角色，在日常生活中會如何呈現呢？她的特質、功能與風格會如何幫助個人呢？同樣地，層次一到五可以幫助我們在此標準下做評估。在層次一，案主沒有辦法察覺到虛構角色與日常生活的連結。在層次二中，他們也許會視皮歐絲這個角色，能使他們在別人的眼中變成更好的一個人。層次三中，案主也許會提到，他們的好行為使他們合乎道德，並且將一切他們對於自己的負面想法都置之不理。在層次四，案主也許會將皮歐絲的部分視為幫助他們工作的助力（例如：在政治上的層面，致力於心理健康的專業人員）。在層次五，案主能更開放、更批判地來看待皮歐絲這個角色如何幫助他們發揮功能；也能夠察覺到當他們因工作而精疲力竭時，這個角色如何阻礙他們，使他們無法得知自己需要被照顧的需求。此外，案主在這個層次，可以在他們自身的社會與文化的結構下，來看待他們的行為。

這五個層次，反映了一個由侷限的觀點，逐漸發展成有能力採取不同觀點的進程；這也與皮亞傑研究的認知發展理論所提供的觀點類似。然而，我對於這五個層次的想法，不只是認為它們是認知性與連續性的，而是更為整體性與心理性的。因此根據角色方法所產生在這個連續性量尺上的數字號碼，是不足以診斷一個案主的。需要鼓勵所有的案主去整體顯現出角色的特質、功能及風格，以至於能夠適當地展現出他們承擔並扮演角色的能力，而不只是著重在五個層次上的排行。在更進一步採取這些診斷的建議時，戲劇治療師也需要一些更質性的敘述，來提供臨床對於案主情況的印象，作為數據化的評估之外的補充。

診斷的重點，是在於評估案主如何有能力進入他們的角色中，將其扮演出來，並且了解這些角色如何在幾個不同的層次上、在案主的生命中有不同的功用。對於那些在角色扮演上有困難的案主，戲劇化的角色方法也許是一個好的治療方式。

儘管這些成果是由幾個戲劇化的方法所得來，戲劇治療師仍然無法獲得奠基在藝術形式上，完整發展的評估方式。我的想法是，建立在人類是角色的接受者、角色取替者以及角色的扮演者的概念，以及建立在藉由戲劇化的角色方法來治療失能角色，及角色系統的概念上，進一步的發展出診斷案主的方法。

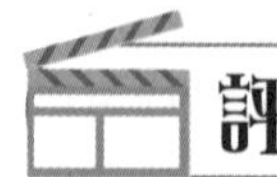

評估

治療師以及研究者如何得知，角色方法是否已經成功地治療如同麥可及安這樣的案主呢？一般來說，任何一種形式的治療都始於在慢慢的鬆動之下，某些可以被辨別的改變，會變得更加明顯。在行為取向的治療中，將會發生行為上的改變；在比較心理動力取向的治療中，案主會將潛意識的議題轉帶到意識層面；以認知為主的治療方式，則會產生新的方式，來形塑並解決問題。而任何根據角色方法來操作的戲劇治療中，轉變會發生在角色系統中；修正過後的角色會在日常生活中變得明顯。治療師與研究人員可以修正上述的診斷標準，來評估這樣的轉變。

舉例而言，案主若有能力得以進入他們的角色系統，治療也許可以在一定的程度上，即被認為是成功的。也就是案主應該能在某個特定情境中，呼喚出適當的角色，並且以合宜的方式來扮演這些角色。對麥可而言，這可能是指能在他母親與父親的面前，扮演比爾的親密情人，以及同時扮演成年兒子的角色。在退縮的時刻過後，麥可應該能夠反思他角色的矛盾性，並且在退縮的角色（例如：受害者）過度干預並控制他的角色系統之前，能夠自我察覺。

一個有效的治療，也應該能夠解釋，案主在一定的深度下有扮演他們角色的能力、察覺個人角色原有的曖昧性，或是由不同角色所碰撞而產生的矛盾性。有時候，角色表層的性格會顯得相當適切，例如朋友們在趕時間的狀況下，迅速而簡單地打招呼，然而若要建立更深一層的友誼，個人當然需要發展溝通與關懷他人的能力。

進一步來說，成功的案主，應該能夠在他們的角色系統明顯地拓展之下，去扮演不同的角色。對於安而言，這也許意味著超越救援者、受害者以及絕望的女兒角色。當角色的數量擴展時，安應該能不只扮演她反叛者的角色，也能夠演出可以建立親密關係及有力量的角色（例如：情人與朋友，勝利者與獨立的女性）。

在評估案主角色系統拓展情況時，治療師與研究者應該要切記，使用角色方法的治療模式，並不是如同那些不受歡迎的行為主義者一樣，要去消滅所有失能的角色。失能的角色仍然是角色系統中的一部分，它們是具有功能角色的陪襯與平衡者；這也如同在精神分析的系統中，當自我發展適當地檢驗現實時，本我與超我仍然保持著平衡一樣。而這個重要的心理爭戰，也回響在神話學中魔鬼與眾神之間的戰爭。雖然眾神們在某段時間中獲勝，但魔鬼與神祇是永遠緊密結合著，並持續著他們恆久辯證的爭鬥。

當治療成功時，失能的角色會進行一個轉變或調整。對於安而言，在治療的最後，救援者的角色仍然存在，但是已經明顯減少了它的控制力。她開始逐漸注意到此轉變的發生；舉例而言，當她覺得自己又有需要去救她的愛侶時，此時救援者發揮他的作用，使她彷彿回到廚房，在看到一個有需要又具威脅性的父親之前，她通常能夠及時察覺到角色的存在。

因此，安以及其他的團員們，在某個程度上被視為是成功的案主，因為他們有能力在猛然落入舊的模式之前，得以去覺察自我。而在此之後，他們需要更進一步發展出另一種反應模式。對安來說，相對於「解救他人」的另一種方式，是當她覺得有需要時，能夠允許自我被他人保護及被照顧著。當她允許她的愛侶及朋友們提供安慰時，安開始進一步的脫離自己救援者的部分。一個判斷戲劇治療是否有效的方式，是看案主擔任並且扮演其他可行角色的能力，而這些，通常是體現在角色次類型中。

更進一步的說，案主應該能夠了解他們角色系統中顯著角色的功能。在了解角色功能時，重要的是案主不只能夠辨認出正面與負面、原有及修正過後的角色價值，同時也能了解角色間相互作用中更為複雜的方式；這種力量，通常會將個人帶往不同方向。如同我們之前在糖果屋的故事中所看到，角色們經常藉著引起張力及矛盾的方式而互動著（例如：安的救援者／謀殺者型態）。在評估治療的效果時，治療師與研究者不只是看結果（即一個角色勝過另一個角色），而是看案主如何處在角色的矛盾當中。提到角色的功能，這也意味著了解兩個角色之間相互補償的目標。對於安，如同我們所見，謀殺者與救援者角色攜手合作，提醒著她為了要救自己的緣故，她必須要摧毀失能家庭的意象。

在評估治療時，治療師或研究者也應該檢視案主在角色扮演時，能夠適切的遊移在表現性（presentational）與寫實性（representational）等不同風格的能力。功能良好的案主，是能以豐富的感性來扮演某些角色，並以極為知性的方式來扮演另外一些角色；此外，在扮演其他角色時，能移動在這兩個極端之間。同樣的，案主應該能夠在某些時候針對某些角色，自由的以非寫實的方式來扮演，例如：用如同小丑般、吊兒郎當，有時是荒誕可笑的不同方式。他知道當扮演這些角色時，例如《仲夏夜之夢》（*A Midsummer Night's Dream*）中的波頓（Bottom）[7]扮演驢頭的角色，但事實上，他知道沒有必要永遠過著一個愚蠢的生活。另一方面，案主也應該能夠自由的去扮演以真實為基礎的角色，同時不會害怕靈魂中玩笑戲謔與批評性的部分將永遠不復回。

7　譯註：Bottom，一個織工；後來因著精靈波克（Puck）的惡作劇，戴上了驢子頭，還被仙后蒂坦尼婭（Titania）愛上，是該劇中著名的喜劇角色。

因此，成功的治療包含：能夠優遊在不同風格與美學距離之間的能力，並且常常能夠在感覺與思考、真實與幻象之間找到平衡，所以角色可以由意志決定何時被扮演及離開，而不是侷限在一些已被內化的角色，例如：神、父母、加害者等。接受正面評價的案主，較能夠有效率地招喚出不同的角色，然後有能力針對該角色與社會情境，適當地演出不同角色的不同風格。更進一步來說，這樣的案主有能力歸納出他們角色中，清楚且有意義的功能。有完全能力的案主，我會說他們也能夠以創造出一種「流動系統」（fluid system）的方式，去整合他們的角色。針對「流動」，我所指的是一個角色當有需要的時候，能夠輕易地穿梭在另一個角色的領域中（例如：安的救援者與謀殺者角色，茱麗亞的冷酷女人與無助小孩的角色）。雖然這些角色並不是完全相反的角色，但是當他們結合在一起時，他們也創造出一種張力。在這樣的張力中，存在著一種強大治療的潛在力量。假如角色們是流動的，他們可以在案主遇到難題時，相互結合來幫助案主。

最後，角色方法的價值，是在只要個人能對他們角色重新建構，他便有能力解決自身的問題。而戲劇治療師在整個過程中，則扮演引導者的角色。成功治療的最後結果，使得曾經僵化的角色變得有流動性：原本沉睡的角色變得可以被接近、曾經壓迫專橫的角色變得較少控制性。在有效的戲劇治療中，當人在尋求答案，或是面對新的挑戰時，轉變也矛盾地同時發生，案主因而能達到角色們的平衡或是整合。角色系統是藉由角色的矛盾狀態：一種能燃起學習、創意與治療的情境，因而獲得力量。

在評估時，治療師或是研究者最看重的不只是案主是否能達成平衡的能力，還有他是否能應付失衡狀況的能力。這是一種由相反性格或風格帶來的矛盾，一種由兩種相互衝突卻同樣引人注目的角度所造成的困難選擇。這樣的人，能夠藉由生存在矛盾的能力中顯現出來；他是一個角色，也是許多角色；他是真實也是抽象，他處在真實與抽象之間，是感受的思考者，也是批判性的演員；他同時活在當下而又同時不在。以社會角色的模型來看，這樣的人最有能力去傳遞由矛盾中產生的智慧；這樣的人，難以由外在看到。

由內在將這樣的人概念化，我已經不斷地指出一個互動角色系統的模型。這樣的系統由遺傳、社會及行為因素等不同屬性所發展出來，在此領域中，角色被賦予、承擔以及扮演。戲劇化角色模型包含著角色類型，它不同於根據某種特定特質、功能、風格所演出的角色。如同我們所見，使用戲劇角色方法的戲劇治療中，在臨床上是有實際幫助的。在前幾章，我們已經呈現了兩個用此方法的案例；同時，也提供了診斷及評估治療案主的建議方法。

在接下來的章節中，我希望能夠藉由將角色類型予以組織化的方式，來進一步延伸戲劇角色方法的模組，並且藉此來解釋角色系統的內容。這樣的探索是很重要的，當案主嘗試去了解並重組他們的角色系統時，這可以幫助我們在臨床上做進一步的闡釋。藉著建立角色在戲劇、治療與日常生活之間的重要連結，能夠幫助我們進一步了解更完整的角色理論。

下一章，將會聚焦在日常生活中，我們被賦予與扮演的角色系統上。接下來，我會回到角色及劇場最原始的根源，來試著說明在角色類型學中最常反覆出現的角色類型。由日常生活與劇場中被選出的基本角色，他們都概括了某些基本的原型形式。

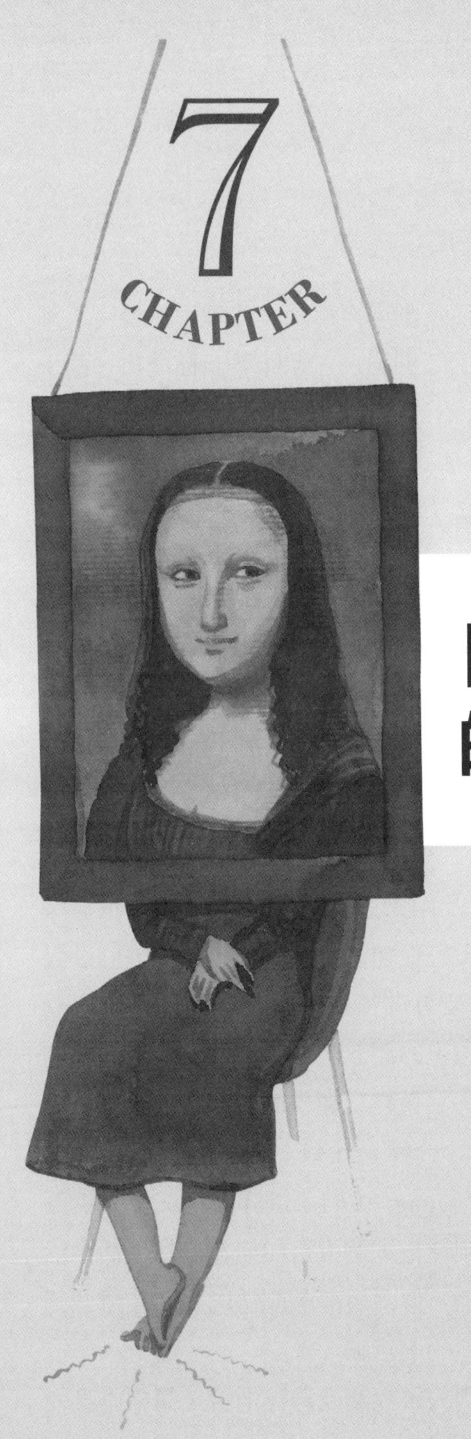

日常生活中的角色

陳永菁　譯

角色類別

矛盾的角色分類在日常生活及劇場裡都是一件棘手的事。「刻板印象」這個觀念本身就是一個貶抑詞，它意味著一種簡化、減少或貶低一個人。就像藝術家及治療者，試著簡化複雜的人格，只選擇性地抽離其中的重點，試著透過這些重點去了解全人。然而透過簡化及陳腔濫調的刻板印象，當然不是全人。分類並不像心理學分類學家如：榮格（C. G. Jung, 1921/1971）尋找潛在的性格結構，或者如文學的結構主義學家普羅普（Vladimir Propp, 1968）尋找潛在的敘述結構，或者生物學分類學家如古爾德（Stephen Jay Gould, 1989）對於古老的生命形式找尋新的分類，使我們可以更清楚的窺視進化論的全貌。基於明確的標準規範，分類最好是透過特定的現象並加以選擇。

榮格是早期心理分類學專家之一，將人類依功能分為四大類：感覺、思想、情感、直覺，以及兩大態度：內向及外向。根據榮格（Jung, 1921/1971），有八大心理類型：內向感覺型、外向感覺型、內向及外向思考型、內向及外向情感型，和內向及外向直覺型。雖然榮格的分類在人格分類上的觀念證明是有用的，然而他的描述有時卻互相牴觸，令人困惑。榮格分類學的名聲主要建立在他對「原型」（archetype）觀念的詮釋是比較詩意的。從歷史、文學、藝術、宗教及神話，榮格（Jung, 1964）以詳盡跨文化分析關於神話的、象徵的、集體的人類性格，個人是如何在日常生活中活出恆久的主題以及各類原型角色。似乎這些戲劇性的傾向在每個獨立的個體內，暗藏著這些集體性的潛意識。

許多榮格追隨者已經將他們的研究觸及神祕地帶（榮格本身便

是如此）。他們研究幽浮、煉金術、占星術以及艱深的神祕文本。雖然有些研究顯得膚淺，然而榮格學派卻是在暗喻方面相當豐富，並且與本書的中心主題有密切關係。意即在人類的身心靈各方面存在著重複性的類型及型態。這些型態可以追溯到特別明確的來源並被命名，榮格稱之為「原型」。原型來自各種不同文化的神話及象徵符號。透過原型的分析以及意識和潛意識的原型資料，榮格相信每個獨立個體應該可以邁向健康的心理運作，他稱之為「個體化」（individuation）。

本書提到劇場專有名詞：「角色類型」，在許多方面與心理學專有名詞「原型」相同。如同榮格，我試著解釋臨床以及日常生活中共通的角色型態是如何重複呈現。此外，和榮格一樣，我認為原型角色需要被確認，並且融入一個人的性格結構或者是角色系統，才可以發展出健全的心理功能。

我和榮格學派有許多不同的見解。首先，榮格學派的原型系統傾向對所有複雜的思考者及實際操作者一把抓，以致所含的因素太寬廣而找不到重點。在跨文化及超越個人知識的旅程上，原型心理學顯得太難以理解，同時又過分挑戰智能並明顯的過於神祕化。有些案例研究顯示，跨文化的原型在臨床實驗上是粗淺且粗糙地被引進來。

此外，榮格學派心理治療系統是個分析性的系統。如此分析者擁有相當程度的權力，有時甚至會扮演起先知或預言家的角色。患者扮演他們自己問題的治療師的可能性減少了。許多榮格學派的分析師和他們的老師一樣，透過榮格稱之為「積極想像」的表達方式達到療癒。然而對有些人而言，創意的過程極少被融入這個主流的治療過程，當它出現時也到了分析的結尾了。

本章分類並描述日常生活中現存的各式各樣角色，之後的章節會提供一個對於日常生活中明確角色更加完整的原型系統，建立在扎實的劇場形式角色分類中。如同榮格，我需要明確分類我們的日常生活角色，不平衡現象將會阻礙整體性格發展。我的目的並不是建議各個角色獨立存在，雖然他們在觀念上是如此。我們可以了解，事實上角色是以複雜的形式交錯互相作用。如同榮格的原型分類，共存於「可畏的對稱」中，如同威廉・布雷克（William Blake, 1794/1960）在〈老虎〉（The Tyger）中所談到，一個來自爆炸性的潛能特質所帶來的矛盾的平衡。

日常生活中的角色可以分成主要的六大類：身體的、認知的、情感的、社會／文化的、靈性的和美學的。這些類別不是任意分類的，乃是由醫生、哲學家、心理學家、社會學家、人類學家、神學家以及藝術家對於人類的身體、心理、情感、靈魂及行為模式所共同關心的各方面而發展出來的。透過討論，日常生活角色是依相關之特色功能而分類。本章同時探討許多角色的起源。

身體的角色

☆ 生存的角色

身體的角色主要是來自遺傳和基因，如：功能、發展還有外貌。第一類涵蓋一個人生存必備的角色，如：呼吸者、吸吮者、飲食者、排泄者、睡眠者、移動者還有互動者；生育者也屬於這個類別。

生存的角色在人的一生中經歷許多變化。雖然角色的本質維持不變，但是這個特質常常從孩童時期持續改變到老年期，功能也往往跟著改變。例如：飲食者這個角色，在一生中扮演著滋養自己的功能。然而孩童在吃的這個角色，就跟青少年、成人或老年人很不一樣。孩童很可能會拒絕食物、玩食物或者狼吞虎嚥，以便他可以去做想做的事情。青少年可能開始會將食物和外表做聯想，並將它作為方法以塑造一個在他的文化上令人羡慕的角色。成人會學習去享受食物所帶來的感官愉悅感，並且花許多的心力在創造、品嚐及評論食物上。老年人卻視食物為生理的簡單需求，而不在乎它的準備過程和樂趣。另外，經濟狀況、環境（例如：從家裡到上班的地方）、心理狀態（例如：從心理平衡轉到沮喪）等的改變，將顯示出一個飲食者的角色在觀念及行為上的改變。

☆ 年齡發展階段

身體角色的第二個類別與年齡發展階段有關。年齡角色包括孩童、青少年、成人、老年人，每一個年齡角色或發展階段皆有一定的年齡區隔。孩童時期一直到青春期（大約十二歲左右），接著是青少年一直延伸到約十九歲。成人的角色延伸至退休或長青族（大約六十五歲），接著是老年人，Erikson（1963）將之形容為懷抱失去希望以及智慧的一群。

每一個發展階段並不完全由生理來決定，心理狀態也是它的依據。一個七歲小孩可以擁有十四歲的心智；一個青少年也可能表現得像一個小孩。角色互換是很常見的，例如：因著疾病以及孤單而衰退的老年人會慢慢返老還童退化到孩童時期的依賴狀態；孩童因為家庭中貧窮、離婚或者死亡，被迫早熟進入成人的角色。在這些相似的例子中，他們有一部分角色互換：老年人如同孩童或孩童如同老年人。由於不同的生理、心理或社會狀態，選擇權也跟著有所限制。例如：患有嚴重阿茲海默氏症者較難扮演好成人的角色。一個年輕女孩的父母死於恐怖份子的爆炸事件中，顯然有較多的選擇：她可以選擇扮演一個成人的角色，並且代母職照顧弟弟，或者保持在孩童的角色，並尋找替代的父母。

在美國內地城市有一個有趣的文化現象產生，青少年選擇嬰孩的角色（在私底下和大庭廣眾之下吸吮奶瓶、安撫奶嘴，還有大拇指）。在這個族群中，殺人及自殺的數字[1]如同十二、十三歲的學童帶著手槍及武器到學校的事件一樣，兩者皆節節攀升；也許這個現象並不是如此難以理解。如果青少年在一個充滿貧窮以及威脅的環境中長大，將被迫失去青春期。他們會退化到一個原始的階段，以便獲取更大的心理安全感及安慰。如果同一批人在一個完整的家庭中遭受拒絕而在心理上沒有健康的童年，那麼這個退化現象則更嚴重了。青少年如果有超過自己該有的成人及暴力的負面經驗，對於孩童時期的安慰奶嘴需求便很大。

☆ 性別角色

身體的角色中第三類是性別。如同其他身體的角色類別，性別是自然形成的，然而似乎也被養育所影響，影響層面很廣。家庭是一個孩子學習男性角色及女性角色重要的地方。另一個來源是文化，它提供男性及女性的形象，並建立道德規範。第三個來源涵蓋心理因素，它提供一個內在的男性或女性的認同感。配合來自家庭

1 根據美國聯邦調查局數據顯示（Federal Bureau of Investigation, 1991），十八歲以下拘捕率在 1981 到 1990 年間提高到 60%。根據國家心理衛生研究院（National Institute of Mental Health, 1989），青少年自殺率於 1970 到 1989 年提升到 92%。

及文化的傳統期待，人們在性別方面傾向傳統看法。

然而性別角色並不需要順應一個文化的刻板印象。隨著文化愈來愈多元化並具包容力，每個人有更多的選擇權去扮演男性或女性的角色。因著女性主義以及隨後而來的男性運動，人們可以選擇他們的角色模式，探索他們被賦予性別角色的新方式。如同榮格（Jung, 1964）所提出一個有力的心理整合模式，男人與女人，都開始在他們的原型內在找尋不同性別的平衡。根據榮格，男性的原型需要與女性融合，就如同女性的原型需要與男性結合，以達到一個健康的性平衡。

造成男性及女性界線不清楚有時是因為生理、文化以及心理層面。例如：在生理上是男性卻自覺像女性，但是常常被強調去選擇男性角色。在這些不尋常的個案裡，可以去了解性別的源頭可能潛在於內化的層面。相較於其他較平常的角色混淆，在這些不尋常的個案裡，去了解它內化的角色型態會是一個很好的線索。如果我們可以了解這些，我們就能更進一步了解到一個人角色扮演的特質及型態。

和發掘男女性別角色平衡一樣令人掙扎的是，找出一個讓人滿意的性別定位，如同性戀、異性戀、雙性戀、無性戀，或者是上述兩者以上。有些因為宗教的緣故選擇保持單身，其他的人因為害怕愛滋病或其他性病感染導致死亡或疾病，也可以選擇單身。相對於早先性別開放的強烈文化反應，還有些人會選擇無性戀，要不是做道德聲明，就是作為熱門的文化現象。然而我們仍然不清楚一個人是否可以選擇他們的性取向。

自然仍然是個人性傾向最具決定性的因素（如 Marmor, 1980; Tripp, 1987）。如上所見，養育的因素涵蓋著家庭、文化和心理的影響（見 Byne, 1988a, 1988b）。適當的性別角色研究需在一個特定的環境調查社會角色型態方具說服力。

☆ 外表角色

身體的角色分類第四類是與外表有關。長久以來在神話及童話故事裡，美女與野獸是兩大極端的角色類別。在這一個童話故事裡，角色如其名，美女這個角色不僅外貌好看，同時擁有高尚情操且純真無邪。美女這個角色類別原本只涵蓋身體特質，當道德因素加進來之後，它就變得複雜了。例如美貌等同無邪的美德，美貌等同具有誘惑力的。

相對於美女，野獸這個角色類型是醜陋的，面貌及外型皆不討好甚至扭曲變形。在道德情操的層面，這個野獸可能擁有魔鬼特質或藏有善良的美德，例如在童話故事裡，當美女愛上了野獸時，他就變成王子。在小說裡有很多這樣變形角色的例子，藏在醜陋外貌的面具之下，內在擁有純真或者美德〔例如在 Mary Shelley（1818/1983）《科學怪人》（*Frankenstein*）裡的怪獸，及電影《剪刀手愛德華》（*Edward Scissorhands*）裡有雙銳利的手及黃金做的心臟如怪獸般的男孩〕。

第三種外貌角色是一般人的外表，這個類別的特色是普通外貌，一般人的身材。再次說明，普通的外型這個類別並非單純只有一個簡單的普通外貌。所謂的平凡意味著對於限制的接受，在夢幻之中，才有可能出現力與美的生命。在某些情況，平凡人的角色意味著一種存在的疏離狀態，一種迷失在宇宙中的感覺。其他自認為比不上一般標準的人（例如：反常的人、被指責的人，或者是身心障礙者），努力趨向正常人的角色，以便可以和主流更親近並感覺被接受。

外貌來自於遺傳。然而，這面鏡子提供最後的判斷，如同外貌反映出改變的潮流以及自我形象。這些改變出現在人們彼此互動，以及他們的看法，例如：如果某些人認為我很美麗，而我也這麼認為，美麗就同時存在於觀看者與被觀看者雙方的眼裡。同樣地，野獸的角色類型及一般人的角色類型也是如此。以外貌和觀看者有效率的互動，使其美貌、醜陋及一般人的特質外顯在他們所扮演的角色上，才使得他們的外貌功能真實地演繹出來。

☆ 健康角色

身體的角色類別第五種是健康角色。在這個類別裡，包含四肢健全的人、患有心理疾病的人，以及身體殘疾者。

許多健康角色是出生之後才開始發展，雖然有許多特定的疾病或傾向是來自於遺傳。當健康角色轉向心理疾病時，此個體將為了某一個特定目的而選擇一種特定非正常功能的角色，不過許多時候他並不自覺。例如有一個人常常偏頭痛，雖然從生理層面來看，他可以無意識的去選擇避免啟動刺痛的壓力。然而心理疾病這個角色是將自己落入生理及情緒疾病的那個轉化者。

另外一個角色類別是慮病者，特色是假性生病。事實上很多人相信他們假性生病，並且自認為生病了。這些人就像是大叫狼來了的那個小男孩，他們藉由捏造疾病以獲得自我保護，免於想像中的恐懼。通常因為外顯愚昧，所以慮病者得以獲取人們對他的注意。

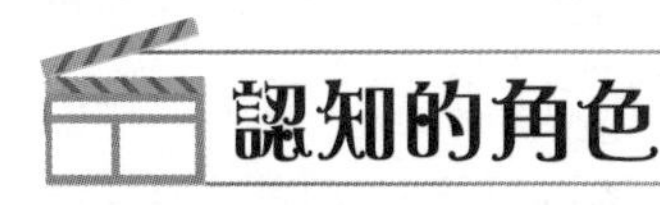

認知的角色

認知的角色是有關個人的思考模式以及解決問題的方式。低層次的認知任務例如回想一個資訊，是和綜合分析之高層次認知任務不同的（見 Bloom, David, & Masia, 1956）。很多人試著描述分類認知的過程，傾向是階層模式，從比較沒有知識到較具知識，或者較低層次到較高層次的認知技能。

Bloom 等人（1956）在《教育目標分類法》（*Taxonomy of Educational Objectives*），對於認知領域做了一個很好的等級分類。由知識到理解、運用、分析、統整，最後到評估，每個認知目標蘊含相對應的認知角色：有人蒐集事實（如同第二章裡的會計師山姆）；有人從這些事實得出一個科學印證的觀點；有人藉由這樣的了解而應用到其他的資訊；分析者能夠依據所提供的既定標準分析這些事實；統整者能夠將既有的資料統合建構出新的思維；評估者能夠判斷這些思維的價值。

一個古老的阿拉伯格言將認知的角色簡化為四類——愚者、凡人、茫者、智者（見 Scheff, 1979, p. 166）：

> 人無知卻不知自己無知是愚者也，迴避他。
> 無知者知道自己無知是凡人也，教導他。
> 知者無知自以為知者是茫者也，喚醒他。
> 知者且知為知者是智者也，跟隨他。

雖然以上的等級分類是較戲劇化且詩意化，不過它同時也出現在日常生活的認知角色，例如我們有時皆扮演愚者的角色。然而誠如上述的格言，這類別有時誤用了名稱，因為一個典型弄臣的角色通常是極富智慧且暗藏在一個五光十色的社會階層。甚至現在流行的傻子，如同卓別林及伍迪．艾倫，是透過反諷及笑鬧展現其智慧。

最低階層的認知角色對我們而言是呆頭鵝而不是傻子——多些勞萊（Laurel）少些哈台（Hardy），多些三個臭皮匠（Three Stooges）少些馬克斯兄弟（Marx Brothers）[2]。這些角色類別沒有認知到自己的無知，我們笑他們是因為他們再次觸發我們認知到自己無知，並且釋放了我們的尷尬。最高階層的認知角色就是所謂的智者，基本上和上述格言所提到的一致。許多知識份子渴望成為這樣的角色，但是大部分由於舉棋不定、苛求挑剔以及賣弄學問，以至於只是曇花一現。

在愚者和智者之間還有其他的認知角色。茫者或許可以等同於謙卑者或自卑的知識份子，完全忘我的勞碌，對於自己所發現的價值很少關心及察覺。其他認知角色包含矛盾者，他知道這個也知道那個，但是不知道哪個才是比較重要的選擇；失落者是他曾經知道，但是他現在甚至不知道他以前知道；批判者以及賣弄學問者，他們認為他們知道並且知道他們知道。

不論基於科學或詩意，許多認知模式指向認知角色是一個發展的階層體系。皮亞傑（Piaget & Inhelder, 1969）和傑出的學生如 Kohlberg 與 Lickona（1986）在道德發展以及 Selman 等人（1982）在社會認知發展提供一個令人讚嘆的研究（見第二章），證實某些前述的思考發展階段。換句話說，認知角色是在一個不變的順序呈現，如同個體從單數自我中心的角度到一個複雜、去自我中心的狀況。然而這個路線不應被視為唯一的認知角色分類方式。

一個較具辯證式的模式對於認知角色觀念的形成也許是有幫助的。例如哈姆雷特這個角色，雖然在年齡發展上是個成人或青少

2　譯註：三個臭皮匠為美國二十世紀早期至中期的系列喜劇。馬克斯兄弟為美國知名喜劇演員，五人為親生兄弟，其喜劇作品以無厘頭著稱。

年，但在一個短暫的時空裡被設定為具有多樣的認知角色（有些甚至互相矛盾對立）。他同時是傻子以及智者、愚者及茫者。對於丹麥的政治及心理景況，他時而展現出同時具備有見識及無知的人。他同時能夠也不能夠應用他的知識去解決他存在的困境。甚至他同時可以正確分析造成丹麥國家腐敗的事件，並且因為不堪負荷這些矛盾以至於無法行動。全劇大部分描述哈姆雷特陷入懷疑、優柔寡斷，以及合理化，大量減輕他分析者的角色，造就哈姆雷特最後一個角色，就是復仇者。

莎士比亞的戲劇提供了一個個人生命的複雜面貌，一個人在心智上有許多方面，個人在心靈上以諸多方式生活，並同時朝多方面發展，這是根據他的心理狀態而非特定的年齡層。如同哈姆雷特這個例子，我們繼承或扮演的這個認知角色，在社會上可能循環地發展著，透過我們和這個變動且矛盾的世界互動。

情感的角色

情感的角色是關於價值和感覺。一方面他們代表著道德價值，像在寓言、民間故事還有宗教裡的教導。他們可以在多元的元素裡面找到，如具有教育意義的德國童話故事「糊塗的彼得」（Messy Peter），他是一個每逢不順從母親便遭受嚴厲懲罰的小孩。以及浪漫時期詩人威廉·布雷克的《天真與經驗之歌》（*Songs of Innocence and of Experience*）。

情感的角色同時也代表情感狀態——一端極端衝動外向被情感控制；另外一端則是極其內向，非常害怕情緒表達。

☆ 道德角色

基本的道德角色價值會展現在情感的角色，代表著善與惡之間、天真無邪與老練之間的互動。通常這些角色之間是有衝突的：比方說處女及妓女，烈士及投機取巧者，協助者及騙子。

年輕的孩童也許會創造一個使壞或者頑皮的角色去掩飾他們不被接受的行為和感覺。所以，當蘇珊（Susan）將她的盤子掉在地上，撒了滿地的食物並打破杯子，她可以將這行為怪罪於「朵琳」（Doreen， 她所創造的一個邪惡角色）。

青春期來到了一個對於道德角色有不斷衝突的階段。這些角色在孩童時期皆具有深遠意義，而在此時被發掘出來或是深鎖住。一個十三歲早期被性侵的受害者，可能尋找具有同樣經驗的角色模範，或者認同這個侵略者，可能尋找其他的人去加害。另一個青少年受害者也許會披上烈士的角色，扮演如同基督一般的受難僕人。這個角色可以完成家庭失能的需求，在潛意識裡標出一個可以承擔異常狀態的成員。這個選擇如同烈士默默地、堅強地承擔這個負擔，並且保護其他家庭成員，知道這一個性侵且負面環境的複雜性。第三個受性侵的孩童可能尋找較多正面的角色模範——協助者、治療師或老師，提供一個另類的方向，使這個痛苦的循環不致重複發生。

道德的種子是在孩童時期種下，青春期開花，以下列形式出現：道德家或不道德者，受害者及加害者，寬宏大量者與狹隘偏執者。這些角色內化的存在者，是從社會同儕、父母或其他具權威角色那裡學習而來的。一旦這個道德角色發展成一個很穩固的系統，成人的道德角色就會浮現。這並不是說成人的道德角色已固定下來，而是大部分的人傾向拒絕改變道德結構。一個道德角色的轉變就如同改變宗教信仰，此狀況出現時，他需要很深的說服力及一顆願意的心去對抗。

在這個持續不斷討論平凡的奴役問題及種族瀕臨滅絕的二十世紀末，道德角色的扮演似乎多半是構築在這些敢說出來或做出行動的人的拒絕責任感。在拒絕的時候，道德角色並沒有消失，取而代之的是它內化了，帶領一個人變成善或惡、天真無邪或富有責任感，或者介於兩者之間。甚至在過度表達一個人的道德感時，它也不必然一定要解決內在的道德或掙扎，一定要不斷地重複表達出來，以便取得它在世上的道德地位。最豐富的道德角色模範是那些能夠在世上做出有道德的行為，同時也能夠在公義與不道德之間承認他們內心的掙扎。

☆ 情緒狀態

社會學家 Scheff（1979）特別指名有三種情緒狀態：過近距離（underdistance）、過度距離（overdistance），以及美感距離（aesthetic distance）。每個都可以被轉化入任何一個角色，並且擁有不同程度的情感融入。

第一種情緒狀態是過近距離，例如瘋狂的、無法自制的衝動者，情感充沛，傾向強力認同一個單一角色，並且強烈地融入到眾人之間。「過近距離」這個專有名詞可以在易怒且暴躁的教練行為觀察到。如同比利．馬丁（Billy Martin）[3] 因不服裁判的判決朝

3　譯註：Billy Martin 為五〇年代美國紐約洋基隊的當家二壘手，退休後擔任洋基隊總教練，領軍風格熱血火爆。

他的臉踢沙動粗而出名。這種過近距離的情感角色例子包含了急性子、生氣的少男少女，以及對毒品或酒著迷或受控的狂歡者。在麥可的這個個案，我們看到了過近距離的行為例子，就如同他招喚「黑色狂怒」的角色。在他「學會燙壞的男孩」故事裡，麥可如同是一個憤怒的少年（見本書第四章）。

「過度距離」的角色正好相反：有太多的自我控制，太少的情感釋放，造成演員與角色之間的距離、個人與他人之間的距離。一個極端的例子是行屍走肉的人，就是扮演死去或是麻木失去知覺。在恐怖電影裡具有高度風格的行屍走肉者，事實上反映著真實角色的扮演，就是那群拒絕表達他們所有感覺的人。麥可也是有過度距離的角色，如同那個盲眼、被打倒、被侵犯的年輕女子珮蒂。

這個距離模式來自於一個連續體的概念（Scheff, 1979; Landy, 1983），而其中間點就是「美感距離」，在情感和認知之間的平衡。美感距離是一個理想的狀態，人們可以很自由的思考並且可以無懼的去感覺，充滿熱情。Csikszentmihalyi（1990）已經把這個觀念轉換成「流」（flow），這是一個很自發的點，他可以展現在解決問題、創意、人際關係上。當在「流」或者美感距離的時候，一個人可以盡情去玩，自發的回應新的經驗，並且從舊的經驗中去支取（如同是第一次的新經驗）。美感經驗是一個正面的感覺，可以運用到創意、創作的過程，而美感距離是最理想的情緒狀態，可以在藝術或是科學裡，也可以在家、在工作場所，或是遊戲區感受到。

在假設情緒狀態時，通常一個人所呈現的美感距離程度，很大程度會受到其多變的情境所影響，而很難去預測一個人如何表現情感角色。要考慮的點包含家庭角色模式、文化的期待，以及期待他們如何接受情感的表現、心理素質，還有環境的情境。在極度的外在環境（例如：戰爭），一個人可能會顯現出非常溫馴，但是有很強的內在資源可以形成英雄式的行動。在較平常的狀況，一個自卑心較強的人會在中性的環境下顯出其特徵，比如在其工作場所被上司小小責罵一番時。

情緒狀態的相關角色是流動性的，遊走在距離的光譜。在過度距離和過近距離的極端案例裡，治療形式成為可以依循的指標，幫助個案恢復其平衡之流。

社會／文化的角色

社會和文化角色反映出人如何透過如家庭、社群、社會，以及國家等團體組織起來。文化的角色更點出了種族的議題，如同道德觀、宗教、年齡、性別、性取向以及身心障礙者等議題。例如我們常常談到青少年文化、同性戀文化、聽障文化、猶太文化以及女性主義文化。

社會與文化兩者合在一起，成為我們相對於如何、何時、為何我們扮演這樣的角色之強而有力的決定因素。這些認同 1960 年代末 1970 年代初青少年文化的人，不僅在外表上、價值上、信仰上是認同的，並且在他們的角色扮演上亦有認同感。大家會覺得為何青少年的角色如此重要，大部分人還有另一個看法就是對叛逆、自由、快樂的宣告有如很多人經歷過的政治改革這個嬉皮的角色，甚或更政治化的「雅痞」，是有意識地扮演出來的。甚或如同許多宗教、政治的運動，青少年運動和某些重要歷史是相關聯的（例如：柬埔寨的爆炸案、越戰期間華盛頓的和平遊行，以及芝加哥的暴亂、芝加哥七君子的審判，還有在 1968 年的民主黨大會後的審判、激勵人心的 Woodstock 音樂節）。這個時期的青少年角色模範像是Bob Dylan與Joan Baez、The Rolling Stones與The Doors、Jimi Hendrix與Janis Joplin、Abbie Hoffman與Angela Davis——這些青少年典範提供典型的青少年文化，代表著抗議反對者、吸毒者、提倡性自由者，以及愛好搖滾樂人士。1960年代末期在西方社會，大型的社會運動如婦女團體、青少年及黑人團體傾向去塑造角色，甚至是這些已經進入角色的人，塑造著社會運動。這個社會以及文化已經提供了一個含有多元角色的池子供大家去認同並選擇。個人認同且扮演出某些重要的歷史時代中某些特定的角色成為一個角色模範，讓其他人可以去追求參與在某個特定的文化或事件中。

許多文化角色是天生注定的，是個具爭議性的話題。雖然他們並非因為生理生存需求而存在，但是他們提供一個非常清楚的角色認同功能。一個明顯的例子即是種族地位特色。種族角色是一出生就賦予的了，例如：奇卡諾人（Chicano/Chicana，墨西哥裔美國人）、非裔美國人、猶太人、阿拉伯人、美洲原住民霍皮族（Hopi）。然而在這些種族族群裡有很大的不同，就如同個人會選擇不同的種族特色而去扮演。比較少文化傳統包袱者則擁有更多的選擇。

再者，有些人會認同不同種族族群的次文化角色。例如在監獄的環境中許多白人會模仿黑社會老大的言行舉止，或是西班牙裔的獄友會學習模仿這裡最具有影響力的人。在如此閉塞的環境，有個現象是，大家會追隨一個有魄力且不易受傷的個人角色。在許多方面，那些拒絕典型強悍的牢友角色的，即將面臨許多危機。在這類機構內部，這樣一個角色變成生存必要之角色。大部分的機構會有自己特有文化的角色族群，且有呼應的應對進退之法則：在牢房的文化是牢友的角色；在軍隊的文化是軍人的角色；在企業的文化是生意人的角色。

社會角色也許是日常生活扮演最明顯的角色。社會心理學家傾向視這些角色為決定論的，也就是說他們相信角色決定行為，以及角色是由其社會環境所決定的。在許多社會心理學的文獻中（如Cooley, 1922; Linton, 1936; Goffman, 1959），角色是被描繪成一組權力和責任相對於一個人社會地位的一集合體。

✰ 家庭角色

有些家庭角色是天生賦予的——女兒、兒子、姊妹、兄弟及其他血緣之親戚。太太與先生的角色，父親及母親，或者是比較不具傳統形式的婚姻所產生之後代子女，皆屬於此類角色。不管家庭角色是天生賦予，或者是後天選擇而來的，他們都已相當程度內化且多樣性地扮演出來。

當我們檢視任何家庭角色，某些階級的形成在權力、操控或做選擇上便很自然地呈現出來。雖然此結構會因外在環境（例如：失業、失去親人）或內在環境（例如：意識型態改變，或精神治療的經驗而造成的改變）而有所改變。每個家庭角色的特質都具有強大力量去凝聚每個家庭成員。家庭角色的定義會無止盡地因著既有文化再次被增強。他們也是原型上被決定，反覆的在跨文化的神話和偶像中，不斷影響我們每天的存在。基於神話故事及文化所衍生出傳統的家庭階級，如同我們可以看到《妙爸爸》（*Father Knows Best*）、《天才老爹》（*The Cosby Show*）等電視喜劇，就是最好的例子。

父親／丈夫，可視為家庭地位最高的角色。父親是具有權威，是理性的，而且是一個控制者。他在家庭中做最重要的決定，也是最主要的經濟來源。他具體呈現天父、家長、國王、祭師、商人、企業家、供應者、保護者、獨裁者、總理、船長、一家之主（雖然通常缺席）。這個父親的階級，通常帶有忠誠的權利、尊敬及家庭的穩定，不僅供應並保護其家庭，並且將其遺產傳承子女——特別是教兒子如何當個父親。

傳統的母親／太太的角色，可以被視為是父親／丈夫的之後次要角色。她是家中第二位發號施令的角色。她的權力及責任主要是養育照顧父親及孩子。她是個具情感的角色，提供道德基礎給家人，並教導心靈的功課。在視覺和口語的想像中，她往往被描繪成大地之母、皇后、女家長、女神、女祭司、滋養者、家庭的女主人、爐火的看守者、無所不在且可被信賴的，她也扮演著職業性的角色，但是是先生的附屬角色。而母親被賦予的權力是保護、安全與忠誠，她的職責是維持家庭中良好的情感狀態和家務。

排行第三順位的是兒子的角色，他繼承父親的形象並逐漸承接其責任。長子成了培訓中的國王，他被期待成為男子漢，研究男性課題，學會男性該有的技能。他擁有繼承父親的產業及內化母親的價值觀之權利。

傳統上女兒最沒地位。她的責任就是協助母親，內化養成母親的角色並保有其父親之權力。女兒得到的嫁妝與兒子的產業是無法相比的。只有在沒有兒子的狀況下，女兒的地位才會提升：她可以得到產業，但是必須透過動之以情去證明她配得到。就像李爾王的女兒們，女兒首先必須說服父親相信她對他的愛。所以，她的權利是極微小的，和諂媚、愛及忠誠相關。

另一個具有歷史意義的家庭角色是老年人或是祖父母。長者的傳統責任就是將其教養兒女的智慧傳承下去，並傳承家規給下一代。

與這些傳統角色的互動型態是非常複雜的。不同的文化會發展出特定的原則及禁忌去維持這些角色的定義。佛洛伊德運用戲劇的角色伊底帕斯凸顯西方社會家庭對亂倫的禁忌。他設定心理發展，重述古老的伊底帕斯王王族的戲劇：兒子有弒父娶母亂倫的傾向。在其中一個版本《圖騰與禁忌》（*Totem and Taboo*, 1913/1960）中，佛洛伊德談到最原始的一群人或是古代的部落，由一位妒忌猜疑的族長（家長）所掌管，他控制女人，並且當兒子到達性成熟的階段可以驅逐他們。子孫輩男性最終群起反抗其父親，並用儀式將其身體取而代之，就好像取代了他的權力及社會地位。然而在他們矛盾的情緒中，對於又愛又恨的父親，他們也經歷了罪惡感。為了減緩罪惡感，他們否認弒父的禁令拒絕父親曾擁有的女人。根據佛洛伊德的說法，這個就是文明和道德的開始，明確禁止角色混亂並且對傳統的家庭角色要有清楚的定義。

雖然佛洛伊德對於「戀父情結」不那麼精確、也不詩意，他猜測女兒在早期心理性學方面的發展，就像不自覺地對父親的渴望及對母親的不滿，因為母親擁有一個這麼有價值的對象。

以上所描述家庭角色的圖畫，對許多人的家庭角色扮演是非常貼切的。然而對許多人來說由於當代文化的實際狀況，家庭角色會隨著重新轉化改變。因為離婚與再婚，丈夫和妻子可能與其配偶子女一同居住。事實上，根據 1990 年的美國人口普查數據統計，21% 的美國家庭，至少有一位繼生子女和父母住在一起。單就非裔美國家庭而言，數據上升至 33%。

母親被認為是家庭首要的照顧者以及食物的提供者。根據美國人口普查顯示，在 1990 年有 19% 的白人家庭是單親媽媽。單就西班牙裔、非裔美國家庭而言，數字就不同了。西班牙裔有 29%，而非裔則有 33% 的單親媽媽。因為在家庭中缺少男性成人角色，單親媽媽必須扮演父親及母親的傳統角色。單親爸爸在這三個種族中占 4%，也必須扮演雙重角色——媽媽和爸爸。

有些女人選擇獨自擁有小孩，不需要倚賴父親的財物資源或存在。由於女性主權的權威思想，婦女的角色已顯著地重新改變對太太及媽媽家庭角色的看法。

孩子也從屬於母親的所有物，改變成父母親朋友的角色；或者他們也拒絕只扮演父母的角色，他們也扮演孩子的孩子角色。這些孩子被推入去放棄傳統對家庭角色的認知。當孩子的童年被剝奪（所謂孩子的權利剝奪，就是他們有權玩耍並且被有責任感的成人照顧），在成人時絕對會有後續驚悚的情緒後果。這個文化現象已經在 Alice Miller 的文獻中詳加記載（見 *The Drama of the Gifted Child*, 1981; *For Your Own Good*, 1983; *Thou Shalt Not Be Aware: Society's Betrayal of the Child*, 1986）。

然而，縱使在此混亂且變動的時代，傳統的角色定義並沒有消失，社會會保存它們。電子書面媒體依舊對傳統家庭系統不斷地宣傳。大多數的家長，無論是否已婚，無論是單性戀或同性戀，無論其政治傾向如何，仍舊帶著刻板印象及社會原型的種子，就是文化的包袱。

☆ 政治、法律角色

第二個社會角色的階層是與政治哲學及地位有關。在這個類別有一項是與政府社區有關。在上層是扮演著領導者的角色（例如：主席、長者、國王、皇后、總統，或政府官員），不管是被指派、被選舉出來，或是以武力取得的。在此領導者之下，有許多諮詢顧問、部長、法律執行者、軍人、法定公務員及各式各類的官員。

在扮演這諸多政府官員角色，人們嘗試從外顯或是內在去表達一個人的特定政治哲理。每一個哲思都代表著一個政治角色，表達著光譜上不同階段的想法。從反對派、保守派、自由派、和平主義派一直到革命派。在光譜上極左端和極右端，都意涵其如何組織、分析以及評估知識的方式。

和政治角色相關的是存於法律系統的角色，在一個受壓抑的社會，很多這種角色是由政府部門負責的。法律角色是和一個國家治理之解釋以及違反此律法之起訴或防衛有關的人。在此法律系統中，人們將角色設定為律師、檢察官、被告、證人、法官，以及陪審團。陪審團具有民主社會特色，因為成員是同儕而非專業人士。陪審團就如同人民的法庭，是代表人們的聲音，就像古希臘合唱隊一般，提供「一般的」看法。

☆ 社會經濟角色

社會經濟角色包含四個類別：中下階級包括無家可歸者、接受社會福利者、乞丐、農民；勞工階級（藍領階級）；中產階級包含具有工作技能者、生意人、醫護人員、政治官員、教育者，以及其他行業；上層階級則有貴族或社會名流，以及高度成功的專業人士和企業家。[4] 一個人的社經地位與其社群文化中的政治實力相關。

4 Eric Miller 是 *Research Alert* 的出版者，這是一份每年分析上千份關於消費者傾向的報告，他告訴我，1992 年時，雖然美國政府人口普查並沒有提供中產階級之定義，但從政府數據顯示，1967 年之後有個穩定之通貨緊縮，如此吻合證實，富裕家庭數之提升（年收入 50,000 美元以上）從 18.7% 到 30% 以上。同時窮人（年收入低於 15,000 美元）的人數亦從 13.9% 上升至 17%。加總起來就有 14% 的中產階層縮減。Miller 認為在美國有三個階層，各占人口數三分之一，分別是掙扎組（貧窮及幾近貧窮，含勞工）、中產階級及上流社會（含富裕及高收入者）。

許多傳統的第三世界社會中，無論其經濟、政治、科技如何發展成熟，仍然存有嚴重的階級制度。

社經角色是原始賦予的，尤其是在傳統文化中，有人生來貧窮，死於貧窮，並將此現象遺留給後代子孫。然而階級制度目前已經進化到僅是出生時決定一個人的角色。中產階級於工業革命後開始開花綻放，藉由機會、主動積極、有時甚至是剝削，人們可以獲得較高的社經地位。工商界人士因其社會經濟流動優勢，轉化成為第二階層人士。

儘管階級地位角色有不同的源起，但每種角色皆具有可分辨之特色。例如上層人士因其權力及特權，會購買並享受許多生活物質奢侈品。同時他們透過政治財力資源影響政府，或是接受較高層政府官員的各項提名以展現出其權力。幾世紀以來，政治及宗教改革者的共同目標即是對抗如出現在《時人》（*People*）雜誌以及《富豪與名流的生活》（*Lifestyles of the Rich and Famous*）電視節目這類族群的人。

中產階級角色很諷刺地已經化身為資產階級。在文化復興時期，早期中產階級被認為是缺乏文化及鑑賞力的。由於對受尊敬且舒適的身分及生活型態的渴望，他們具備一套價值系統，因此被認為在政治上是保守的，在文化上是庸俗的，在經濟上是物質化的。

勞工階級包括了馬克斯主義的目標群族。勞工階級角色並不像中產階級般要求文化層次，只不過在其社會中求個溫飽。

中下階級人士大部分是因其出身、文化及種族所形成的。有些人選擇貧窮的角色是因著特定的道德及哲學思想的目標；許多很好的例子如精神領袖耶穌基督、聖方濟（St. Francis of Assisi）、佛陀、穆罕默德，以及（近代的）甘地。但是大部分貧窮是因著出生帶來的，而有壓抑及羞辱的角色功能。

☆ 被放逐者

第五類的社會角色是遊走於各層經濟背景者，他們是被放逐者（pariah）或邊緣人。在一個被壓抑的社會，邊緣人會公開批評政府，企圖消除反對的聲音。在前蘇聯統治時期，沙哈諾夫（Andrei Sakharov）和索忍尼辛（Alexander Solzhenitsyn）兩位知識份子扮演著被放逐者的角色並發揮了這個功能。在壓迫的家園背景下的藝術家，常會以間接的方式提出批判，而成為了被放逐者。有些邊緣人親見革命政治改變，使得他們從邊緣人搖身一變成為英雄，如曼德拉（Nelson Mandela）。捷克劇作家哈維爾（Vaclav Havel）的例子，則是從邊緣人躍升成為統治者。

尚有許多其他類型的被放逐者，有著卑微的社會地位，包括了犯人、吸毒者、少數民族、精神疾病患者、重症者、老年人、愛滋病患者、街友、傷殘人士，以及其他。這些邊緣人顯示了社群的底層。他們有著提醒的功能，相對於健康、財富、青春、安全、道德等角色，他們也存在我們之中，並且可以很容易的遇見他們。藉由忽視他們的存在，我們也許認為是自我保護。然而我們無法自我保護，因他們在媒體出現的樣子，不斷地在我們的惡夢中造訪。

☆ 職場角色

相對於被放逐者的角色是職業角色，是連結社群之角色。根據時間、地點的多樣性，社會賦予不同角色不同的社會地位。農業社會看重農民而工業社會則反之。依據位階、社會福利及成就感，職場角色是多樣化的。

個人與職場角色的關係也是多樣性的。對某些人而言，單一職業角色是不夠的。美國現代偉大的詩人之一 William Carlos Williams 的主要收入是當醫生；另一位 Wallace Stevens 則是保險業者。在經歷了相當程度的疲勞轟炸及工作倦怠，有些人選擇轉換跑道。不過有人還是會在理想與現實之間妥協，選擇繼續留在不滿意但是可以接受的安全環境裡。

職場角色內化，影響了我們的行為及自我認知。例如我自認在機械方面是無能的，在面對不受控制的車子或鬧脾氣的電腦時就會呆住。或許因為本身就缺少機械方面的性向，加上因此缺少接觸此類角色之原動力所造成的結果。

完整的內在職場角色卡司或許比日常生活中一、兩個職場角色更能清楚明白地呈現出複雜且具潛能的人類。在此種情況下，我可以不僅是位老師，我還可以是不怕燃燒殆盡的工作狂，擁有豐富的工作生活。職場角色有可能源自家族事業，例如裁縫師、鞋匠、農夫、律師、醫師。然而當人們從較大層面的社會／文化取得較多的可能性，就有了更多的選擇性。因著這些專職及非專職的角色扮演，個人可以發展其存在的價值。儘管我從未修理過自己的車子，可是在機械上成功的可能性是非常誘人的。在我親自動手做之前，我需要想像自己是個可以駕馭機械的人。在沒有一個適當角色模範的狀況下，我屈服於自己身體的限制，並給機械過多並且超過它們應有的權力。

☆ 權威與權力角色

最後，有一組社會／文化角色涵蓋以上所有角色。這些角色關乎權威及權力，他們可被視為從被動到主動的連續狀態。

被動者試著從社會互動中退出，有以下幾個理由：例如沒有興趣、害怕參與、想要保留他們的權利或是控制權。被動者在其特質上也因此是脆弱的。弱勢被動者通常是被忽視的，並且弱勢被動者易成為積極者的獵物並被霸凌。當他們運用被動抵抗力成為政治行為時，可以大大地影響社會，形成一股強大的力量。甘地、馬丁·路德等人的例子，皆是以非暴力行為而改變其統治的政治次序管道。

積極侵略者可被視為是一種對抗道德特質的角色。最後，侵略者就使用武力去迫使不願意順從的人。負面侵略者有如暴君、獨裁者、霸凌者、虐待狂者、殺手、虐兒家長。有時侵略行為會轉向自己，而扮演出受虐者的角色，甚或更極端則為自殺者角色。

侵略亦有正面積極的一面，例如：戰士此一角色。戰士為著某個原則而奮鬥，而非為侵略或放棄權利。戰士的力量通常在智能、道德、體魄皆是強而有力的。要贏得戰爭需靠內在，戰士需戰勝自己內在消極、保守的一面。同時，戰士需面對外在的敵人，與具有權威的人物溝通，面對並試著殲滅其力量。孩子挑戰父母時是位戰士，父母為孩子設限時也是位戰士；學者勇於突破既有的理論往前邁出一步是位戰士；律師基於原則辯論則是位戰士；癮君子願意面對疾病並尋找醫治方式亦是位戰士；對於生命感到被壓迫、沒有希望，而願意去突破者同樣也是戰士。

我們可能繼承了一個傾向，以特定善意或非善意去扮演我們的權威。即便如此，我們選擇追隨的角色模範，就像在青少年房內牆上懸掛的海報或相片，不管是在街上行走或是在家中所見，多少可以告訴我們扮演權威的部分。

靈性的角色

在文獻及歷史中一再重複的主題是有關於教會或其他宗教團體、個人與團體精神意識之間的衝突。聖女貞德的故事是自中世紀以來很好的例子，聖女貞德代表著一個靈性角色，是個能看見異象、特別的信仰者。這個角色可能完全地被接納，或者成為內在衝突的來源。假設貞德不確定她的異象真是來自聖靈呢？在Nikos Kazantzakis的小說（1951/1961）以及Martin Scorsese的電影（1988）《基督最後的誘惑》（*The Last Temptation of Christ*）中，如果基督懷疑祂的神性而選擇去過平民生活，會是怎樣的結果？這類的問題亦關乎在日常中較不神聖的部分，在人們的信仰及懷疑之間的拉鋸戰。

從社會的角度來看，異象是很懸疑的。具有來自上帝的異象通常被視為幻想或是精神障礙患者。關於異象，批評大多存在於科技較先進的社會。在美國，惟有他們造成暴行，異象角色才會惡名昭彰。例子涵蓋一系列殺手如David Berkowitz，號稱為薩姆之子（Son of Sam），宣稱其看見的毀滅是來自一隻狗的指使；以及Charles Manson，一個具有群眾魅力的屠殺者，他說服一群迷失的門徒，以石子砸死人，因為他預言世界末日即將來臨。

然而，遠見者（異象者）的角色，對我們日常生活也扮演著一個重要的功能。遠見者的角色，對於具有創意的藝術家或是科學家都是很必要的，他們能夠從日常生活去看透在面紗底下的東西，並且能夠預期；雖然也許只是一時帶著那樣的深入看見，這樣的看見可以發展出其獨特的評估或是統合。具有此般異象的角色，並非哥白尼、牛頓、莎士比亞、莫札特、愛因斯坦及佛洛伊德所獨特擁有的。它是每一個人所擁有的一部分，我們可以去想像一個新的秩序、感受事情是如何成就的。這個具有異象的角色，並不一定是去控制外在的世界，也可以控制內在。亦即遠見者（異象者）是內化的轉化他們內在的看見，進一步能夠去改變現實的世界。許多擁有這樣角色的人，可能並不會真的選擇這樣做，但是感受到需要去這般看事情，如同被人們稱呼這個角色一般。

在我們生命中某些時候，我們要的可能不僅是異象，我們可能更想要超越。就像浮士德（Faust），我們可能願意為超越的知識或能力付出相當高的代價。這樣做，我們就扮演了全能上帝的角色，試圖去控制原先不在我們掌控範圍的自然界常態事物。如此一來，我們就放肆在如同酒神之狂喜、阿波羅（Apollo）之預言、宙斯之萬能及狂怒、雅典娜的智慧、愛神之美以及基督之寬恕和愛。或者我們可以轉化進入惡魔式的角色，扮演撒旦忿怒之神，或者女巫去呈現可怕、駭人的衝動，那種因著害怕被嚴厲地審判而足以讓人不寒而顫。

這樣子，成就一個非常重要的功能，對於人類，特別是這些拒絕傳統宗教觀念的人，會促進卓越感。不管是來自上帝或魔鬼，甚至是精靈般精緻的嬉戲（playfulness）。扮演上帝提供一個具創意且嬉戲、使平凡之日常生活得以喘息的表達方式。當一個人失控的時候，暫時扮演控制全局的狀況，使得我們能夠暫緩我們必須去掌控所有事情的壓力。讓我們確信我們直覺、不理性、玩性的部分是完好無損的，縱使在那片刻，就如同哈姆雷特說的（Act I, scene v, 166-167）：

赫瑞修，在天上及地上的事物，比你的哲學夢想還要多。

關於個人在宗教信仰的靈性角色，可分為以下幾類：希臘東正教者、不可知論者、無神論者以及虛無主義者。希臘東正教者是完全相信其所信。不可知論者是不確定有位神。無神論者則是確定不信宗教神祇，雖然他們可能選擇科學、政治或藝術為其信仰的對象。虛無主義者否認所有神祇的存在，以及在宇宙所有存在物之目的。信仰的系統如同道德角色般的發展，是經由主要經驗、次要經驗以及第三次以後對其角色之累積而成的。

有個概括的靈性角色，可適用於所有的信仰者：不可知論者及無神論者，就是基於追尋存在的意義。在神話故事、人類學、大眾文化以及戲劇中，稱之為英雄。英雄或稱追尋者的展開旅程，或許前往世界探索的旅程，也可能是深入角色內在系統以獲得實際存在感之深層旅程。英雄式的旅程，含有面對心靈及身體重大的危險和考驗。像這樣，英雄角色和平常的工作、政策、道德、家庭、性別、健康角色是非常不一樣的，當個人尋求內在意義的時候，它是所有角色的一部分。

所有文化皆需要英雄式的角色模範，它可以提供個體一個完美及可能性的感受。這個角色的探索很明顯地在兒童遊戲及青少年的幻想中存在，就如同成人世界追逐智慧及權力。

由於我們處於反英雄的世代，也許人們會爭論我們對於反英雄之期待，我們甚至以反英雄為典範目標。這個反英雄是個平凡人，面對平常問題時的掙扎就像山姆的願望（見第二章）。有些人根本就往虛無主義的負面思考，提醒自己試著去扮演英雄面對無意義的旅程是徒勞無功的。他們的根據來自文化的現象，比如在全球興起的光頭黨運動以及新法蘭西斯運動。這種對於意義及目的之否定含有目的性的功能，他們可以從虛無主義轉換成適當的後現代藝術形式，而能推翻或解構過去傳統對於表演、文本、動作及音樂的意涵。

然而，當一個人走向非存在主義（nonbeing）並否認追尋者的角色，他就更接近行屍走肉或自殺的領域。許多自殺是來自想像及計畫中的，少數是真正執行的。「要或是不要」（to be or not to be）是哈姆雷特的問題。然而我們滑入反英雄及虛無主義角色的時候，它也是我們的問題。要或是不要什麼呢？生存？死亡？其中一個答案是英雄式的生存。非英雄式的生活是死氣沉沉的生活，成為英雄是試著去發掘我們生命意義的一種方式，無論從上帝或魔鬼、超人或凡人、希臘東正教者或虛無主義者的方向來追尋它。如同以上所談到的，生命角色並非二選一，它是矛盾的，存在及不存在是並存的。當一個人扮演起英雄的角色，例如試著去發掘並確認面對毀謗及恐嚇的權力，總是可以克服不只是那個權力，同時在面對他自己的權力去奮鬥的時候，也能面對他的自我懷疑。如果因此而退縮，即回應了哈姆雷特的問題：不存在，就是他的答案。如果選擇奮鬥，他就轉化哈姆雷特的問題成為答案。不再是活在這二擇一的世界，而是活在兩者皆是的世界。此即英雄的範疇。

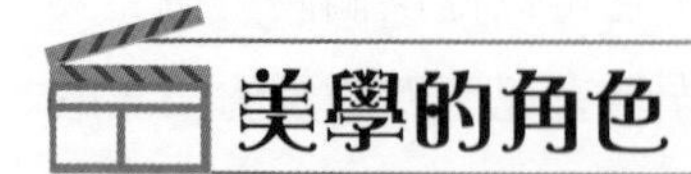

美學的角色

在史詩的靈性角色，通常和追求創意的過程之美學角色交錯。最具象徵性的美學角色是所謂的藝術家，也可視為英雄及異象者之角色：藝術家的旅程是進入這個世界或內心世界去發掘出重要真理的旅程。

視覺、舞蹈及音樂的藝術家，透過影像和形狀、動作和律動、聲音及時間之溝通的形式，傳遞他們的發現，透過這些感官的感受與觀眾交流。這些形式或許不同於角色一般，在各自的藝術也有著同樣的功能：包含了某些獨特重要之特質。戲劇及文學藝術家傾向直接透過語言文字來展現。他們的創作過程是種投射，將其視覺影像投於虛構的角色上，此角色可能與藝術家本身相似或不同。

藝術創作之角色如同宇宙之創作者——上帝。兩者皆將無生命帶出生命，從虛空帶出意象，從混沌中帶出秩序。許多宗教傳統裡，藝術家常暗喻上帝：稱上帝為詩人，創造語言得以命名所有受造物；稱上帝為雕刻家，從泥土將人類雕塑出來；稱上帝是繆斯及演出者，提供創意活動之靈感；以及上帝是舞蹈家。

創造者的角色必須對無法命名者及人格特質中直覺部分給予關注。創造必須能夠超越期待及平凡，或是進入期待及平常，卻有如初見。創造者的角色充滿了各種可能性。他是個玩興十足的角色，其特色有如一種「流」（見 Csikszentmihalyi, 1990）、「自發性」（spontaneity）（見 Moreno, 1946）、「美感距離」（見 Scheff, 1979）、「高峰經驗」（peak experience, 見 Maslow, 1971），以及「閾限」（liminality, 見 Turner, 1982）。

具有創意的藝術家是創造者角色的一種形式。日常生活的所有行為，都可以很有創意地表現出來，就如同每一天的所有行為，都可以很敬虔地表現出來。當一個人扮演起創造者的角色時，他就停止使用被期待的語言及動作，進入了一個既平凡卻又不凡的空間。在這個創造者的角色，人們可以從這個極簡單的行為，甚至是一小片刻的時間，完全感受到生命力。

然而，美學的角色傾向短暫存在。根據愛迪生（Thomas Edison）的反浪漫方程式，天才來自 1% 的靈感及 99% 的汗水。所有從事藝術的都知道，創作的過程是單調乏味的。夢想家，是另一種美學角色，他必須在短時間內放棄浪漫的想法回到現實的日子。然而沒有短暫的創作片刻，生命是令許多人無法忍受的。為什麼人們需要神作為角色模範的理由之一是，使得他們可以繼續扮演上帝這位創造者的角色。許多二十世紀偉大的藝術家呈現無神狀況主要是受制於貝克特（Beckett）的格言「無事可幹」（Nothing to be done）（見 *Waiting for Godot*, 1954）。然而像貝克特及英格瑪・伯格曼者，卻從未停止擁抱創造者的角色，或許這在他們心靈上是唯一最重要的一部分。

偉大的藝術家可能生來就是創造者的角色。但我們的角色模範可以不必是米開朗基羅（Michelangelo）或瑪莎・葛蘭姆（Martha Graham）[5]。這樣的創造者角色可以來自日常生活中一定程度的嬉戲及隨興之日常活動。

5　譯註：Martha Graham 為現代舞蹈最早的創始人之一。

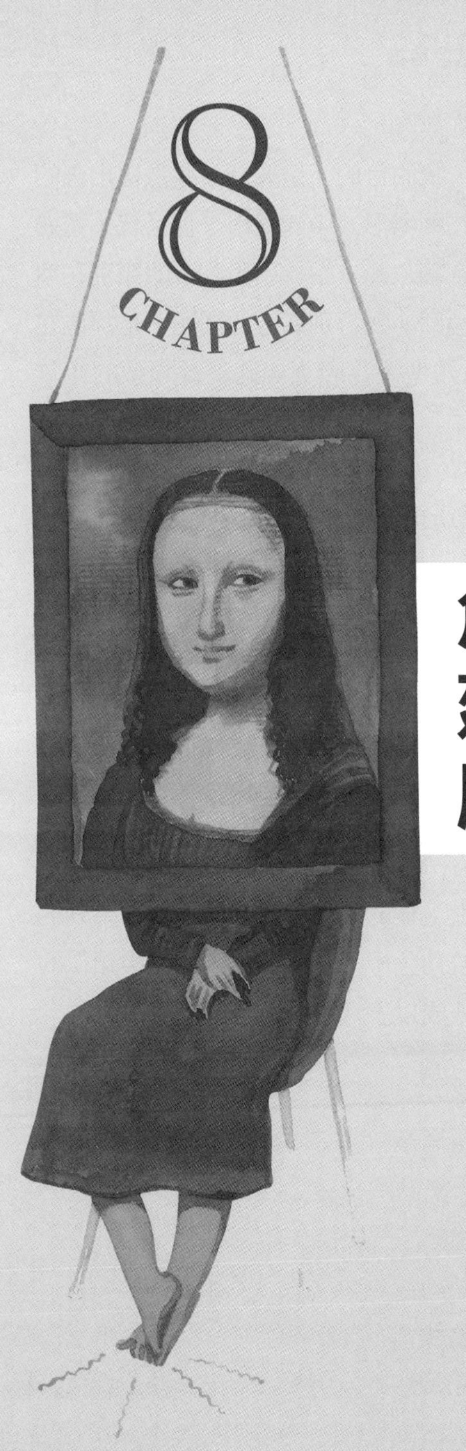

角色的分類：建立一個劇場原型系統

林邦文　譯

透過劇場原型系統的建構，我的目的，是要為一些重複出現的角色類型找出關聯性，並嘗試在劇場形式中建構出一種系統，透過戲劇人物展現的生活複雜性有意義。此一系統引用許多的類別和型態，在前面章節中已有描繪出輪廓。我特別關心的問題，是那些在西方戲劇史中重複出現的角色類型，為因應如此廣泛類型的複雜性，如母親與妻子、弄臣與英雄等，許多類別需要再進一步細分。

為求完全理解這些重複的角色型態，有必要對西方戲劇史做通盤的探討。已經有學者很成功地完成了這項工作（見 Brockett, 1990），他們的成果正好可供作參考。為說明某些特殊的角色類型，我將從戲劇史幾個不同的階段中找出戲劇人物例子（在適當的時候），以說明角色類型的連貫性。

分類的形式

接下來四章我呈現的分類方法，是利用西方戲劇文學中所出現人物的角色加以簡單的分類。從這樣的素材，我點滴彙整一系列的角色類型，以原型的形式內含於角色中，並且和戲劇文學中類似的角色連結。呈現出的分類可以分成以下八個部分：

1. 領域
2. 領域中的分類
3. 角色類型
4. 次類型
5. 特質
6. 功能
7. 風格
8. 戲劇的例子

☆ 領域

所謂的領域（domain）是最廣的角色分類，代表人類身心的全部。如同我在第七章所討論的，我提出六個領域：

1. 身體的（somatic）：有關人的發展、關於性的、身體的面向。
2. 認知的（cognitive）：有關人的思考風格。
3. 情感的（affective）：有關道德與情緒的狀態。
4. 社會的（social）：包括政治的與社經地位、在家中的定位，以及權威與權力。
5. 靈性的（spiritual）：包括一個人尋找意義與超驗存有的關係，或是個人超驗的部分。
6. 美學的（aesthetic）：有關人類個性創造與藝術的部分。

☆ 領域中的分類

類別是領域中的分支，包含角色類型的相關歸類。舉例來說，身體的領域分類為以下的類別：年齡、性取向、外表與健康。第七章所討論的分類，就劇場角色的類型（如：性別）而論太過籠統，所以從分類中刪除。有些領域並沒有再分門別類出來，因為特定角色在數量上有限，並且在實質本體上是很清楚的相互關係。例如在認知領域中，我只有指出五種角色類型：呆頭鵝、弄臣、矛盾者、批評者、智者。因為這全部都是互相關聯，所以在這領域不需要再分類。

另一方面，情感的領域包括兩大類。第一種與道德類型有關，包含十五種特定的角色，是我分類學單一領域中擁有最多的類型。

或許道德比起其他更能驅動劇場的角色。情感領域中第二個分類涉及情緒狀態，這通常符合情感變化的幅度，從超理性、過度疏遠，以及沒有熱情到非理性、沒有距離、狂喜。

社會領域包含最多的角色類型，一共有三十三種。這一些類型又可以分為五種類別：家庭、政治／政府、法律、社經地位、權威與權力。我刪除「工作」的角色，因為太過一般性。

靈性領域包括兩種分類：自然存有與超自然存有。雖然這個領域只包括十種角色類型，但是它不容小覷，此領域包括許多重要的戲劇與神話人物或英雄的角色。

最後的領域，也就是美學，只含括兩個角色類型而已，因此就不再分類。

以下以表的格式，將各個領域的分類呈現如下：

領域：身體的

分類：年齡

分類：性取向

分類：外表

分類：健康

領域：認知的

領域：情感的

分類：道德

分類：情緒狀態

領域：社會的

分類：家庭

分類：政治／政府

分類：法律

分類：社經地位

分類：權威與權力

領域：靈性的

分類：自然存有

分類：超自然存有

領域：美學的

☆ 角色類型

每一個角色類型提供一組具有意義的相關聯特質，所呈現出的是角色的原型而非是角色的刻板印象。心理學家或是神話學家（例如榮格）做出許多嘗試，具體將神話中分出原型。例如 Pearson（1989）特別指出六種角色類型：無辜者、孤兒、遊蕩者、戰士、烈士以及魔法師。另外一位（Riso, 1987）嘗試將古代神話以圖示、九型人格（enneagram）的分類，列舉出九種角色類型：熱心助人者、尋求地位者、藝術家、思想家、忠誠者、通才者、領導者、和平協商者與改革者。

一些酗酒家族治療的參與者，認為角色類型是各種家庭動力的代表，包括賦能者（enabler）、英雄、代罪羔羊、迷失的小孩及小丑（見 Kritsberg, 1988）。其他也有從人際溝通分析（transactional analysis）（見 Berne, 1961），把三種自我狀態等同於角色類型：父母、成人、小孩。在文學批評的領域，Propp（1968）將俄國民間故事中出現的角色分出幾種類型，包括：英雄、假英雄、惡棍、調度者、助人者、捐贈者、公主與父親。

針對戲劇，特別是研究了每日生活中重複出現的角色，我指出八十四種角色類型，每一角色類型都有其領域歸屬及（依相關性）區分。我的研究開始於希臘艾斯奇勒斯（Aeschylus）的戲劇，並透過現代西方戲劇的形式，這個研究僅限於閱讀大約六百部劇作——這些都是經常被編纂、摘要與評論（見，如 Brockett, 1990; Gassner, 1954; Shipley, 1984; Southern, 1961），以及一些經常會在《戲劇文摘》（*The Drama Review*）、《劇場期刊》（*Theatre Journal*）與《紐約時報》（*The New York Times*）等報章雜誌中出現者。從這一些來源或是相關出處，瀏覽這麼多的戲劇作品，我將在整個時代與類型中抽取角色的類型。

所有在劇場中的角色被分類到某一個範圍。有一些是刻板、單純的，像是中世紀道德劇中的角色，或是在一部義大利十六、十七世紀的即興喜劇（commedia dell'arte）中固定的人物角色，完全是以角色類型出現。這樣的例子還包括怯懦的士兵、悲慘的父親、妻子不貞的男人、聰明的僕人以及浪漫的戀人。其他像是安蒂岡妮、哈姆雷特、白蘭琪，以及威利[1]，都是屬於多面向、豐富，以及複雜性的角色。例如，哈姆雷特的人物鮮明，它包含許多角色類型：演員與學者、情人與復仇者、英雄與愚人。然而即便是哈姆雷特與一些相關的複雜角色，也都是從人類的精神中抽取出來的——跟道德劇中的角色比較起來，比較少刻板印象，而且不管是原型的悲劇英雄角色或是現代實際的反英雄。

一個角色類型，有可能是戲劇人物的一部分，同時也被賦予其他的角色，或者是整個角色廣泛地延伸或是一個單純的角色。某個程度而言，戲劇角色類型與人物，變化的風格會比生命中的角色要來得更廣大，戲劇的功能維持比簡單的角色要來得多。某種程度而

1 譯註：白蘭琪（Blanche DuBois）是美國著名劇作家田納西·威廉斯的作品《慾望街車》中一個有名的過氣女明星角色，而威利（Willy Loman）則是亞瑟·米勒在其最有名的劇本《推銷員之死》中的男主角。

言，戲劇角色被賦予許多角色類型，像是哈姆雷特或是安蒂岡妮這兩個人物，戲劇的功能特別具體被指出來，風格傾向於更加寫實性。當戲劇中的人物變得更加複雜，他們傾向於人類實際的狀態。

另一方面來說，這或許是事實，當愈多的劇作能夠將角色分別切割出重要與簡單的特質，例如莎士比亞《仲夏夜之夢》裡波頓的角色，愈能創造出非常清楚可以被區分的角色，愈能被許多觀賞者捉住與其生活經驗相類似的重點。或許這就是戲劇角色的功能——賦予某個角色帶有特定的區別，以至於發現渺小、個人化、人性的方式，來填補較大、抽象，以及概念性的面具，這樣一來，觀眾可以回應說出：「是的，我們可以在那個角色中看到部分自己的經驗！」

角色類型與複雜人物之間的關係非常矛盾。一方面，複雜性引導出一種重現風格，趨向於人類的真實生活；另一方面，簡單、渺小、平凡角色容易被注意到的動作，能夠引導到了解人類的複雜行為——這種想法就是詩人威廉．布雷克（William Blake）曾經說過的，一沙一世界〔見〈純真的兆示〉（*Auguries of Innocence*, 1790/1964）〕。布雷克的願景或許也像偉大的劇作家如莎士比亞及法國作家莫里哀（Molière）等人一樣，他們將簡單角色分類朝向複雜性，然後這些複雜的人物以優雅的方式揭露他們的角色，同時呈現人性與宇宙世界的單純。

☆ 次類型

次類型（subtype）是角色類型的更進一步分類，對於相同類型中類似的主題或是可替代的不同特質變化再做分類相當有用，例如弄臣類型可產生出像是惡作劇者以及現世的丑角（existential clown）。雖然這些都是弄臣類型的變化，每一種類型包含或多或少獨特的特質、功能以及風格，實際上存在於其特定的類型與歷史的時刻。

另一個例子，在戲劇文學中母親作為主要角色，有幾個不同的特質。像是相對於撫育的母親，一個非常有力的對比是殘忍的母親，這就是具體的次類型。

☆特質

特質為角色類型或次類型中的描述，包括角色身體上、認知、道德、情感、社會與靈性的面向，源自於戲劇文學中角色的行為與動機的分析，相類似的（或是次類型的）人物擁有相似的特質。典型的反派——例如克瑞翁（Creon）和伊阿古（Iago）都是試著想得到權力與控制的例子。複雜的角色類型呈現出多樣性，而且是相互矛盾的特質。伊阿古作為一位典型的反派，同時具備易受傷與不易受傷、為人信任與被人辱罵兩種特質，以及富有智慧卻動機卑劣；很多方面，他像是彌爾頓（Milton）《失樂園》（*Paradise Lost*, 1667/1957）裡的撒旦，渴望扮演上帝。即便是這樣，相似類型之間的連結是由一組共同的描述字眼，以及共同戲劇功能所建立。當對比的特質彼此之間矛盾性高的時候，就需要建立一個次類型。

☆功能

功能呈現出戲劇脈絡中特定角色的目的，以及角色與觀眾之間的關係。先前提到的 Propp（1968）將超過一百多種俄國民間故事中的人物，分類出角色人物的特質，他將戲劇人物功能定義為：「戲劇人物某一行為，由其一連串行為的意義來定義。」（p. 21）這個說法和我對於角色功能的概念非常類似，然而我同時也設定一個關於戲劇觀念的功能。因此，每一個角色提供他個人心中對於人物與劇作文本中特定的功能，這就是演員的工作，去發現這些功能，並且與觀眾溝通。雖然在戲劇中，一個角色可能存在些矛盾的功能，不過仍舊維持些許原始的動機或是骨架，提供每一個角色類型目的感。例如所有的弄臣角色，也許不會以相同的方式表達他們的機智或是聰明，然而共同功能是提供可笑的小聰明給願意聽他們講的人，或是蠢到不願聽的人。與觀眾的連結，弄臣常常是根據個人的需求，提供多樣的功能。然而，大多數的觀眾都會從某個距離看待舞台上角色類型及他們實際生活中的愚蠢事件。

☆風格

介於角色類型與觀眾之間認同感的程度，介於觀眾與演員之間的認同程度會受到製作風格的影響。風格是一種演出形式，其中的角色要能正確演出，不論是以現實為基礎、寫實性（representational），或是抽象的、表現性演出的方式，抑或是在於前面兩者之間。每一種風格意含某種特定程度的情感與認知。寫實性的風格意含著較大程度的情感；表現性的風格是較多程度的認知。每一種風格在劇場中進行的方式，與先前提及的距離模式（distancing model）很類似。過度距離的位置，是以豐富的認知與少量的情感特質，較多以表現性的風格表演；過近距離的位置，以較多的情感與缺少認知，反映出較多的寫實性風格。

風格以許多方法決定行為以及情感表達的層級。然而，雖然某些劇場的種類指出特定的風格，但是演員及導演也許選擇與劇場特定風格相違背的方式，來詮釋某種複雜的角色，例如抽象與真實、一般的情形或是特定的狀況。

當角色似乎在歷史性、美學上與風格相符合，我通常分派一個特定的風格給那個角色類型，例如，貝克特戲劇中現世的丑角角色，就是很明顯屬於表現性的風格。在許多其他的例子中，當我假定角色類型可以很容易在兩種風格中表演出來，我就會刪除某個特定已被標記的風格。

☆ 戲劇的例子

劇場歷史中至少有三種重要不同的時期或類型（例如古典希臘羅馬、文藝復興，以及現代戲劇）。在某種程度來說，衍生出來的重點是共同性角色類型的本質。一些角色類型傾向於產生在特定的時期，例如現代與後現代的反英雄。在這樣的情形中，我從在那時期中各式各樣的劇作找出例子。然而有八十四種描繪的角色類型，似乎持續在不同時間、地點與劇作種類重複被看見。

角色類型學

以下整個類型學在之後第十一章也會繼續說明。

領域：身體的

☆ 分類：年齡

❶ 角色類型：孩童

- **特質**：孩童是愛玩耍的、喜歡嬉戲、自我中心，以及不狡猾。這種角色類型經常是在青少年期之前，他們的行為也跟這些特質很一致。在某些情況之下，年紀較大的人物會表現出小孩的態度，也因而隱含在此種角色類型中。
- **功能**：孩童的功能就是顯示出愛玩的精神、單純，以及童年時期對任何事物的好奇。
- **風格**：在許多方面，這是一種對童年時期浪漫化的概念，意含表演的一種表現性的形式。大多數的孩童人物維持著對這種觀點一致的看法，因此比較多出現在舞台上，而較少存在於實際生活。然而許多出現在戲劇中的孩童人物需要一種混合的風格，像是高品質關於孩童的戲劇腳本，呈現出現代的社會或是心理的議題（如 S. Zeder 的 *Step on a Crack* 及 W. Kesselman 的 *Maggie, Magalita*）。
- **例子**：孩童的角色類型至少從早期希臘悲劇與喜劇，就以簡單形式出現。文藝復興時期到現在，孩童的角色類型逐漸擴充、複雜，出現頻率也增加。孩童的原型彼得潘（Peter Pan），即是這種孩童性格的典型人物，而且是無數劇場製作的參考來源，也引發社會與心理方面的深思。

接下的例子始於十六世紀末，並持續延伸到不同世紀：愛德華三世〔C. Marlowe 著，《愛德華二世》（*Edward II*）〕、小孩〔G. Büchner 著，《伍采克》（*Woyzeck*）〕、小艾娃（Little Eva）〔由 G. Aiken 改編 H. B. Stowe 的小說，《湯姆叔叔的小屋》（*Uncle Tom's Cabin*）〕、海德薇（Hedwig）〔（H. Ibsen 著，《野鴨》（*The Wild Duck*）〕、悌兒提爾（Tyltyl）與米提兒（Mytil）〔M. Maeterlinck 著，《青鳥》（*The Blue Bird*）〕、翰奈爾（Hannele）〔G. Hauptmann 著，《翰奈爾》（*Hannele*）〕、陶伯（Trouble）〔D. Belasco 著，《蝴蝶夫人》（*Madame Butterfly*）〕、彼得潘〔J. M. Barrie 著，《彼得潘》（*Peter Pan*）〕，以及小安妮〔T. Mahan、C. Strouse 與 M. Charnin 著，《小安妮》（*Annie*）〕。

❷ 角色類型：青少年

- **特質**：青春期是自我意識、道德與正直、尋求探索、感性、浪漫、天真與尷尬笨拙。雖說這個年紀的範圍涵蓋十幾歲的年紀，青少年特質也往往適用於成年的角色。
- **功能**：青少年是介於兒童期與成人時期的過渡。作為一個角色類型，青少年的功能展露出實際生活經驗，在非完全無知也非經驗老道的心理階段，喜劇或是悲劇的後果。
- **風格**：這種角色類型很容易以諷刺或是以風格化的方式表演，常常出現於田納西．威廉斯與彼得．薛佛（Peter Shaffer）的現代劇作中。
- **例子**：莎士比亞一系列關於青少年人物的作品，其中以羅密歐與茱莉葉最有名。從十九世紀到二十世紀重要的例子還包括麥爾奇奧（Melchior）與溫德拉（Wendla）〔F. Wedekind 著，《春之甦醒》（*Spring's Awakening*）〕、妮娜〔A. Chekhov 著，《海鷗》（*The Sea Gull*）〕、溫蒂（J. M. Barrie 著，《彼得潘》）、理查德．米勒（Richard Miller）〔E. O'Neill 著，《荒野情》（*Ah, Wilderness!*）〕、桃樂斯〔L. F. Baum 著，《綠野仙蹤》（*The Wizard of Oz*）〕、蘿拉〔T. Williams 著，《玻璃動物園》（*The Glass Menagerie*）〕、艾倫．史傳（Alan Strang）〔P. Shaffer 著，《戀馬狂》（*Equus*）〕，以及莫札特〔P. Shaffer 著，《阿瑪迪斯》（*Amadeus*）〕。

3 角色類型：成人

- **特質**：當作一種角色型態，成人是負責任、有所承諾、理性的、獨立的，並且堅強，卻容易受傷。成人的形象並非固定在任何年齡或是性別，但往往是值得信任的。
- **功能**：成人的功能為平衡者，而且通常是道德型態，提供穩定與理由給那些缺少穩定性與比較不理智的人。
- **風格**：特別從二十世紀以來，許多成人被刻畫成一種寫實的表演方式，即便在一些古典的戲劇中，他們表演的本質，多接近以表現性的演出方式。
- **例子**：成人角色的例子如下：希修斯（Theseus）〔Sophocles 著，《伊底帕斯在科羅納斯》（*Oedipus at Colonus*）〕、保母（The Nurse）（莎士比亞著，《羅密歐與茱麗葉》）、達令先生與太太（Mr. and Mrs. Darling）（J. M. Barrie 著，《彼得潘》）、范奇（Atticus Finch）〔由 H. Foote 改編 H. Lee 的小說，《梅岡城故事》（*To Kill a Mockingbird*）〕、老爸爸（Big

Daddy）〔T. Williams 著，《熱鐵皮屋頂上的貓》（*Cat on a Hot Tin Roof*）〕，以及克拉克中尉（Lieutenant Ralph Clark）〔T. Wertenbaker 著，《美好家國》（*Our Country's Good*）〕。

❹ 角色類型：老人（亦參見「祖父母」）

- **特質**：老人有智慧、哲學性、先知與富有同情心。雖然年輕的人物有時候也會擁有這些特質，但是這樣的角色類型通常還是以老人保有較多。有時候老人有些怪癖，像馬丁・范德霍夫爺爺（Grandpa Vanderhof）〔G. Kaufman、M. Hart 著，《浮生若夢》（*You Can't Take It with You*）〕。
- **功能**：老人將他們透過年紀與經歷所獲得的智慧傳給年輕一代。老人所展現出令人著迷的古怪，通常與年紀有關。
- **風格**：有智慧、具有哲學想法的老人傾向於以寫實的風格演出。
- **例子**：貢薩羅（Gonzalo）〔莎士比亞著，《暴風雨》（*The Tempest*）〕、羅西昂伯爵夫人（Countess of Rossillion）〔莎士比亞著，《終成眷屬》（*All's Well That Ends Well*）〕、托弗船長（Captain Shotover）〔G. B. Shaw 著，《傷心之家》（*Heartbreak House*）〕、雅各（Jacob）〔C. Odets 著，《醒來歌唱》（*Awake and Sing*）〕、艾比（Abby Brewster）與瑪莎（Martha Brewster）〔J. Kesselring 著，《老處女與毒藥》（*Arsenic and Old Lace*）〕、休（Hugh）〔B. Friel 著，《翻譯》（*Translations*）〕、埃米爾（Emil）與喬治（George）〔D. Mamet 著，《鴨的變奏》（*Duck Variations*）〕。

4.1 次類型：好色之徒

- 特質：老人也有可能會出現容易生氣、好色、有控制慾、自我中心，以及愚蠢的。
- 功能：這些老人遮遮掩掩地會想要或是嘗試控制年輕人，然後在整個過程中經常讓他們自己變得像傻瓜一樣。
- 風格：老人各種好色的種類通常以表現性的風格出現。
- 例子：這種另類老年人的角色普遍出現在古典的戲劇中，特別是羅馬的喜劇。這些老年人也出現在文藝復興的義大利即興喜劇中傻老頭的角色。特別的例子包括：老黎西達穆斯（Old Lysidamus）〔Plautus 著，《凱西納》（*Casina*）〕、托比．培爾契爵士（Sir Toby Belch）〔莎士比亞著，《第十二夜》（*Twelfth Night*）〕、先生／老闆（Husband/Boss）〔S. Treadwell 著，《機械時代》（*Machinal*）〕，以及梅克斯（Max）〔H. Pinter 著，《回家》（*The Homecoming*）〕。

☆ 分類：性取向

❺ 角色類型：無男子氣概

- 特質：無男子氣概就是那種沒有性慾——被閹或是陽萎。無男子氣概就性慾上是模糊不清的，而且經常出現同時被在性方面沒有安全感的人威脅或是信任。此外，他們往往是能言善道、講話風趣，有時候輕鬆、惹人發笑，有時候卻是可憐兮兮。
- 功能：無男子氣概的人給觀眾一個透過笑聲釋放被閹割恐懼的機會。這種角色類型對於性慾感到不安全之個體，表演出具有威脅及撫慰的矛盾功能。

- 風格：這類角色最常出現在古典羅馬戲劇與文藝復興的戲劇中，廣泛地被帶入演出，而且高度風格化。在現代象徵這種概念或思想的戲劇中，風格傾向於較多的人性化，因此投入較多的情感，例如布利克（Brick）這個角色（T. Williams 著，《熱鐵皮屋頂上的貓》）。有些觀眾或許不是很清楚對於不適當性慾的恐懼。透過風格化的演出，無男子氣概的人表演帶動性慾議題，本質上讓觀眾透過安全的方式，得以解嘲自己在性方面的恐懼。
- 例子：從古典、現代與當代的戲劇，包括宦官（The Eunuch）〔Terence 著，《宦官》（*The Eunuch*）〕、盧克蕾齊亞（Lucrezia）〔N. Machiavelli 著，《曼陀羅》（*Mandragola*）〕、閹馬（Castrone）〔B. Jonson 著，《狐坡尼》（*Volpone*）〕、亞歷克斯（Alexas）〔J. Dryden 著，《一切為了愛》（*All for Love*）〕、阿克美（Acmat）〔M. D. Manley 著，《皇家惡作劇》（*The Royal Mischief*）〕、閹奴（Two Eunuchs）〔F. Dürrenmatt 著，《貴婦還鄉》（*The Visit*）〕、波提諾斯（Pothinus）〔G. B. Shaw 著，《凱撒與豔后》（*Caesar and Cleopatra*）〕、亨克曼（Hinkemann）〔E. Toller 著，《亨克曼》（*Hinkemann*）〕，以及冉碧涅拉（La Zambinella）〔N. Bartlett 著，《薩拉辛》（*Sarrasine*）〕。

❻ 角色類型：同性戀

- 特質：這種角色類型其中一種樣子是敏感、講話風趣、易受傷害，以及表現出熱情的感情。同性戀傾向是圈外人（outsider）

的角色，但是在很多方面卻又爭取被接納——如果不是在主流社會爭取，就是在同儕之間。同性戀通常被戲劇化地表達為一種沒安全感、生氣與懷有敵意、暴躁壞脾氣與墮落的。

❒ **功能**：同性戀的角色類型挑戰傳統性方面的道德，有時候會對異性戀世界的恐同開玩笑。這樣的角色類型同時也提供另一種生活方式。

❒ **風格**：在 C. Marlowe 所寫的《愛德華二世》中，他的情人蓋維斯頓（Gaveston），一位投機份子，被描述成殘酷的政治有名人物，他策動宮廷裡的貴族反叛國王，最後將愛德華二世殘忍地送去行刑。這樣的關係遠遠超過古希臘詩人，享有「喜劇之父」的亞里斯多芬尼斯（Aristophanes）作品中偶爾提到，老年人與年輕人之間美妙嬉戲的關係。

近年來，同性戀的角色大量地發展。二十世紀中期的劇場呈現一種易受傷害、被排斥的個人觀點，交替的情緒有憤怒、容易生氣還有溫和。在愛滋病受到注意的年代，為了要能影響陳腐傳統的秩序，同性戀的角色再度從個人的角度轉移到政治的領域，在政治上受害被排斥者必須要表達他的憤怒，以及他改革的精神。如同其他性角色類型，同性戀的角色通常被描述成遠過於平日生活的角色，也因此以這樣的方式演出。然而最近的例子，趨向於對人物更加真實地描述。

❒ **例子**：儘管整個戲劇歷史都有描繪到同性戀，但是現代與當代的戲劇中達到了最受重視的位置。第一個同性戀的角色是出現在先前提到的文藝復興時代作品《愛德華二世》中的角色——蓋維斯頓。現代戲劇中更多的例子有：格施魏茨伯爵夫人（Countess Geschwitz）〔F. Wedekind 著，《潘朵拉的盒子》（*Pandora's Box*）〕、艾內茲（Inez）〔J. -P. Sartre 著，

《無路可出》（*No Exit*）〕、克里斯多福（Christopher）〔J. Van Druten 著，《我是照相機》（*I Am A Camera*）〕、瑪莎·杜比（Martha Dobie）〔L. Hellman 著，《雙姝怨》（*The Children's Hour*）〕、雷德爾上校（Alfred Redl）〔J. Osborne 著，《為我愛國》（*A Patriot for Me*）〕、傑弗里（Geoffrey）〔S. Delaney 著，《甜言蜜語》（*A Taste of Honey*）〕、俊（June）〔F. Marcus 著，《喬治修女謀殺案》（*The Killing of Sister George*）〕、林（Lin）〔C. Churchill 著，《九重天》（*Cloud Nine*）〕、麥克斯（Max）〔M. Sherman 著，《班特》（*Bent*）〕、肯尼（Kenny）〔L. Wilson 著，《七月五日》（*The Fifth of July*）〕、理查（Rich）與索爾（Saul）〔W. Hoffman 著，《彷彿》（*As If*）〕，以及愛德（Ed）〔H. Fierstein 著，《火炬三部曲》（*Torch Song Trilogy*）〕。

7 角色類型：異性扮裝癖

- **特質**：異性扮裝癖就是穿著另一性別的衣服，經常是裝模作樣、不屬於道德範疇、令人吃驚的，以及非常規的。這樣的人物類型經常是非常會說話、措辭巧妙且富有創造力。
- **功能**：異性扮裝癖的功能為從因襲的性道德中撥弄些樂趣，並且從歡樂表達矛盾情緒的性徵。
- **風格**：雖然這種異性扮裝癖通常以表現性風格表達，但是有兩部當代的戲劇，H. Fierstein 寫的《一籠傻鳥》（*La Cage aux Folles*）與《火炬三部曲》，它們由比較少見的鬧劇觀點呈現，其中主要的人物與觀眾建立一種直接同情的連結。以上的例子，異性扮裝癖仍舊為下等人，但是渴望成為布爾喬亞的中產階級。

這和 C. Ludlam 筆下那些反對崇拜偶像的人物，他們看待自己在這荒謬世界中正常的運作，有很大的不同。H. Fierstein 所描寫的主要人物阿諾（Arnold），在異性戀的世界中生活，雖然他想要維持同性戀的角色，卻又渴望得到社會上的尊重。

❒ **例子**：被喻為當代莎士比亞的班・瓊森（Ben Jonson），是一位擅長創造角色類型的大師。他最早創造出的角色類型是艾碧辛（Epicene），與劇作同名（或作：啞妻），一位雌雄同體、性別矛盾的人物。揶揄自己為「老抑鬱」（Old Morose）的男主角患有疑病症且厭惡女性，宣稱只娶啞女人。這位太太最後被發現是變裝的男孩，由主角「抑鬱」（Morose）的姪子所設計的一場騙局。

艾碧辛為後來許多現代關於變裝的性鬧劇形式鋪局，像是在 C. Ludlam 的作品《卡蜜兒》（*Camille*）中的異性扮裝癖，對於傳統性道德故意嘲弄。一個比較刺目的版本是由 J. Orton 寫的《窺心事》（*What the Butler Saw*），呈現出一系列變裝及利用語詞的不同意義進行滑稽問答。另外異性扮裝癖的例子還有：莉塔（Rio Rita）〔B. Behan 著，《人質》（*The Hostage*）〕、布萊特（Leslie Bright）〔L. Wilson 著，《瘋狂的布萊特夫人》（*The Madness of Lady Bright*）〕，以及宋麗儂（Song Lilong）〔黃哲倫（D. H. Hwang）著，《蝴蝶君》（*M. Butterfly*）〕。

8 角色類型：雙性戀

❒ **特質**：雙性戀指的是性慾方面同時被不同的性別所吸引。在這種角色類型中通常是超越道德範疇的。

❒ **功能**：雙性戀的功能，像是同性戀一樣，都是挑戰傳統的道德觀。這樣的角色進一步的功能，是以一種方式模糊不同性別或相似性別之間性吸引的明確界線。就其本身而論，雙性戀是令人困惑的角色，或許會激發觀眾對於性的矛盾心理。另一方面來說，雙性戀有可能指出健康心理的雌雄同體，如同心理學家榮格所提出的「anima」（男人潛意識女人的性格）與「animus」（女人潛意識男人的性格）。

- **風格**：跟其他性的角色一樣，雙性戀通常本身是以表現性的風格演出。然而，在比較現代的常見戲劇中，這樣的角色像其他的性角色類型從人的角度描述，可以寫實逼真地演出。
- **例子**：最近主流的幾部作品出現雙性戀的真實例子，像是由 H. Fierstein 寫的《火炬三部曲》以及 W. Finn 寫的《假音人》（*Falsettos*）。為了努力解決性慾的問題，劇作家運用這樣的角色作為一種方法，來探索人類內在最原始的衝突。最早的例子是希臘神話戲劇有名的神——酒神，他出現在許多古典與現代的戲劇中〔例如尤里庇底斯（Euripides）寫的《酒神的女信徒》，以及表演團體（The Performance Group）所演出的《69 年的酒神》（*Dionysus in 69*）〕。

其他關於雙性戀的角色還有愛德華二世（C. Marlowe 著，《愛德華二世》）、阿基里斯（Achilles）〔莎士比亞著，《特洛伊魯斯與克瑞西妲》（*Troilus and Cressida*）〕、安卓珍尼（Androgyno）（B. Jonson 著，《狐坡尼》）、泰瑞莎（Thérèse）〔G. Apollonaire 著，《蒂蕾西亞的胸脯》（*The Breasts of Tiresias*）〕、尼可拉斯・貝克特（Nicholas Beckett）（J. Orton 著，《窺心事》），以及維多利亞（Victoria）（C. Churchill 著，《九重天》）。

☆ 分類：外表

❾ 角色類型：美人（亦參見「天真無邪者」與「不道德者」）

- **特質**：這種類型的角色擁有在面孔及身材外表極出色的特質，有時也會延伸到道德及性靈方面的美。美人是帶有童話故事般的天真無邪。
- **功能**：美人的角色功能為迷惑人或是吸引人的，這種角色為純潔或是愛的對象。
- **風格**：在表演風格中，大部分的時候維持著完美理想形象的表現性的演出。
- **例子**：包括約爾（Iole）〔Sophocles 著，《特拉克斯的女人們》（*The Women of Trachis*）〕、米蘭達（Miranda）（莎士比亞著，《暴風雨》）、特洛伊的海倫（Helen of Troy）〔C. Marlowe 著，《浮士德博士》（*Doctor Faustus*）〕、梅麗桑德（Mélisande）〔M. Maeterlinck 著，《佩利亞斯與梅麗桑德》（*Pélléas and Mélisande*）〕、狄德麗（Deirdre）〔J. M. Synge 著，《悲傷女神狄德麗》（*Deirdre of the Sorrows*）〕，以及梅姬（Maggie）〔A. Miller 著，《墮落之後》（*After the Fall*）〕。

9.1 次類型：誘惑者

- **特質**：美人作為誘惑者，是老練的與工於心計，他（她）們用美貌來滿足物質和（或）心理上的需求。

❒ **功能**：有心機且外表美麗、帥，誘惑他人是為了他（她）個人的自私目的。

❒ **風格**：雖然這樣的次類型可以用新的方式演出，但是在現代戲劇中仍以寫實性的表演方法演出。

❒ **例子**：或許在所有的神話故事與戲劇中最有名的美人就是特洛伊的海倫，她的美色擊沉了上千船隻。文藝復興時代 Marlowe 的版本，把天真無邪的海倫呈現得非常好。工於心計的海倫則是出現在希臘悲劇作家尤里庇底斯寫的《海倫》（*Helen*）的版本。其他的例子還有克莉奧佩屈拉（Cleopatra）〔莎士比亞著，《安東尼與克莉奧佩屈拉》（*Antony and Cleopatra*）〕、卡門〔H. Meilhac 與 L. Halevy 著，《卡門》（*Carmen*）〕，以及魯拉（Lula）〔A. Baraka 著，《荷蘭人》（*The Dutchman*）〕。

⑩ 角色類型：野獸（亦參見「身體殘疾者」與「惡魔」）

❒ **特質**：野獸是醜陋的角色，特徵是在面貌及身體極端地不吸引人，有時候延伸到道德和（或）心靈方面的醜陋。

❒ **功能**：野獸的功能為嚇人與令人害怕。比較是心理的層面，野獸暴露出陰影、人類本質中黑暗的一面。

❒ **風格**：野獸型的角色通常被描繪成有風格的、戲劇性、令人注目的演出。

❒ **例子**：最早的野獸角色是出現在希臘神話中的森林之神（satyrs），設計出滑稽的角色形成薩特戲劇（satyr play）的基礎。這些半人半羊的角色通常被描述為猥褻的、下流的以及愛挖苦人的；然而現存希臘戲劇作家尤里庇底斯寫的森林之神的劇作《獨眼巨人》（*The Cyclops*），表現出的卻是一種比較嚴肅的野獸。荷馬史詩（Homer）《奧德賽》（*The Odyssey*）中，森林之神是野獸的絕佳例子——殘暴的獨眼巨人可以將樹連根拔起，或是活生生把整個人吞食。其他的例子還有卡利班（Caliban）（莎士比亞著，《暴風雨》）、佛羅雷斯（De Flores）〔T. Middleton 與 W. Rowley 著，《陌生的孩子》（*The Changeling*）〕、海德先生（Mr. Hyde）（由 D. Edgar 改編 R. L. Stevenson 的小說，《化身博士》），以及里拉（Leila）〔J. Genet 著，《屏風》（*The Screens*）〕。

10.1 次類型：純真的野獸

- **特質**：雖然外表醜陋或令人害怕，但是這類野獸的次類型保有精神上的天真，時常會喚起同情與同理心。
- **功能**：這類純真的野獸的功能是作為身心矛盾的例子。
- **例子**：羅得．瑞文斯班（Lord Ravensbane）〔P. MacKaye 著，《稻草人》（*The Scarecrow*）〕、科學怪人（Frankenstein's monster）〔由 P. Webling 改編 M. Shelley 的小說，《科學怪人》（*Frankenstein*）〕、泥人（The Golem）〔H. Leivik 著，《泥人》（*The Golem*）〕、伊沃娜（Ivona）〔W. Gombrowicz 著，《伊沃娜，勃艮第的公主》（*Ivona, Princess of Burgundia*）〕、藍尼（Lenny）〔J. Steinbeck 著，《人鼠之間》（*Of Mice and Men*）〕、約翰．梅瑞克（象人）（John Merrick）〔B. Pomerance 著，《象人》（*The Elephant Man*）〕，以及魅影（Phantom）〔R. Stilgoe 與 A. Lloyd Webber 著，《歌劇魅影》（*The Phantom of the Opera*）〕。

⑪ 角色類型：平凡人（亦參見「中產階級」、「失落者」、「普通人」與「反英雄」）

- 特質：平凡人是單調、無趣的，在外表或是地位方面都是讓人疏遠的。然而平凡人有時會跟特殊的環境糾纏。
- 功能：這類的角色類型混雜於團體，跟一般人的長相與行為相類似。
- 風格：一般而言，平凡人的角色是現代一般人物，通常是以極簡的、搞笑的風格表演。許多現代劇例子的角色是沒有名字或是以一種象徵的稱呼來代替。例如，E. Rice 的作品《計算器》（*The Adding Machine*）中的零號先生（Mr. Zero）[2]。然而這種類型也有可能在寫實派的戲劇中以一位反英雄的角色呈現，例如 A. Miller 寫的《推銷員之死》中的主角威利（請見第十一章），他在非常有限的心理藍圖上發展。
- 例子：約瑟夫 K.（Josef K.）〔由 J. L. Barrault 改編卡夫卡的小說，《審判》（*The Trial*）〕、貝林傑（Berenger）〔E. Ionesco 著，《殺人者》（*The Killer*）〕、媽咪（Mommy）與爹地（Daddy）〔E. Albee 著，《美國夢》（*The American Dream*）〕、安琪（Angel）〔M. Medoff 著，《紅騎士，你何時歸來？》（*When You Coming Home, Red Ryder*）〕，以及廢柴人（Garbagemen）〔P. Schumann 著，《家庭重生馬戲團》（*The Domestic Resurrection Circus*）〕。平凡人牽涉到特別的情境的例子有：同性戀加里（Galy Gay）〔B. Brecht 著，《人即是人》（*A Man's a Man*）〕、強尼強生（Johnny Johnson）〔P. Green 著，《強尼強生》（*Johnny*

2 譯註：零也有無足輕重的人之意。

Johnson）〕、潘泰格來茲（Pantagleize）〔M. de Ghelderode 著，《潘泰格來茲》（*Pantagleize*）〕，以及安東．伊瓦納維奇．凱爾任采夫（Anton Ignatyevich Kerzhentsev）〔P. Kohut 著，《可憐的兇手》（*Poor Murderer*〕）。

☆ 分類：健康

⑫ 角色類型：有心理疾病者／瘋子

- **特質**：瘋子是不可預測與非理性的，是躁狂抑鬱症患者、會對自我或他人構成威脅。
- **功能**：瘋子暴露出人類黑暗與陰影的一面，挑戰神智健全的想法。部分是觀眾的需求，想要逃離每日的生活，探知並由於共鳴而感受瘋人黑暗深幽的世界；部分是因為他們想要得到一種有益的驚嚇，這類風格幾世紀以來持續受到歡迎。
- **風格**：在希臘戲劇中，我們發現一系列角色像是潘修斯與復仇三女神（Furies）的行為皆受到酒神的影響。就其本身而論，他們都被描述成高度表現性的演出方法。莎士比亞劇作中角色瘋狂的行為，很明顯地受到心理因素刺激產生。李爾王在荒原上的狂怒，因為他不知不覺中失去權力，因此對人生一切目標感到無意義。馬克白夫人（Lady Macbeth）強迫洗手，因為她承受不了她殺人的罪惡感。這種因為心理因素導致瘋狂，表演傾向於寫實性的演出方法。
- **例子**：在十八世紀，參觀瘋人院是特權階級的一種受歡迎的娛樂，二十世紀由 P. Weiss 寫的劇作《馬哈／薩德》（*Marat/Sade*）有清楚的描述。而且從 1950 年代，恐怖片的次類型發展出關於瘋子的暴力行為。其他古典或是現代劇作中的這類角色還有：阿賈克斯（Ajax）〔Sophocles著，《阿賈克斯》（*Ajax*）〕、亨利四世（Henry IV）〔L. Pirandello著，《亨利四世》（*Henry IV*）〕、瑪麗·泰隆（Mary Tyrone）（E. O'Neill著，《長夜漫漫路迢迢》）、白蘭琪〔T. Williams著，《慾望街車》（*A Streetcar Named Desire*）〕、奇格艦長（Captain Queeg）〔H. Wouk著，《凱恩艦叛變的審判》（*The Caine Mutiny Court Martial*）〕，以及傑克（Jack）〔P. Barnes著，《統治階級》（*The Ruling Class*）〕。

⑬ 角色類型：身體殘疾者或畸型者（亦參見「野獸」）

- ❒ 特質：這種角色的類型是令人害怕的、無法預測、喜怒無常的，不管是被動消極或是具有攻擊性。在許多方面，這和前面所提到的野獸類型很相似。不同的是比較多屬於殘廢畸型的人，而較少科幻小說中的怪物。
- ❒ 功能：這類角色的功能是讓人害怕；是在美麗的、差強人意的及醜陋的界線之間扮演；或是以這樣的方式藉由其殘廢畸型的外表而反映出人物黑暗的動機。
- ❒ 風格：身體殘疾通常以表現性的風格表演。
- ❒ 例子：西元前100年羅馬時代，被認為是最早沒有腳本的喜劇——亞提拉鬧劇（Atellan farce），它的出處沒有人知道。鬧劇中出現四種角色人物，包括了巴科（Bucco）：一個吹牛自誇的戰士；帕普斯（Pappus）：一個滑稽的老頭；馬可仕（Maccus）：一個貪心的傻子；杜森（Dossenus）：一個長相駭人的駝子（見Brockett, 1990）。駝背的角色在莎士比亞的作品最早是理查三世，算是早期身體殘疾角色類型的例子。更多當代作品中身體殘疾者的例子還有盲人（Blind Man）〔A. Strindberg 著，《夢幻劇》（*A Dream Play*）〕、布萊德利（Bradley）〔S. Shepard 著，《被埋葬的孩子》（*Buried Child*）〕、朱利亞（Julia）〔M. I. Fornes 著，《菲芙和她的朋友們》（*Fefu and Her Friends*）〕。

13.1 次類型：超脫的畸型者

- **特質**：身體殘疾者的另一種類型，這類人物是具有道德、充滿感情，能引起感傷、熱情、精神上強而有力的高度境界。
- **功能**：這個類型扮演神話與浪漫的概念，也就是畸型外表下的內在存有美麗的心靈。悲劇英雄伊底帕斯身體畸型，生下來就是彎腳、畸形足，他的名字也因此有關。伊底帕斯的特質意味著身體殘疾者角色在戲劇上的進一步功能——因為生下來的身體殘缺不完美，而在當時或是後來某些日子受到被拒絕的痛苦。為了應付這樣的拒絕，一個人可能選擇（或是被迫選擇）步上伊底帕斯的後塵，或是像是理查三世的卑鄙可恥。
- **風格**：這種次類型的風格比較傾向於寫實性的表演方法，因為需要較多情感以及出自演員令人感動的表演。
- **例子**：格洛斯特（Gloucester）〔莎士比亞著，《李爾王》〕、波吉（Porgy）〔D. Heyward 著，《波吉》（*Porgy*）〕、海倫凱勒（Helen Keller）〔W. Gibson 著，《熱淚心聲》（*The Miracle Worker*）或譯《海倫凱勒》〕、莎拉·諾曼（Sarah Norman）〔M. Medoff 著，《悲憐上帝的女兒》（*Children of a Lesser God*）〕，以及肯·哈里森（Ken Harrison）〔B. Clark 著，《生殺大權》（*Whose Life Is It Anyway?*）〕。

⑭ 角色類型：慮病者

- **特質**：這種類型是妄想的、放縱任性、愚昧、沒有安全感，以及易受騙的，常常擔心自己是不是生病了。
- **功能**：慮病者努力對外在世界保持安全感，以及免受想像疾病的恐懼。如果他富裕，或許讓自己暴露於江湖術士、追求者，以及一些因為他們個人需求而等待的攀附者之下。這種角色類型通常提供喜劇般的釋放。
- **風格**：這類慮病者的角色通常是喜感與可笑的人物，以較廣泛、表現性的方法表演。
- **例子**：在《奇想病人》（*The Imaginary Invalid*）一劇，法國劇作家莫里哀創造出一位經典的慮病者阿爾甘（Argan），他幾乎代表以上描述的各種特質。在現代的戲劇中，契訶夫創造出一位有趣的人物——《求婚》中的洛莫夫。有好幾部音樂劇取材自莫里哀寫的《奇想病人》一劇，包括 J. Rodale 與 D. Meyer 寫的《端乃特》（*Toinette*），以及 L. Thuna、K. Jacobson 與 R. Roberts 寫的《告訴我哪裡好時光》（*Show Me Where the Good Times Are*）。後者將阿爾甘改成阿倫（Aaron），變成一位有錢的房地產猶太商人；如同莫里哀的原作，這個人物的目的是用來令人發笑的。其他的例子還有澤娜（Zeena）〔由 O. Davis 與 D. Davis 改編 E. Wharton 的小說，《伊坦·弗洛姆》（*Ethan Frome*）〕，以及菲利克斯（Felix）〔N. Simon 著，《單身公寓》（*The Odd Couple*）〕。

⑮ 角色類型：醫生

- **特質**：醫生是身體與心靈的治療者。在這樣象徵正面的化身，這種類型是道德的、專注的與勝任的。
- **功能**：醫生的功能是協助病人把病治好，不論身體或心理方面。
- **例子**：醫生的角色出現在整個戲劇史中，然而大多數在古典戲劇中都是比較微不足道的角色。這樣的角色出現在不知名作者寫的《每個人》（*Everyman*），以及莎士比亞的作品《李爾王》。現代與當代的戲劇，醫生的角色已經不只是治療者而已，變得更加重要，不論在喜劇或是悲劇都是重要的人物。例子包括像是阿斯道夫醫生（Dr. Astroff）〔A. Chekhov 著，《凡尼亞舅舅》（*Uncle Vanya*）〕、科倫索．里金（Colenso Ridgeon）〔G. B. Shaw 著，《醫生的兩難》（*The Doctor's Dilemma*）〕、赫希貝格醫生（Dr. Hochberg）〔S. Kingsley 著，《白衣人》（*Men in White*）〕、里德（Walter Reed）〔S. Howard 著，《黃色傑克》（*Yellow Jack*）〕、戴沙醫生（Dr. Dysart）（P. Shaffer 著，《戀馬狂》），以及宏比（Hornby）〔H. Pinter 著，《另一種阿拉斯加》（*A Kind of Alaska*）〕。

15.1 次類型：庸醫

- **特質**：由 Plautus 寫的《孿生兄弟》（*The Menaechmi*），是一部古羅馬的喜劇，提供這種類型角色早期的例子，作為後來喜劇慣有的人物。在特質上，庸醫是傲慢自大、貪婪、剝削、迂腐，以及不明事理的。
- **功能**：這類角色的功能常常利用他是治療者的位置，剝削慮病者或是需要接受治療的病人。

- 風格：雖然這是極度具有風格的人物，庸醫的角色較多在寫實性表演的戲劇中出現，例如 F. Dürrenmatt 寫的《貴婦還鄉》（*The Visit*）。
- 例子：其他時期出現的庸醫例子還有：斯嘉納萊（Sgaranelle）〔Molière 著，《屈打成醫》（*The Doctor in Spite of Himself*）〕、納克醫生（Dr. Knock）〔J. Romains 著，《納克醫生》（*Doctor Knock*）〕、普倫蒂斯醫生（Dr. Prentice）（J. Orton 著，《窺心事》）。在二十世紀前半期，可以在美國滑稽歌舞劇與英國音樂劇的表演，找到更多關於庸醫的角色。

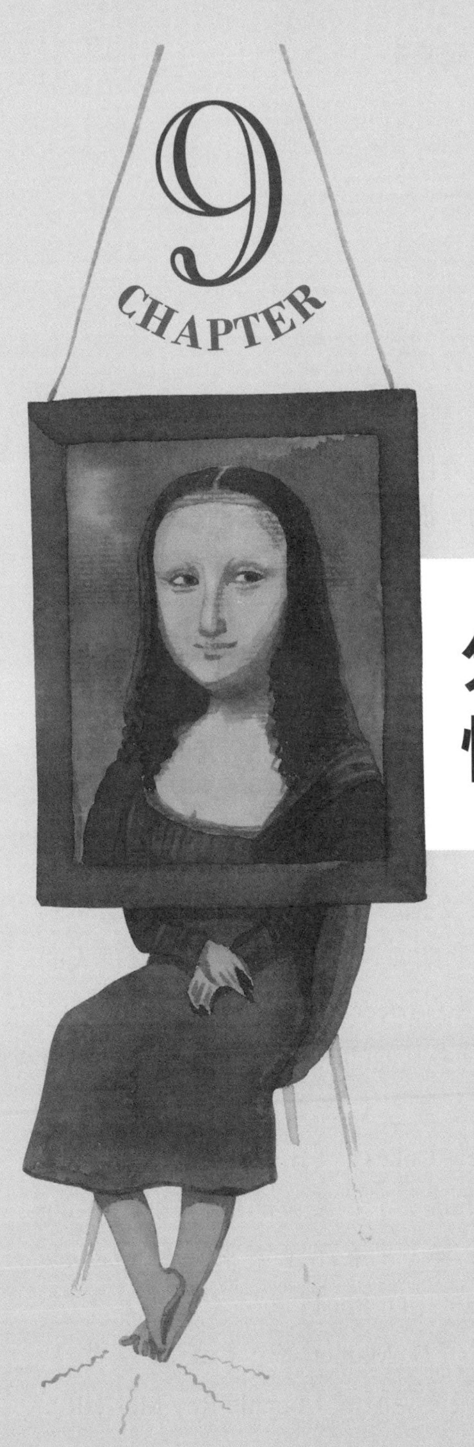

分類：認知與情感領域

林邦文　譯

領域：認知的

16 角色類型：呆頭鵝

❒ **特質**：弄臣（fool）的角色類型跟呆頭鵝（simpleton）經常被混淆。兩者不同處最重要的是弄臣還有些小聰明、講話很好笑；而呆頭鵝是天真與不狡猾的，很容易成為揶揄的對象。呆頭鵝常常是無知的，卻又不覺察自己無知；他是愚蠢的，但是卻沒有弄臣的權力與小聰明。

❒ **功能**：呆頭鵝經常被取笑。他維持著不知不覺與頭腦簡單，不管會有什麼後果。

❒ **風格**：呆頭鵝通常是以廣泛、表現性的方法表演。

❒ **例子**：文藝復興戲劇呈現大量呆頭鵝的角色，最有名的例子是莎士比亞的《仲夏夜之夢》中波頓的角色，他愚鈍呆板，不僅在字面上（按：此處意指原文 ass）與象徵性地都帶著驢子的頭。義大利十六、十七世紀的即興喜劇經常有呆頭鵝當僕人的角色，與聰明的公僕阿萊基諾（Arlecchino）形成對比。

戲劇史不同時期中還有許多其他的例子，包括斯瑞西阿得斯（Strepsiades）〔Aristophanes 著，《雲》（*The Clouds*）〕、巴賽洛繆可樂（Bartholomew Cokes）〔B. Jonson 著，《巴賽洛繆市集》（*Bartholomew Fair*）〕、波波的彼得國王（King Peter of Popo）〔G. Büchner 著，《萊昂瑟與萊娜》（*Leonce and Lena*）〕、裘蒂（Judke）〔D. Pinski 著，《寶物》（*The Treasure*）〕、鮑伯（Bob）〔D. Mamet 著，《美國水牛》（*American Buffalo*）〕，以及麥克尼爾（Lonnie Roy McNeill）

〔P. Jones 著，《白玉蘭騎士團的最後一次會議》（*The Last Meeting of the Knights of the White Magnolia*）〕。

16.1 次類型：戴綠帽者

- **特質**：戴綠帽者通常是單純無知，以及在性方面無能的。戴綠帽者是被羞辱的對象，由於他對妻子出軌行為無知而被嘲笑為傻瓜。
- **功能**：戴綠帽者提供觀眾滑稽好笑的解脫感覺，因為別人都已經知道他的妻子對他不忠實，而他總是最後才發現。
- **風格**：戴綠帽者通常以各式各樣的表演風格演出，除了一些比較當代的劇作〔例如：H. Pinter 的劇作《背叛》（*Betrayal*）〕，在其他作品中，戴綠帽者被以寫實的方式刻畫演出。
- **例子**：安菲特律翁（Amphitryon）〔Plautus 著，《安菲特律翁》（*Amphitryon*）〕、丈夫（The Husband）〔J. Heywood 著，《約拿，約拿》（*Johan, Johan*）〕、福特大師（Master Ford）〔莎士比亞著，《溫莎的風流婦人》（*The Merry Wives of Windsor*）〕、聘妻（Pinchwife）〔W. Wycherley 著，《鄉下太太》（*The Country Wife*）〕、布勃羅舍（Boubouroche）〔G. Courteline 著，《布勃羅舍》（*Boubouroche*）〕、布魯諾（Bruno）〔F. Crommelynck 著，《那動人的戴綠帽男人》（*The Magnificent Cuckold*）〕、卡薩諾瓦（Casanova）〔T. Williams 著，《王者之道》（*Camino Real*）〕，以及梅克斯（Max）〔T. Stoppard 著，《敢愛敢做》（*The Real Thing*）〕。

17 角色類型：弄臣（傻子）

- **特質**：這類弄臣（傻子）的角色類型主要從說話風趣的僕人延伸出來，首先出現在希臘喜劇，並且頻率很高地出現在羅馬喜劇。這種說話風趣僕人的特質，以及後來延伸出來的一般弄臣類型，兩者皆是當主人的陪襯、未經解放而且奴顏卑膝。弄臣卑微奉承他們的主人，然而說話反應及實用知識卻優於主人。這個角色傾向具有諷刺意味，擁有跟別的人物不同的知識，然而在舞台上與觀眾分享他的知識。弄臣的吸引力在於優越的覺察力與能力，他能去操弄智力比較差的人。這也是弄臣令人可憐的特質，儘管他說話風趣，但仍給人低下的印象，對比他優越的人來說，弄臣也許令人生厭且不被社會接受。
- **功能**：弄臣的功能一方面是使他的主人（或是觀眾）高興，另一方面還是有缺點讓人批評。這種生動的人物提供相對於乏味主人的另一種轉換。弄臣的低社會地位也顯出了他高度的機智。他帶刺的話與洞察力中存在某種安全感，因為出身低下，不會有人將他當作一回事。他與觀眾之間建立一種同理情感的連結，分享他的智慧，想要做他自己——因為智慧而產生優越感，卻經常是要付出代價的。
- **風格**：弄臣通常是高度風格化的人物，需要高度熟練言語表達，演員也要能耍些花招。
- **例子**：弄臣最主要出現在早期羅馬的喜劇，像是《撒謊者》〔*Pseudolus*，劇作家普勞圖斯（Plautus）以普修多盧斯（Pseudolus）這樣的角色來呈現〕；文藝復興時期義大利十六、十七世紀的即興喜劇，還有一些衍生出來的作品中，像是由 B. Shevelove、L. Gilbert 與 S. Sondheim 創作的音樂喜劇《春光滿古城》（*A Funny Thing Happened on the Way to the Forum*，此作品放入同樣的「普修多盧斯」的主角名字）。希臘東正教的弄臣原型大部分從早期反應靈敏的僕人角色衍生出來，賦予義大利丑角阿萊基諾的形象，詼諧、聰明與古靈精怪的滑稽惡作劇者。阿萊基諾通常陪襯布里戈拉（Brighella）的人物，他是憤世嫉俗的玩樂者、帶有惡毒傷人的特性，比起弄臣惡劣得多。

阿萊基諾角色後來的發展，我們所熟悉的弄臣普欽內拉（Pulcinella）是英國木偶滑稽劇人物「帕奇」（Punch）最早的版本。這樣的弄臣演變得有些矛盾性，包含特質有：心軟且多疑、聰明但無知、單純卻狡黠。在普欽內拉這個角色上，我們開始看到他的矛盾心理，這樣的特質引起後來許多戲劇發展很完整的角色人物。

莎士比亞筆下《李爾王》中弄臣的角色，在這角色類型中是比較深思熟慮與複雜的版本；雖然他反應靈敏與憤世嫉俗，因不知情地被政治事件逮補而殺害，其實也帶著某些悲劇的面向。莎士比亞描述的弄臣有著不同的身材，其中最圓胖的是福斯塔夫（Falstaff）與托比爵士（Sir Toby Belch）兩位。弄臣衍生許多後來角色，例如在一部義大利即興喜劇，由 C. Goldini 寫的《一夫二主》（*The Servant of Two Masters*），其中愛開玩笑的杜魯法狄諾（Truffaldino）；L. Andreyev 的作品《吃耳光的人》（*He Who Gets Slapped*）中，可憐兮兮的丑角；傻傻的、愛睡覺的李伯（Rip Van Winkle），在其同名的作品《李伯大夢》〔由 D. Boucicault 改編歐文（W. Irving）的故事〕；P. Weiss 寫的《馬哈／薩德》劇作中愛挖苦人的璽瑞德（Herald）；由 J.

Mastroff、J. Kander 與 F. Ebb 等人寫的《酒店》（*Cabaret*），其中節目主持人（Master of Ceremonies）是令人害怕與雌雄同體的角色。

17.1 次類型：惡作劇者（亦參見「精靈」）

- **特質**：惡作劇者最早是神話故事的角色，通常是喜愛惡作劇、無關道德的與愛玩的角色。惡作劇者經常是雌雄同體以及經常狂歡、狂飲（酒神式的精神），喜愛破壞蹂躪那些要求秩序與效率的人的生活。
- **功能**：惡作劇者的存在是把熟悉變成陌生、動搖原先期待與保守秩序的事物，造成不和諧與混亂（至少是暫時性的）。這類早期的弄臣專注在惡作劇與造成混亂局面。
- **風格**：惡作劇者幾乎都是以表現性的表演方式呈現。
- **例子**：在很多方面，希臘酒神可說是惡作劇精靈最早的例子（請參考尤里庇底斯寫的《酒神的女信徒》）。莎士比亞的《仲夏夜之夢》中波克（Puck），是惡作劇者最早的角色，也成為許多現代丑角的前身。其他古典與後期戲劇中的例子包括普萊斯特力歐（Palaestrio）〔Plautus 著，《吹牛戰士》（*The Braggart Warrior*）〕、東尼．蘭普金（Tony Lumpkin）〔O. Goldsmith 著，《屈身求愛》（*She Stoops to Conquer*）〕、吉尼佛（Ginifer）〔J. Cocteau 著，《圓桌武士》（*The Knights of the Round Table*）〕、事件（The Event）〔A. Gray 著，《我是如何得到那個故事》（*How I Got That Story*）〕，以及宋麗儂（Song Lilong）（黃哲倫著，《蝴蝶君》）。

17.2 次類型：現世的丑角

- **特質**：典型的聰明、妙語弄臣的另一面，也就是我稱作「現世的丑角」的現代角色類型，通常是被毫無意義的世界所困，也會拿瀕臨死亡一事來開玩笑。這樣的角色類型有些詩意、不感情用事、虛無主義、極簡、非道德性的。
- **功能**：這種弄臣的現代版本表現出小丑的絕望——一種幾乎是邏輯地結束所有的羞辱與恥笑，不僅是對別人的發聲，也包含自己所收到的。這類的弄臣不會讓人覺得因為好笑而放鬆，而比較是指出現存明顯且愚蠢的荒謬性。弄臣說：我們都生活在一個傻瓜的天堂。一把發出真實子彈的槍跟槍管中射出一張寫著「砰砰！」的旗子，同樣愚蠢可笑。這是複雜的角色類型，他挑戰了所有觀眾檢視他們對於關切議題的嚴肅性。
- **風格**：現世的丑角以完全表達性的方式表演。
- **例子**：二十世紀世紀愛爾蘭、法國作家貝克特（Beckett）在他極少的幾部作品中，展現出廣泛各式各樣現世的丑角。最佳的例子是《等待果陀》（*Waiting for Godot*）的人物洛奇（Lucky），他是一位奴隸，被主人綁在繩子的一端。這位倒楣弄臣的生命淪落到擁有最少的東西、最少的需求，以及最少的行動。他像小丑的一種行為是擁有惡作劇的想法，幾乎沒有任何合理的意義，像是連珠砲般地脫口而出。他的主人波卓（Pozzo）也很像小丑一般，跟洛奇的角色容易互調，他本身也歸於現世的丑角。

　　莎士比亞寫的《哈姆雷特》中掘墓人（Gravedigger）為現世丑角的先驅。當代的例子還有康萊德．格哈特（Conrad Gerhart）〔J. Weiss 著，《如何出租收到錢》（*How the Rent*

Gets Paid）〕與威力小丑（Willy the Clown）〔B. Irwin 著，《關於飛行》（*The Regard of Flight*）〕。

⓲ 角色類型：矛盾者

- **特質**：這類角色類型是以他混淆困惑的狀態著稱。矛盾者想太多，相信經常思考兩種替代行動路線的有效性，因此反而無法行動。
- **功能**：矛盾者的功能是維持無法行動、困於對立思緒的狀態，例如一位奴隸有反抗的想法。通常矛盾者終於採取行動時，往往具有毀滅的後果。
- **例子**：從很多方面來看，哈姆雷特是具有矛盾者的例子，莎士比亞將他描寫成「帶著蒼白思想的病態」。其他古典例子還有西吉斯蒙德（Segismundo）〔P. Calderon 著，《人生如夢》（*Life Is a Dream*）〕與華倫斯坦（Wallenstein）〔F. Schiller 著，《華倫斯坦》（*Wallenstein*）〕。現代劇本有名的一齣戲，由瑞典劇作家 A. Strindberg 所寫劇名與主角同名的茱莉小姐（Miss Julie），另外 C. Odets 作品《黃金男孩》（*Golden Boy*）中喬．波拿巴（Joe Bonaparte）。以黑人當代戲劇的例子，矛盾者夾在兩種不同文化，以及兩種相互矛盾的生存方式之間。這樣角色的例子在劇作家 A. Baraka 的作品〔如《廁所》（*The Toilet*）中的雷福特（Ray Foote）〕與 A. Kennedy 的作品中〔例如，《黑人瘋院》（*Funnyhouse of a Negro*）的黑人莎拉（Sarah the Negro）〕常可見到。

18.1 次類型：偽裝者

- **特質**：幾乎所有類型的戲劇都有偽裝與面具的概念，如同是濃縮戲劇表演的要素——戲劇中的角色呈現方式，一開始讓演員難以被觀眾理解，之後揭露他的身分。作為矛盾者的次類型，為了個人道德上的目的，偽裝者或許故意有雙重身分。偽裝很明顯地在不知情狀態下採用錯誤的角色，因此顯得愚蠢。這種錯誤身分引導角色發展，成為戲劇文學中的主要要素。
- **功能**：偽裝在戲劇上有許多的目的。莎士比亞呈現出各式各樣的女人，例如薇奧拉（Viola）（《第十二夜》）、茱莉亞（Julia）〔《維洛那二紳士》（*Two Gentlemen of Verona*）〕、羅瑟琳（Rosalind）〔《皆大歡喜》（*As You Like It*）〕，以及海倫娜（Helena）（《終成眷屬》），她們掩飾身分的目的是想要得到心儀的男人。但為了不同的目的，男人也會偽裝：福斯塔夫（《溫莎的風流婦人》）穿衣打扮，試圖誘惑他人；哈姆雷特裝瘋賣傻，假裝自己處於低下狀態，挖掘殺父真相。偽裝作為一種非直接的方法接近真相以及想要的目標。也有錯誤偽裝的例子，偽裝者自己並未察覺，因此像是扮演呆頭鵝，讓自己被觀眾嘲弄。
- **風格**：偽裝者通常是以表現性的表演方法演出。
- **例子**：傳統的酒神〔Aristophanes 著，《青蛙》（*The Frogs*）〕是對於偽裝的最早角色。除此之外莎士比亞大量作品中的例子（參閱之前所述），其他的例子還有克里斯蒂安（Christian）〔E. Rostand 著，《大鼻子情聖》（*Cyrano de Bergerac*）〕、沈德／水大（Shen Te/Shui Ta）〔B. Brecht 著，《四川好女人》（*The Good Woman of Setzuan*）〕、希茲威・班西（Sizwe

Banzi）〔A. Fugard 著，《希茲威・班西死了》（*Sizwe Banzi Is Dead*）〕，以及超人（Superman）〔R. Benton 與 D. Newman 著，《超人》（*Superman*）〕。

錯誤身分的偽裝例子包括西拉克斯的麥納克默斯（Menaechmus of Syracuse）（Plautus 著，《孿生兄弟》）、西拉克斯的安提弗列斯（Antipholus of Syracuse）〔莎士比亞著，《錯中錯》（*The Comedy of Errors*）〕、德羅米歐（Dromio of Syracuse）〔G. Abbott、R. Rodgers 與 L. Hart 著，《西拉鳩斯市的男孩》（*The Boys from Syracuse*）〕，以及葛雷戈（Gregor Samsa）〔由 C. Dizenzo 改編卡夫卡的故事，《變形記》（*Metamorphosis*）〕。

18.2 次類型：替身

- **特質**：現代戲劇中，無意識的偽裝人物具有較多心理功能，從人格中隱藏的部分呈現想法，洩露出另一個自我或是雙重性格。這類角色類型是神祕的、洩露的、探索的。
- **功能**：替身的功能洩露出表演人物人格隱藏的部分。
- **風格**：替身是抽象概念，並且以風格化表演風格演出。
- **例子**：由於這是現代類型的角色，這樣的例子在 B. Brecht 作品（《人即是人》）可以見到，其中一位單純的工人同性戀加里（Galy Gay）被轉化為人類打鬥的機器耶力亞・吉普（Jeraiah Jip）。C. Churchill 所寫《九重天》中的人物，藉由種族特點表達性與政治混亂的困惑觀點（例如由白種人飾演非裔美人的傭人）、雙重性徵（例如女人扮演男人或是男人飾演女性），以及角色之間開放的雙性戀等。其他例子還有海德先生（Mr. Hyde）（由 D. Edgar 改編 R. L. Stevenson 的小說，《化身博士》）、查拉圖斯特拉（Zarathoustra）〔J. L. Barrault 著，《查拉圖斯特拉》（*Zarathoustra*）〕，以及亞歷（Arlie）〔M. Norman 著，《失控》（*Getting Out*）〕。

⑲ 角色類型：批評者

- **特質**：表現出跟廣大下層民眾不同，高高在上，這類勢利眼以優越的態度，對那些缺乏智慧或道德標準的人施加評論。這種批評者是嚴厲的、態度上優越的、懲罰性的，通常是自以為是的。
- **功能**：批評者的功能被認定是優越者、高傲的態度，以及高高在上批評藝術作品、某人的特徵、某件社會或是道德上的議題，或是瑣碎的事物，例如某人衣服的裁剪。
- **風格**：許多批評者以鬧劇的方式演出，與早期角色那種愛挖苦人的觀點十分相稱（例如 Aristophanes、Sheridan 與 Shaw 等人的作品）。
- **例子**：十八世紀後期的一齣戲，R. Sheridan 寫的《評論家》（*The Critic*），引出滑稽的、愛批評的戲劇人物道瓊（Dangle）與西理爾（Sneer），他們的名字正是他們作為批評者最好的說明[1]。不少的諷刺作家，如 G. B. Shaw 在 Flawner Bannal〔《芬尼的第一齣戲》（*Fanny's First Play*）〕的角色上提供他個人的觀感。即便是在他《皮革馬利翁》（*Pygmalion*）〔音樂劇版本為《窈窕淑女》（*My Fair Lady*），由 A. J. Lerner 與 F. Loewe 創作〕中語言學家亨利．希金斯（Henry

1 譯註：Sneer 有譏笑之意。

Higgins），我們發現劇中角色對於社會秩序的批評，其實是利用自己形象來創造此角色，並運用他個人批評技巧改造世界。其他的例子還有謝利登．懷賽德（Sheridan Whiteside）〔G. Kaufman 與 M. Hart 著，《誰來晚餐》（*The Man Who Came to Dinner*）〕，以及明月（Moon）與前輩飛鳥（Birdboot）〔T. Stoppard 著，《偵探兩個扮》（*The Real Inspector Hound*）〕。

20 角色類型：智者（亦參見「遠見者」）

- **特質**：這個角色類型對於特定議題具有真誠的知識與洞察力。
- **功能**：智者可以指出真相所在，並且理解其他人難懂的或是不清楚的部分。這樣的角色類型典型為希臘智慧之神雅典娜與所羅門王。
- **例子**：Aeschylus 寫的《復仇三女神》，雅典娜以審判者的身分出現，她組織一群法官團，以接下來的決定性投票，確認奧瑞斯提斯的命運[2]。雅典娜的智慧完全能夠解決複雜的案子，藉由向酒神復仇三女神上訴，或是透過賦予對方在雅典社會顯著的地位，緩和嚴重的破壞行為。以雅典娜為原型大量衍生出無數有智慧的人，包括莎士比亞寫的《終成眷屬》中海倫娜（Elizabethan Helena）的角色；G. E. Lessing 寫的《智者納坦》（*Nathan the Wise*）中十八世紀的蘇丹國王；還有現代作品 A. Miller 寫的《代價》（*The Price*）中土裡土氣的所羅門。

2　譯註：奧瑞斯提斯殺害了他的母親克萊登妮絲特拉（Clytemnestra），因為報復他父親阿卡曼儂（Agamemnon）死於母親的手。

20.1 次類型：知識份子

❒ **特質**：知識份子善於分析、有批判性、有知識性且學問精深，雖然他們有時候沒有深刻見解也沒有創造力。

❒ **功能**：知識份子的功能是去研究、分析一些想法，並且去了解系統與過程是如何進行的，有時候卻因此而喪失了真誠或良知。

❒ **例子**：普洛士帕羅（Prospero）（莎士比亞著，《暴風雨》）、浮士德〔J. W. von Goethe 著，《浮士德》（*Faust*）〕、羅浮伯格（Lovborg）〔H. Ibsen 著，《海達·蓋柏樂》（Hedda Gabler）〕、父親（The Father）〔L. Pirandello 著，《六個尋找作者的劇中人》（*Six Characters in Search of an Author*）〕、牛頓（Isaac Newton）〔G. B. Shaw 著，《好國王查爾斯的黃金歲月》（*In Good King Charles's Golden Days*）〕、勞弗（Lauffer）〔由 B. Brecht 改編 J. Lenz 的小說，《導師》（*The Tutor*）〕、吉米（Jimmy）（B. Friel 著，《翻譯》），以及菲力浦（Philip）〔C. Hampton 著，《慈善家》（*The Philanthropist*）〕。

20.2 次類型：偽知識份子／賣弄學問者

❒ **特質**：這種類型是做作的、自我本位的、愚蠢的，以及經常是自大的。

❒ **功能**：偽知識份子嘗試表現他的智慧時，往往卻表現出無知。

❒ **風格**：偽知識份子傾向於風格化、表現性的表演風格。

❒ **例子**：就像其他弄臣類型，這種角色很受歡迎，提供給觀眾喜劇性抒解——這種類型是用一種方法讓觀眾釋放他們做作炫耀的態度。戲劇史相關的例子包括蘇格拉底（Socrates）

（Aristophanes 著，《雲》）、博士（Dottore）（各種義大利即興喜劇的腳本）、愛德華·諾爾（Edward Kno'well）〔B. Jonson 著，《人各有癖》（*Every Man in His Humour*）〕、費拉米塔（Philaminta）〔Molière 著，《有學問的女才子》（*The Learned Ladies*）〕、帥氣先生（Mr. Sparkish）（W. Wycherley 著，《鄉下太太》）、帕夫（Puff）（R. Sheridan 著，《評論家》）、西瑞布來克福（Serebriakoff）（A. Chekhov 著，《凡尼亞舅舅》）、老人（The Old Man）〔E. Ionesco 著，《椅子》（*The Chairs*）〕，以及喬治（George）〔T. Stoppard 著，《跳躍者》（*Jumpers*）〕。

領域：情感的

☆ 分類：道德

㉑ 角色類型：天真無邪者（亦參見「孩童」與「美人」）

- 特質：這種天真無邪者純潔、有道德、貞潔、自然不裝腔作勢，而且不會想要傷害或羞辱其他人。對暴君與騙子的角色類型而言，這種天真無邪者相陪襯之下，是種道德的形象——一種屬於人類的溫和與純潔美德的提醒。
- 功能：這種天真無邪者功能是維持純潔與未受破壞的，即便面對權威者的脅迫與施壓，他們仍承諾守貞與忠誠。
- 風格：天真無邪者的風格是表現性，因為這是種理想化的角色，從一些神話、民間故事與童話故事都可以找到這種熟悉的角色。

即使在戲劇形式愈來愈寫實性的表演，這樣天真無邪者類型繼續存在，提醒著作為黑暗與光明兩種力量之間，最初、舉世皆然的一種掙扎對抗。

- **例子**：文藝復興戲劇中天真無邪者的一個例子，為莎士比亞作品《李爾王》中說話直率的女兒柯蒂莉亞（Cordelia）。這種天真無邪者存在於無盡的宗教神聖與異教的角色人物，像是聖女貞德（Joan of Arc）〔參見 F. Schiller 所寫《奧爾良的女兒》（*The Maid of Orleans*）的例子）〕、比利．巴德（Billy Budd）〔與主角同名的劇作，由 L. Coxe 與 R. Chapman 改編 H. Melville 的故事，《比利．巴德》（*Billy Budd*）〕。其他的例子還有希波呂托斯（Hippolytus）〔尤里庇底斯著，《希波呂托斯》（*Hippolytus*）〕、以撒〔《亞伯拉罕和以撒》（*Abraham and Isaac*），作者不詳〕、賈斯提娜（Justina）〔P. Calderon 著，《奇力魔法師》（*The Wonder-Working Magician*）〕、愛格妮絲（Agnes）〔Molière 著，《妻子學校》（*The School for Wives*）〕、康斯薇洛（Consuelo）（L. Andreyev 著，《吃耳光的人》）、喬西（Josie）〔E. O'Neill 著，《月照不幸人》（*A Moon for the Misbegotten*）〕、吉勞埃（Kilroy）（T. Williams 著，《王者之道》）、 泰瑞莎（Teresa）（B. Behan 著，《人質》），以及愛格妮絲（Agnes）〔J. Pielmeir 著，《上帝的女兒》（*Agnes of God*）〕。

㉒ 角色類型：反派（壞人）

- **特質**：反派在道德上定位與英雄相反，他想要英雄擁有的物質或是道德上的感覺（例如權力、財富、地位、正直）。在特質方面，反派或許是無知與粗野的，但是更多的時候，成熟的反派顯露出特定馬基維利式的特質，為了目的而不擇手段的權謀，和英雄正直與單純的智慧相較量。英雄趨向於是道德上的人物，反派傾向於不道德或是（有矛盾的演出時）與道德無關的人物。

- 功能：反派的目的通常是與英雄對抗，企圖強奪英雄的權力，而且常用卑劣可恥的手段奪取。
- 風格：一般說來，反派在智力、覺察與權力方面愈世故，愈有機會在心理方面呈現現實的演出。像這樣角色複雜的反派，莎士比亞的劇作《奧賽羅》（*Othello*）中伊阿古（Iago）的角色，雖然以高度風格寫出這樣的人物，但是也可以更現代寫實性的風格表演。不像莎士比亞作品中其他的壞蛋，例如《李爾王》一劇中愛德蒙（Edmund）、芮甘（Regan）與貢納莉（Goneril）等人，《奧賽羅》中伊阿古擁有非常複雜的動機，他不只是想要滿足他沒有得到原先期待的升遷，心存報復，而且他也想要滿足他的權力慾、控制慾與無止境的破壞。
- 例子：其他反派的例子還有克瑞翁〔Sophocles 著，《安蒂岡妮》與《伊底帕斯在科羅納斯》（*Oedipus at Colonus*）〕、佛藍明努（Flamineo）（J. Webster 著，《白魔》）、瑞賈娜·吉登斯（Regina Giddens）〔L. Hellman 著，《小狐狸》（*The Little Foxes*）〕、薩列爾（Salieri）（P. Shaffer 著，《阿瑪迪斯》），以及保羅（Paul）〔J. Guare 著，《六度分離》（*Six Degrees of Separation*）〕。

㉓ 角色類型：騙子（亦參見「野獸」、「不道德者」與「惡魔」）

❐ **特質**：反派的角色，像是偽君子、江湖騙子、冒牌者、小偷、叛徒以及花言巧語的騙子，這些都是屬於比較一般性，通通稱之為「騙子」。騙子不牢靠、下流，而且沒道德感，通常是被放逐者，陪襯在英雄或是天真無邪者身邊。

❐ **功能**：所有騙子在戲劇中呈現一般性功用——誘使英雄或其他人離開正道，只為了獲取個人的利益。有些騙子非要操縱策劃一場大規模的災難，才會心滿意足。其他沒那麼嗜殺的騙子，滿足於欺騙本身以及更關切個人所得，而不在乎處罰那些被視為威脅的人物。騙子的功用是作為對立者，因此整個戲劇史中是絕對不可缺少的角色。有些是迷人的騙子，像是音樂劇《孤雛淚》（*Oliver!*）中的費根（Fagin）（由 L. Bart 改編狄更斯的小說），有些是殘酷無情的騙子，例如拙劣模仿希特勒的角色，布萊希特（B. Brecht）所著，《可以阻止的阿圖羅．烏依上台》（*The Resistible Rise of Arturo Ui*）中的人物阿圖羅．烏依（Arturo Ui）。這一些戲劇中的人物，從未停止觀眾想去除自身顛覆傾向的需求。

❐ **風格**：見角色類型 22「反派（壞人）」。

❐ **例子**：前面角色類型 22 所舉的例子也適用在此種角色類型。更多的例子還有偽君子、江湖騙子、小偷以及花言巧語的騙子，包括皮斯托瑞斯（Pisthetaurus）〔Aristophanes 著，《鳥》（*The Birds*）〕、薩托爾（Subtle）、菲斯（Face）與考門（Doll Common）〔B. Jonson 著，《煉金術士》（*The Alchemist*）〕、麥斯克威爾（Maskwell）〔W. Congreve 著，《兩面派》

（*The Double Dealer*）〕、科樂斯塔科夫（Klestakhov）〔N. Gogol 著，《欽差大臣》（*The Inspector General*）〕，以及羅馬（Roma）〔D. Mamet 著，《大亨遊戲》（*Glengarry Glen Ross*）〕。

24 角色類型：道德家（亦參見「天真無邪者」）

- **特質**：這類型的角色具有強烈道德感、虔誠、在性關係上很嚴肅，並且自以為是，看待任何事物不是好就是壞，很少中間灰色地帶。
- **功能**：道德家的立場通常是極端的，維護與保護最高價值的理想、原則或信念。
- **例子**：善行（Good Deeds）〔《每個人》（*Everyman*），作者不詳〕、依莎貝拉（Isabella）〔莎士比亞著，《一報還一報》（*Measure for Measure*）〕、參孫（Samson）（J. Milton 著，《鬥士參孫》（*Samson Agonistes*）、艾登·楚門（Adam Trueman）〔A. C. Mowatt 著，《時尚》（*Fashion*）〕、安東（Anton）〔F. Hebbel 著，《抹大拉的馬利亞》（*Maria Magdalena*）〕、約翰·布朗（John Brown）〔S. V. Benet 著，《約翰·布朗的軀體》（*John Brown's Body*）〕，以及約翰·普特（John Proctor）〔A. Miller 著，《熔爐》（*The Crucible*）〕。

24.1 次類型：偽善者

- **特質**：古代希臘新喜劇（Greek New Comedy）介紹一種有高度虔誠的人物，然而最後證明是位虛偽的人。這種替代類型是不道德、利用道德家的角色作為一種面具來剝削他人。

❒ **功能**：偽善者披上虔誠的外表，為的只是滿足個人的野心。

❒ **風格**：這種類型的角色通常以表現性的表演方法演出。

❒ **例子**：我們發現最早偽善者的例子出現米南德（Menander）寫的《仲裁》（*The Arbitration*），在此部劇作中的角色查理斯奧斯（Charisius）表面上善良正直，娶了一位有錢的商人女兒，接著很快地洩露出他其實是位玩弄女性與喜歡胡鬧飲酒的人。這樣的人物很快成為許多各種喜劇劇作家筆下受歡迎的人物。其中最有名的是法國作家莫里哀寫的《偽君子》（*Tartuffe*）中的角色，主角與劇作同名，扮演想要贏得權力，超越那些擁有較多物質、較少機智的人。三百多年來，偽君子啟發了劇作翻譯者、演員、導演與觀眾。一個主要原因或許是偽君子喚起兩股人的拉力，朝向利他或是朝向自我中心，指出社會責任與剝削之間微妙的平衡。更多的例子包括拉比（Rabbi Zeal-of-the Land Busy）（B. Jonson 著，《巴賽洛繆市集》）、羅伯斯比爾（Robespierre）〔G. Büchner 著，《丹頓之死》（*Danton's Death*）〕、亞當法官（Judge Adam）〔H. von Kleist 著，《破甕》（*The Broken Jug*）〕，以及吉爾克萊斯特小姐（Miss Gilchrist）（B. Behan 著，《人質》）。

24.2 次類型：理想主義者

❒ **特質**：這是種浪漫的類型，強烈地對於某種原則或意識型態有所承諾。

❒ **功能**：理想主義者對賦予他們生命意義的理想或是意識型態維持忠誠的態度。

❒ **例子**：包括像是安蒂岡妮（Sophocles 著，《安蒂岡妮》）、布魯特斯（Brutus）〔莎士比亞著，《凱撒大帝》（*Julius*

Caesar）〕、史塔克曼醫生（Dr. Stockmann）〔H. Ibsen 著，《國民公敵》（*An Enemy of the People*）〕、艾德蒙（Edmund）（E. O'Neill 著，《長夜漫漫路迢迢》）、唐吉訶德（Don Quixote）（T. Williams 著，《王者之道》）、亞瑟（Arthur）〔S. Mrozek 著，《探戈》（*Tango*）〕、布魯斯汀（Sidney Brustein）〔L. Hansberry 著，《布魯斯汀窗上的簽名》（*The Sign in Sidney Brustein's Window*）〕。

㉕ 角色類型：不道德者

- **特質**：這種類型包括流氓、好色之徒、交際花／妓女，以及男妓，屬於粗俗、放蕩、有慾念、不符合習俗的，以及無道德觀。有些是由於經濟環境或社會上的壓迫，被迫成為這樣的角色。
- **功能**：不道德者以他人的代價，滿足他們的慾念，而且在法律邊緣外行動。受壓迫的不道德者呈現罪犯的角色，嘗試艱難的生存之道。
- **例子**：妓女角色有其特性，因為妓女不僅是最古老的行業，也是在戲劇中最常出現的角色類型。由普勞圖斯所寫《孿生兄弟》中的交際花伊洛婷（Erotium），成為後來低俗喜劇不斷描述放蕩妓女的最先參考的例子。這類角色也包含男妓，例如普勞圖斯寫的《穀象蟲》（*Curculio*）角色卡帕多西（Cappadox）。其他不道德者的例子還有過熟大娘（Mistress Overdone）（莎士比亞著，《一報還一報》）、瑪莉（Marie）（G. Büchner 著，《伍采克》）、杜德利．史幕斯先生（Mr. Dudley Smooth）〔E. Bulwer-Lytton 著，《金錢》（*Money*）〕、安娜．克莉絲蒂（Anna Christie）〔E. O'Neill 著，《安娜．克莉絲蒂》（*Anna*

Christie）〕、卡門（Carmen）、劊子手（Executioner）、法官（Judge）與伊瑪（Irma）〔J. Genet 著，《陽台》（*The Balcony*）〕、珍妮（Jenny）〔B. Brecht 與 K. Weill 著，《三便士歌劇》（*The Threepenny Opera*）〕、凱蒂（Kitty）〔W. Saroyan 著，《你這一輩子》（*The Time of Your Life*）〕、森納士（Senex）（B. Shevelove、L. Gilbert 與 S. Sondheim 著，《春光滿古城》），以及工程師（The Engineer）〔A. Boublil、C. -M. Schonberg 與 R. Maltby 著，《西貢小姐》（*Miss Saigon*）〕。

25.1 次類型：放蕩者

- **特質**：放蕩者是不受約束、尋歡作樂、迷人的、誘惑的，而且常常孩子氣。
- **功能**：這種角色類型尋求快樂，不需要他人付出代價。
- **例子**：菲洛拉齊斯（Philolaches）〔Plautus 著，《鬼屋》（*The Haunted House*）〕、泰坦妮亞（Titania）（莎士比亞著，《仲夏夜之夢》）、唐璜（Don Juan）〔T. de Molina 著，《塞維利亞騙子和石頭客人》（*The Trickster of Seville and His Guest of Stone*）〕、斗里梅特（Dorimant）〔G. Etherege 著，《摩登人物》（*The Man of Mode*）〕、露露（Lulu）（F. Wedekind 著，《潘朵拉的盒子》）、馬奇斯（Macheath）（B. Brecht 與 K. Weill 著，《三便士歌劇》）、薩德侯爵（The Marquis de Sade）（P. Weiss 著，《馬哈／薩德》），以及薩莉．鮑爾斯（Sally Bowles）（J. Van Druten 著，《我是照相機》及 J. Masteroff、J. Kander 與 F. Ebb 著，《酒店》）。

25.2 次類型：姦夫淫婦

❒ **特質**：姦夫淫婦為得不到滿足的享樂主義者，通常是鬼鬼祟祟、覺得無聊的，尋找一種新的性關係俘虜。

❒ **功能**：此類型是滿足在性與情感上冒險的需求，並且緩和生活上無聊的感覺。

❒ **例子**：姦情不管是真實發生或是想像，在羅馬喜劇中大量出現。其中最歷久不衰的例子是普勞圖斯寫的《安菲特律翁》（*Amphitryon*）。其中一位姦夫是宙斯神（Jupiter），他化身安菲特律翁（Amphitryon）的形體，誘惑安菲特律翁的妻子，並發生姦情。這樣故事開始一連串關於姦情的誘惑與複雜性的戲劇傳統，至少累積三十八部安菲特律翁的劇作（參閱 J. Giraudoux 的《安菲特律翁 38》）。其他的例子還有：老婆（Wife）（J. Heywood 著，《約拿，約拿》）、女主人雅頓（Mistress Arden）〔《費弗沙姆的雅頓》（*Arden of Feversham*），作者不詳〕、約翰．米德爾頓（John Middleton）〔W. S. Maugham 著，《堅貞的妻子》（*The Constant Wife*）〕、史黛拉（Stella）（F. Crommelynck 著，《那動人的戴綠帽男人》）、傑瑞（Jerry）與愛瑪（Emma）〔H. Pinter 著，《背叛》（*Betrayal*）〕，以及梅黛（Merteuil）〔由 C. Hampton 改編 C. de Laclos 的小說，《危險關係》（*Les Liaisons Dangereuses*）〕。

26 角色類型：受害者

❒ **特質**：這種受害者以多種型態出現，像是代罪羔羊、人質、囚犯與奴隸，容易受傷害、被陷害、沒有防衛能力、為他人或是命運所控制。許多希臘神話英雄一開始為受害者的角色，最後強大得可以對抗加害者。許多反英雄的受害者在後來劇作中，他們並非證明是有力量的，而且他們總是根深蒂固浸淫在受迫害的狀況。

- **功能**：受害者的功能是屈服、放棄控制。
- **例子**：受害者的角色在很多方面，源自於希臘悲劇的概念產生的。悲劇英雄持續走上探索之路，因為他們明顯地總是受害者的角色。伊底帕斯、奧瑞斯提斯、伊萊克特拉（Electra）、伊菲吉妮亞（Iphigenia）、普羅米修斯（Prometheus）都是悲劇英雄的原型。

　　他們有可能是神的受害者，例如普羅米修斯的例子；被權威者壓迫加害，例如安蒂岡妮的例子；陷在整個家庭的對立，例如奧瑞斯提斯與伊萊克特拉的例子；被父親迫害，例如伊菲吉妮亞；以及來自古典希臘戲劇的加害者，像是命運與自大，例如伊底帕斯的例子。某種程度上，他們多半會與迫害他們的對象交戰，因而達到悲劇英雄的地位。比較少英雄式受害者的例子有：苔絲德夢娜（Desdemona）（莎士比亞著，《奧賽羅》）、菲德拉（Phaedra）〔J. Racine 著，《菲德拉》（*Phaedra*）〕、萊斯利（Leslie）（B. Behan 著，《人質》）、黑暗中的人（The Dark Man）〔E. Bond 著，《女人》（*The Woman*）〕、克雷格・唐納（Craig Donner）〔L. Kramer 著，《平常心》（*The Normal Heart*）〕，以及奴隸（Slaves）〔A. Baraka 著，《奴隸船》（*Slaveship*）〕。

26.1 次類型：烈士（殉道者）

- 特質：這類受害者選擇在某特定的目標或理想的行動中自我犧牲。烈士通常是有原則的而且經常固執己見。
- 功能：烈士完全將自身委於某種承諾，並且完全達到個人的理想；他解救處在痛苦生活的人，也因為這樣的行為犧牲了自己的需求。
- 例子：希臘神話中的普羅米修斯〔Aeschylus 著，《普羅米修斯的束縛》（*Prometheus Bound*）〕可視為經典烈士的原型，他因為幫人類偷取了火與光，因此使他堅忍承受被折磨的痛苦。緊隨普羅米修斯之後是基督教殉道犧牲的原型基督〔參見《受難記》（*The Passion Play*），作者不詳，以及 T. Rice 與 A. Lloyd Webber 著，《耶穌基督，萬世巨星》（*Jesus Christ Superstar*）〕，祂為了更深層的目的，承擔了痛苦，這樣其他人才能從他們的痛苦中解放。其他的例子還有聖女貞德〔P. MacKaye 著，《聖女貞德》（*Joan of Arc*）〕、坎特伯里大主教（Archbishop Thomas Becket of Canterbury）〔T. S. Eliot 著，《大教堂謀殺案》（*Murder in the Cathedral*）〕，以及賴瑞·福爾曼（Larry Foreman）〔M. Blitzstein 著，《風雲時代》（*The Cradle Will Rock*）〕。

26.2 次類型：自私的烈士

- 特質：另一種類型的烈士他們的自我犧牲是刻意操弄的、自我糾纏的，以及自憐的。
- 功能：這種角色類型努力取得同情與逐漸灌輸他人罪惡感，操弄其他人以達成自己的目標。

- **例子**：雖然這種類型以「猶太母親」的角色出現在流行小說與大眾媒體中而廣為人所熟悉，然而其原型為福斯塔夫（Falstaff）〔莎士比亞著，《亨利四世》第二部（*Henry IV, Part II*）〕。當代的例子包括菲利克斯（Felix）（N. Simon 著，《單身公寓》）、貝福太太（Mrs. Beckoff）（H. Fierstein 著，《火炬三部曲》），以及艾倫·菲利克斯（Allan Felix）〔W. Allen 著，《北非幻影》（*Play It Again, Sam*）〕。

27 角色類型：投機取巧者

- **特質**：投機取巧者與其相關的煽動者，Arrowsmith（1970）描述為「沒有政策的政治家」（p. 10）。這種類型被刻畫成不擇手段、固執、狡猾的，以及精力充沛、不容易滿足的。這樣的角色被自身利益驅動而想要獲得權力與地位。
- **功能**：投機取巧者在戲劇上的功能是累積權力地位，而不去考慮在尋求的過程中削弱的權勢。
- **例子**：由希臘作家亞里斯多芬尼斯寫的劇本《鳥》，其中雅典公民佩桑德羅（Pisthetairos）是虛假簡單的人物，他跟同伴尤里彼德斯（Euelpides）一起離開戰爭毀壞的城市，想要在鳥的世界裡尋找一個單純的烏托邦。實際上，佩桑德羅想要操弄這些鳥類，以這樣的方式，他個人可以得到權力與控制的目的。這位烏托邦的夢想者因此成為創辦者、政治人物與帝國主義者，透過他的狡滑與勢力，征服了天空中的萬有——包括鳥類與天上的神。投機取巧者的角色通常出現在政治人物這類人的陰暗面，像是莎士比亞寫的理查三世；暴君的類型，像是布萊希特寫的阿圖羅·烏依；以及一般生意人，像是亞瑟·米勒寫的《吾子吾弟》（*All My Sons*）中喬·凱勒（Joe Keller）的角色。其他的例子還有馬克白夫人〔莎士比亞著，《馬克白》（*Macbeth*）〕、麥克伯德（Macbird）〔B. Garson 著，《麥克伯德》（*Macbird*）〕、安格史傳（Engstrand）〔H. Ibsen 著，《群鬼》（*Ghosts*）〕、科樂斯塔科夫（N. Gogol 著，《欽差大臣》）、艾迪（Eddie）（S. Mrozek 著，《探戈》）、藍伯特·樂路克絲（Lambert LaRoux）〔H. Brenton 與 D. Hare 著，《真理報》（*Pravda*）〕，以及列文（Levene）（D. Mamet 著，《大亨遊戲》）。

28 角色類型：偏執者

- **特質**：偏執者含括種族主義者、性別歧視者、厭惡女人的人及不願與人來往者，這些人的特質是偏執的、自以為是的、沙文主義的，以及憤怒的。
- **功能**：偏執者在戲劇上的功能是讓別人成為替罪羔羊，騷擾、冒犯、煽動與激怒他人。在特定的文化中，當種族、性的議題、國家的情勢張力升高時，這類的角色類型會激增。
- **風格**：在風格上，這類型對於偏執本質的政治觀點，經常顯露出誇張樣子，講話也誇大。
- **例子**：這種角色類型經常出現在當代街頭戶外表演劇團。例如美國戶外大型麵包傀儡劇場（The Bread and Puppet Theatre）採用一個大型、球狀的布偶，稱作胖子叔叔（Uncle Fatso），還有一位誇張代表上流社會的山姆叔叔（Uncle Sam）大布偶，象徵貪婪與帝國主義的弊病。另一方面，偏執者角色在一些現代的戲劇中，以比較寫實的方式演出，例如由 T. Williams 寫的《慾望街車》一劇，透露出主角史坦利·柯文斯基（Stanley Kowalski）對他兩姊妹的偏執態度。其他的例子有克萊蒙（Cnemon）〔（Menander 著，《恨世者》（*Dyskolos*）〕、彼特魯喬（Petruchio）〔莎士比亞著，《馴悍記》（*The Taming of the Shrew*）〕、阿爾賈斯特（Alceste）〔Molière 著，《憤世者》（*The Misanthrope*）〕、帕里斯（Parris）（A. Miller 著，《熔爐》）、哈利（Hally）〔A. Fugard 著，《大師哈羅德與男孩》（*"Master Harold"... and the Boys*）〕，以及萊斯特（Governor Lester What's-His-Name）〔D. Tucker 著，《紅色、白色和馬多克斯》（*Red, White and Maddox*）〕。

29 角色類型：復仇者

- **特質**：復仇者是一種標明了對復仇妄想需求的角色類型。復仇者通常是硬著心腸，下定決心要達成目標，靠著「以眼還眼，以牙還牙」教條過活。
- **功能**：復仇者的角色功能是透過復仇的行為，作為補償他所意識到的悲傷，在戲劇中通常以暴力的方式演出。復仇者成功地壓抑觀眾的盛怒，這些觀眾無處發洩怒氣，或許需要復仇者感同身受代理觀眾，對其生活中的錯誤報仇。
- **例子**：西方復仇劇的傳統來自於希臘。最有力的角色人物為米蒂亞〔Euripedes 著，《米蒂亞》（*Medea*）〕及阿賈克斯（Sophocles 著，《阿賈克斯》），兩位動機都是復仇；前者犯下了殘忍的殺嬰，後者在盛怒之下自殺。以復仇為主題最有名的戲是由艾斯奇勒斯寫的《奧瑞斯提亞》，整齣戲重複復仇這一主題，希臘王后克萊登妮絲特拉（Clytemnestra）與情夫，合謀殺害剛打敗特洛伊的希臘國王阿卡曼儂；他們的小孩奧瑞斯提斯與伊萊克特拉聯手計畫為父報仇。奧瑞斯提斯偽裝潛入宮殿，刺殺他們的兇手母親克萊登妮絲特拉與她的情郎。這些著名的角色在後來西方戲劇中一再出現，最有名的為詹姆士一世時期的復仇悲劇。此類現代劇，像是沙特（J. -P. Sartre）與尤金．奧尼爾（E. O'Neill）也利用《奧瑞斯提亞》中的人物，分別創造出現世黑暗的批評作品《群蠅》（*The Flies*）與《素蛾怨》（*Mourning Becomes Electra*）。其他的例子還有阿特柔斯（Atreus）〔Seneca 著，《堤厄斯忒斯》（*Thyestes*）〕、閔地奇（Vendice）〔C. Tourneur 著，《復仇者悲劇》（*The Revenger's Tragedy*）〕、埃瓦德妮（Evadne）〔F. Beaumont 與 J. Fletcher 著，《少女的悲劇》（*The Maid's Tragedy*）〕、復仇者（Revenge）〔T. Kyd 著，《西班牙悲劇》（*The Spanish Tragedy*）〕、克萊兒（Clair Zachanassia）（F. Dürrenmatt 著，《貴婦還鄉》），以及馬喬利（Marjorie）〔W. Mastrosimone 著，《非常手段》（*Extremities*）〕。

30 角色類型：協助者

- 特質：協助者是有道德、不自私、支持性與利他的。這類型也常以好友與好撒馬利亞人（good Samaritan）[3] 的身分出現。
- 功能：協助者的功能是幫助英雄或是主角在他的旅程上更進一步，或是從困難的情況下解救他人，在整個旅程中的許多曲折轉彎處都能夠維持忠誠。

3　譯註：在基督教文化中表示好心人、見義勇為者。

❐ **例子**：莎士比亞寫的《李爾王》是關於欺騙與殘酷的故事，一部很有影響力的劇作。儘管李爾王與葛羅斯特伯爵周遭盡是可怕的人，但仍分別有他們最崇高與忠實的女兒柯蒂莉亞及兒子艾德加（Edgar）。李爾王忠誠的家臣肯特（Kent）就是一位協助者的原型，為了確保他主人的安全，他忍受羞辱與死亡的威脅，然而李爾王後來愈來愈愚昧。協助者的角色最早當然是從希臘戲劇出來，最著名的是安蒂岡妮奉獻與協助她的父親與兄弟。當然，這樣的角色延伸至整個戲劇文學，許多類似哈姆雷特與好友赫瑞修（Horatio）、白蘭琪與妹妹史黛拉（Stella）的角色（《慾望街車》）。其他的例子包括：赫米斯（Hermes）〔Aeschylus 著，《佑護神》（*The Eumenides*）〕、楚門（Trueman）〔G. Lillo 著，《倫敦商人》（*The London Merchant*）〕、菲黛麗雅（Fidelia）〔W. Wycherley 著，《坦率的人》（*The Plain Dealer*）〕、科特（Curt）〔A. Strindberg 著，《死亡之舞》（*The Dance of Death*）〕、雅曼達·史密斯（Amanda Smith）〔S. N. Behrman 著，《沒時間的喜劇》（*No Time for Comedy*）〕、沙格雷多（Sagredo）〔B. Brecht 著，《伽利略》（*Galileo*）〕，以及馬梅（Mame）〔J. Lawrence 與 R. Lee 著，《馬梅阿姨》（*Auntie Mame*）〕。

31 角色類型：庸俗者

❐ **特質**：這種角色類型包括鄉下人、遊手好閒者，以及愛說長道短的人，這些人話多但是缺乏想像力。這些庸俗者是粗俗的、普通的、陳腐的、土氣的、自鳴得意的、沒有深度的，以及做作的。

- 功能：庸俗者提供觀眾喜劇的抒壓與嘲諷，以及提醒觀眾不要對他們自己的評斷太過嚴肅。
- 風格：大體而言，庸俗者以各式各樣、鬧劇式的表演方式，在現代戲劇中以比較複雜的表演演出。
- 例子：這樣的人物出現在莫里哀很多的劇作中，例如《有學問的女才子》、《憤世者》與《冒牌紳士》（*The Would-Be Gentleman*）。英國王政復辟時期的喜劇作品與現代喜劇中也大量出現。例如馬伏里奧（Malvolio）（莎士比亞著，《第十二夜》）、約翰爵士（Sir John Brute）〔J. Vanbrugh 著，《河東獅吼》（*The Provok'd Wife*）〕、依凡·普倫斯金（Ivan Prisypkin）〔V. Mayakovsky 著，《臭蟲》（*The Bedbug*）〕，以及威爾瑪（Wilma）與瑪莎（Martha）〔L. Wilson 著，《愛德里奇的利馬斯》（*The Rimers of Eldritch*）〕。

32 角色類型：守財奴

- 特質：守財奴牢牢地控制人們，他們渴望權力、著迷於物質，以及對人有佔有慾。
- 功能：守財奴的功能是積聚他覺察到有價值東西。他的貪婪伴隨著物品的價格。對於他這種緊抓不放，必須付出與親密的人分離的痛苦，像是希臘神話中的麥德斯王，只要他觸碰所愛的人，全都變成黃金。
- 例子：羅馬時期的劇作家普勞圖斯在他一部作品《金罐子》（*The Pot of Gold*）提供最早關於守財奴的角色。其中人物尤克里奧（Euclio），對於他的描寫，最常被引用的一段是：「當他要去睡覺時，他把風箱綁在喉嚨上……以免浪費他的呼吸。」他成為以後的一些劇作家如莫里哀與尤金·奧尼爾創造吝嗇鬼的原型，像是阿巴貢（Harpagon）〔《守財奴》（*The Miser*）〕與詹姆斯·泰隆（《長夜漫漫路迢迢》）都是緊抓不放、控制慾強的守財奴絕佳例子。

㉝ 角色類型：膽小鬼（懦夫）

- **特質**：這是非英雄的類型，害怕與容易被威脅，不願意去冒險。
- **功能**：膽小鬼的角色功能就是屈服於害怕，以及面對危險與挑戰的情境時退縮。
- **例子**：帕羅（Parolles）（莎士比亞著，《終成眷屬》）、安德魯爵士（Sir Andrew Aguecheek）（莎士比亞著，《第十二夜》）、烏布（Ubu）〔A. Jarry 著，《烏布王》（*Ubu Roi*）〕、加爾辛（Garcin）（J. -P. Sartre 著，《無路可出》），以及唐（Don）（D. Mamet 著，《美國水牛》）。

33.1 次類型：吹牛者／自吹自擂的戰士（亦參見「自戀者」）

- **特質**：這種類型就是所知有限卻愛說大話。就特質而言，這種吹牛者是無知的、輕率的、愚蠢的、自以為是與做作的——這些都意味著沒什麼本事。自吹自擂的戰士同時在戰場與家中自誇他自己的長處，但是一旦被挑戰就自暴其短。
- **功能**：吹牛者賣力吹噓的功能，主要是偽裝這種人物基本的自卑感。透過滑稽的淨化作用，觀眾同時也參與一些吹牛者自誇，因為這樣吹牛的角色而得到舒緩。
- **風格**：這種吹牛角色通常出現在低俗喜劇——低俗鬧劇、滑稽歌舞雜劇、滑稽荒唐的喜劇。在義大利的即興喜劇中，吹牛者變成滑稽的模仿英雄——吹牛的軍官（Capitano），一位戴著許多勳章卻沒有什麼勇氣的人。

- 例子：在普勞圖斯寫的《吹牛軍人》（*Miles Gloriosus*），我們找到吹牛者的原型。普勞圖斯筆下的角色皮爾高波尼克斯（Pyrgopolynices），他藉著奪得一位年輕的交際花，想要證明他非凡的性能力，但是巧妙地被他的一位聰明的僕人把即將成為他情婦的女子調換。最後，皮爾高波尼克斯被揭發成為通姦者而受到處罰。他一方面宣稱他的子孫將會維持「數千年，從一個世代到另一個世代」。這樣常見的人物的確由來已久，衍生到後來許多的創作，像是角色與劇作同名的 N. Udall 的《誇口的道伊斯特》（Ralph Roister Doister）、Jonson 筆下的羅伯特・迪爾上尉（Captain Bobadill）（《人各有癖》）、P. Corneille 的吹牛人（Matamore）〔《喜劇的幻象》（*The Comic Illusion*）〕、G. Büchner 的樂隊指揮（The Drum Major）（《伍采克》），以及惹人喜愛的膽小的獅子（Cowardly Lion）（L. F. Baum 著，《綠野仙蹤》）。

34 角色類型：攀附者（寄生蟲）

- 特質：這類型的角色天生就是依附他人者、諂媚者、寄生蟲且討好他人，為了提升個人的地位而壓榨他人。
- 功能：攀附者的功能是想藉由攀附在他認為較高地位的人，而增加自己的財富。
- 風格：雖然許多觀眾發現這種角色令人反感，但是經常以足夠的演出風格讓觀眾嘲笑他們自己也有攀附他人的時候。
- 例子：普勞圖斯的《孿生兄弟》，一部關於認錯人的劇本，成為後來一些劇作的雛型，例如莎士比亞《錯中錯》與 G. Abbott、R. Rodgers 與 L. Hart 創作的現代音樂劇《西拉鳩斯市的男孩》，其中的潘尼卡勒斯（Peniculus）或是「史胖吉」（Sponge）就是攀附者的角色。這種史胖吉類型的角色在伊莉莎白時代的戲院常常出現，最有名的例子是莫斯卡（Mosca）〔「蒼蠅」（The Fly）〕，他把所有人都榨光，包括他的主人為了自己好處的狐坡尼（Volpone）（B. Jonson 著，《狐坡尼》）。狐坡尼與莫斯卡後來重新出現在一齣歌劇，由 F. Burt 寫的《狐坡尼》，以及一部音樂喜劇，由 L. Gelbart 寫的《狡猾狐狸》（*The Sly Fox*）。現代戲劇呈現它們本身對攀附者一系列的詮釋，最好的例子是德國劇作家 Brecht 寫的《四川好女人》中申太太（Mrs. Shin），她突然跟著沈德（Shen Te）過著很愜意的生活，沈德是位慷慨卻身無分文的妓女，有一次神賜給她一筆小財富。其他的例子還包括傑納托（Gnatho）（Terence 著，《宦官》）、馬莉葛瑞克（Merygreek）（N. Udall 著，《誇口的道伊斯特》），以及查理・福克斯（Charlie Fox）〔D. Mamet 著，《猛犁田》（*Speed-the-Plow*）〕。

35 角色類型：倖存者

- **特質**：倖存者面臨威脅時是堅持不懈的，有道德的勇氣、剛強，並且能夠迅速恢復精力。
- **功能**：倖存者的角色功能通常在面臨勢不可擋的阻礙時，能夠持續忍耐並展示道德上的勇氣。
- **例子**：德國劇作家 Brecht 作品中最著名從苦難中逃生的人物為勇氣媽媽（Mother Courage）〔《勇氣媽媽》（*Mother Courage*

and Her Children）〕，她盡可能做且必須要做的是保護她自己與她身邊的親人。這樣的類型也有一些比較有名的例外，是存在於現代戲劇中的角色。或許有人爭辯古典悲劇英雄也有些從苦難中逃生的特質，他們努力對抗外在一堆敵人與內在的惡魔。然而多數的這些英雄無法倖存。不願意與道德的立場妥協，伊底帕斯弄瞎了自己的雙眼，安蒂岡妮導致自己身亡、李爾王最後發瘋，以及哈姆雷特因為自己的復仇變成受害者。以上這些角色與勇氣媽媽的角色都不同；處於相互矛盾與無道德的世界裡，勇氣媽媽的行為就不在道德範疇內，無從區別是非。整個戲劇史的例子還有赫卡伯（Hecuba）〔尤里庇底斯著，《特洛伊的女人》（*The Trojan Women*）〕、佩力克爾斯（Pericles）〔莎士比亞著，《泰爾親王佩力克爾斯》（*Pericles*）〕、安德洛瑪克（Andromache）〔J. Racine 著，《安德洛瑪克》（*Andromache*）〕、沃爾夫女士（Frau Wolff）〔G. Hauptmann 著，《獺裘》（*The Beaver Coat*）〕、索尼婭（Sonya）（A. Chekhov 著，《凡尼亞舅舅》）、伽利略（Galileo）（B. Brecht 著，《伽利略》）、雅格博斯基（Jacobowsky）〔F. Werfel 著，《雅格博斯基和上校》（*Jacobowsky and the Colonel*）〕、朱諾（Juno）〔S. O'Casey 著，《朱諾與佩考克》（*Juno and the Paycock*）〕、安妮．法蘭克（Anne Frank）〔F. Goodrich 與 A. Hackett 著，《安妮的日記》（*The Diary of Anne Frank*）〕、蓮納．楊格（Lena Younger）〔L. Hansberry 著，《太陽下的葡萄乾》（*A Raisin in the Sun*）〕、約翰．卡尼（John Kani）與威斯頓．尼秀納（Winston Ntshona）〔A. Fugard、J. Kani 與 W. Ntshona 著，《島》（*The Island*）〕。

☆ 分類：情緒狀態

㊱ 角色類型：行屍走肉

- 特質：行屍走肉像是活的死人，情感冷淡、了無生氣、沒什麼道德標準。
- 功能：這種現代類型的角色功能是關閉他所有的情感，為了要保護自己本身，遠離回憶與一些親密的言語或行為。
- 風格：大多數而言，行屍走肉的人以表現性的表演法為風格。
- 例子：機器人（Robots）〔K. Capek 著，《羅梭的萬能工人》（*R. U. R.*）〕、彼得（Peter）〔E. Albee 著，《動物園故事》（*The Zoo Story*）〕、夏洛特．科迪（Charlotte Corday）（P. Weiss 著，《馬哈／薩德》）、喬蛋（Joe Egg）〔P. Nichols 著，《手足淚》（*A Day in the Death of Joe Egg*）〕、艾蜜莉．思黛兒（Emily Stilsm）〔A. Kopit 著，《翼》（*Wings*）〕、四個字元聲音（Bam, Bom, Bim, Bem）與巴姆的聲音（Voice of Bam）〔S. Beckett 著，《何事何地》（*What Where*）〕、一班演員（Ensemble）〔T. Kantor 著，《死亡課室》（*The Dead Class*）〕，以及黛博拉（Deborah）（H. Pinter 著，《另一種阿拉斯加》）。

36.1 次類型：失落者（亦參見「被放逐者」）

- 特質：失落者在這世上的位置是疏遠的與感到孤獨的，無道德觀、缺乏一種人生目的感。
- 功能：這種類型接受無意義為一種假定的事實，而且儘管有時候會迷惑，仍舊不去質疑人生的目的。

- 例子：許多失落者角色出現在契訶夫的戲作中，他們同時對社會與內在生命都感到疏遠的與孤獨的。他們曾經擁有財富與地位、青春與夢想，但是後來多半時間活在他們喪失一切的結果。最有名的現代戲劇人物為曾擁有權力與名氣的涅夫斯卡婭夫人（Madame Ranevskaya）〔《櫻桃園》（*The Cherry Orchard*）〕，關於失去的櫻桃園，象徵她失去的地位與愉悅。許多現代劇失落者出現比起契訶夫筆下的人物更黑暗、更令人沮喪的狀態，他們以一種近乎滑稽的樣子，過著安靜絕望的生活。早在 1836 年，Büchner 在伍采克（《伍采克》）作品中呈現了失落者的例子，無足輕重的人努力對抗外在與內在世界的冷漠與背叛。非常多的失落者角色出現在二十世紀，作為回應一般現世的情境，其中卡謬（Camus）在他的小說《異鄉人》（*The Stranger*, 1942/1988）中清楚有力地表達。我們可以在一些現代的戲劇中，發現失落者的角色人物，像是奧尼爾作品中野蠻粗暴的揚克．史密斯（Yank Smith）〔《長毛猿》（*The Hairy Ape*）〕、拉格奎斯特（P. Lagerkvist）筆下的角色〔《沒有靈魂的人》（*The Man Without a Soul*）〕，以及貝克特所塑造孤立的克拉普（Krapp）〔《克拉普最後的錄音帶》（*Krapp's Last Tape*）〕，他們存在於現代時期，有如無用垃圾。極端的例子像是貝克特筆下的失落者變成行屍走肉、呆板的人，情感冷淡、了無生氣，拚命地需要將所有情緒關掉，為的是保護自己遠離回憶與親密的經驗。失落者接受沉默與上帝之死是命中註定。一些失落者忍受這樣的生活，例如涅夫斯卡婭夫人與克拉普的角色。其他從更黑暗的世界，像是伍采克與揚克．史密斯的人物，不是自殺就是冷酷無情地被殺。另外的例子有陌生人（The

Stranger）〔A. Strindberg 著，《大馬士革》三部曲第一部（*To Damascus, Part I*）〕、下士貝克曼（Corporal Beckmann）〔W. Borchert 著，《門外》（*The Man Outside*）〕，以及愛德格（Edgar Valpor）〔S. Witkiewicz 著，《苦惡》（*The Water Hen*）〕。

37 角色類型：不滿現狀者

- **特質**：不滿現狀者是悲觀的、不開心的人，無法在已經建立的秩序中自在地生活。
- **功能**：對於已建立的秩序感受不公平，不滿現狀者表現出負面行為。他們直接表達出來，然後強迫他人回應他們這種公開對規範的批評。
- **例子**：奧瑞斯提斯〔Aeschylus 著，《祭奠者》（*The Libation Bearers*）〕、馬克白（Macbeth）（莎士比亞著，《馬克白》）、海達·蓋柏樂（Hedda Gabler）（H. Ibsen 著，《海達·蓋柏樂》）、索尼婭（Sonya）與凡尼亞舅舅（A. Chekhov 著，《凡尼亞舅舅》），愛嘉、瑪莎、艾琳娜〔（A. Chekhov 著，《三姊妹》（*The Three Sisters*）〕、茱莉（Julie）〔A. Strindberg 著，《茱莉小姐》（*Miss Julie*）〕，以及理髮師陶德（Sweeney Todd）〔H. Wheeler 與 S. Sondheim 著，《理髮師陶德》（*Sweeney Todd*）〕。

37.1 次類型：憤世嫉俗者

- **特質**：這類不滿現狀者的特質是冷嘲熱諷的、喜歡批評、知識份子、悲觀主義與冷漠。

❑ **功能**：憤世嫉俗者嘗試證明生活是無意義的、沒希望的，藉由防衛、反對的情緒維持力量。

❑ **例子**：Brighella（各式義大利即興喜劇的腳本中店主或僕人的角色）、艾帕曼特斯（Apemantus）（莎士比亞著，《雅典的泰門》）、蒂莫泰奧（Frate Timoteo）（N. Machiavelli著，《曼陀羅》）、瑞林醫師（Dr. Relling）（H. Ibsen著，《野鴨》）、法官布拉克（Judge Brack）（H. Ibsen著，《海達．蓋柏樂》）、貝爾克雷蒂（Belcredi）（L. Pirandello著，《亨利四世》）、小詹姆斯．泰隆（E. O'Neill著，《月照不幸人》）、本．巴特利（Ben Butley）〔S. Gray著，《巴特利》（*Butley*）〕，以及布雷希特〔C. Hampton著，《好萊塢的故事》（*Tales from Hollywood*）〕。

37.2 次類型：急性子

❑ **特質**：若說憤世嫉俗者是知識份子，急性子則通常是有情緒的、衝動的、不理性的，很容易引發暴力。

❑ **功能**：急性子公開直接地表達出他受傷害、生氣與暴怒。

❑ **例子**：米蒂亞（尤里庇底斯著，《米蒂亞》）、飛將軍（Hotspur）（莎士比亞著，《亨利四世》第一部）、貢納莉（Goneril）（莎士比亞著，《李爾王》）、提伯爾特（Tybalt）（莎士比亞著，《羅密歐與茱麗葉》）、吉米．波特（Jimmy Porter）〔J. Osborne著，《怒目回顧》（*Look Back in Anger*）〕，以及萊維（Levee）〔A. Wilson著，《芮妮夫人的黑臀舞》（*Ma Rainey's Black Bottom*）〕。

37.3 次類型：潑婦

- 特質：潑婦是生氣的、刺耳的、嘮叨的，以及很煩人的。
- 功能：潑婦表達自己是以一種粗糙、大聲刺耳的說話方式，為了想要讓自己感覺有力並達成想要的目標。
- 例子：妻子（The Wife）（Plautus 著，《孿生兄弟》）、凱特（Kate）（莎士比亞著，《馴悍記》）、鞋匠的妻子〔F. Garcia Lorca 著，《鞋匠的驚人妻子》（*The Shoemaker's Prodigious Wife*）〕、克藍特（Cléante）〔Molière 著，《安菲特律翁》〕、瑪爾特魯爾女士（Frau Marthe Rull）（H. von Kleist 著，《破甕》）、墨紀拉（Megaera）〔G. B. Shaw 著，《安卓克利斯與獅子》（*Androcles and the Lion*）〕，以及艾格尼絲（Agnes）〔E. Albee 著，《微妙的平衡》（*A Delicate Balance*）〕。

37.4 次類型：反叛者

- 特質：反叛者不滿意並且拒絕已經建立的秩序。此類型透過戰爭或是智慧進行反叛。
- 功能：反叛者透過對現存的專權採取反對的行動，表明他們的不滿。當他們堅持以嚴苛言語或態度影響世代，他們同時提供給觀眾機會釋放一些他們的憤怒。
- 例子：希臘作家亞里斯多芬尼斯所著戲劇中的利西翠妲（Lysistrata）一角（與劇作同名）呈現出反叛者一種智慧反叛的版本，利西翠妲發表強而有力的反戰演說，號召雅典女性絕對不與丈夫發生性關係，除非他們放棄發動戰爭。其他戲劇史中出現的聰慧與積極的反叛者例子還有卡修斯（Cassius）

（莎士比亞著，《凱撒大帝》）、威廉泰爾（William Tell）〔F. Schiller 著，《威廉泰爾》（*William Tell*）〕、中尉馬利凱（Lieutenant Maryk）〔H. Wouk 著，《凱恩艦叛變的審判》（*The Caine Mutiny Court-Martial*）〕、生活劇場（The Living Theatre Ensemble）〔由 J. Beck、J. Malina 與劇團合著，《天堂此時》（*Paradise Now*）〕，以及麥克默菲（McMurphy）〔由 D. Wasserman 改編 K. Kesey 的小說，《飛越杜鵑窩》（*One Flew over the Cuckoo's Nest*）〕。

38 角色類型：戀人

- **特質**：作為一種角色類型，戀人是浪漫與溫柔，深愛伴侶的身體與心靈。
- **功能**：戀人對於愛的對象，表達其浪漫與被情慾所支配的感情。
- **風格**：戀人的角色傾向以具有既定樣式演出天生的浪漫，然而心理上現實主義需要比較多寫實性的表演風格。
- **例子**：莎士比亞的作品中戀人的角色最多，其中最具影響的是羅密歐與茱麗葉。在這裡這對不幸的戀人由於處於反抗性與暴力的社會，而製造出許多浪漫。像羅密歐與茱麗葉的傳統故事，我們有受歡迎的音樂劇，由 A. Laurents、S. Sondheim 與 L. Bernstein 所作的《西城故事》（*West Side Story*）。戀人角色為戲劇中主要支柱，還有以下的例子：龐非勒（Pamphilus）〔Terence 著，《安得諾斯之婦人》（*The Woman of Andros*）〕、斐狄南（Ferdinand）與米蘭達（Miranda）（莎士比亞著，《暴風雨》）、米拉貝爾（Mirabell）與米勒曼特（Millamant）〔W. Congreve 著，《如此世道》（*The Way of the World*）〕、伊莉莎白・巴瑞特（Elizabeth Barrett）與羅伯・布朗寧（Robert Browning）〔R. Besier 著，《紅樓春怨》（*The Barretts of Wimpole Street*）〕、喬治・吉布斯（George Gibbs）與艾蜜莉・韋伯（Emily Webb）〔T. Wilder 著，《小鎮》（*Our Town*）〕，以及托尼（Tony）與蒂娜（Tina）〔《托尼和蒂娜的婚禮》（*Tony and Tina's Wedding*），觀眾參與人工智慧的戲劇）〕。

38.1 次類型：自戀者／自我主義者（亦參見「吹牛者」）

- **特質**：這種戀人的版本是一個愛自己的人。自戀者迷戀自己的外在與形象，自我投入到某一個程度，因此無法認出其他人情感上的需求。
- **功能**：自戀者寵愛他們自己到某種程度，很快就把跟別人親密的關係關在外面。他們過著一種重外貌、輕物質的人生。
- **例子**：馬伏里奧（莎士比亞著，《第十二夜》）、克莉奧佩屈拉（Cleopatra）（莎士比亞著，《安東尼與克莉奧佩屈拉》）、亨利・希金斯（G. B. Shaw 著，《皮革馬利翁》）、奧布里派白（Aubrey Piper）〔G. Kelly 著，《炫耀》（*The Show-Off*）〕、傑克・博伊爾（Jack Boyle）（S. O'Casey 著，《朱諾與佩考克》）、謝利登・懷賽德（G. Kaufman 與 M. Hart 著，《誰來晚餐》），以及伊娃・斐隆（Eva Peron）〔T. Rice 與 A. Lloyd Webber 著，《艾薇塔》（*Evita*）〕。

39 角色類型：狂歡者（亦參見「酒神式的神祇／女神」）

- **特質**：這種類型的出現像是另一種意識狀態。如同一位真正的酒神，這種類型是超出人類精神的經驗、沒有道德感、瘋狂的，以及非理性的。

- 功能：狂歡的人表達出來的是非理性、超出人類精神的經驗，找出狂歡縱慾經驗的時刻。
- 風格：此類型是以最根本、格式的形式表演，訴諸感官與情緒。
- 例子：狂歡者的原型為酒神，酒神在很多方面呈現出希臘悲劇的兩個主要角色模型之一（另一個是阿波羅；見 Nietzsche, 1872/1956）。整個戲劇史中，酒神無論以人物及精神呈現在古典的作品，例如尤里庇底斯作的《酒神的女信徒》以及當代的表演團體演出的《69 年的酒神》。其他狂歡者的角色例子還有復仇三女神（The Furies）（Seneca 著，《堤厄斯忒斯》）、彭忒西勒亞和亞馬遜人（Penthesilea and the Amazons）〔H. von Kleist 著，《亞馬遜女王》（*Penthesilea*）〕、莉亞（Leah）〔S. Ansky 著，《惡靈》（*The Dybbuk*）〕、群蠅（The Flies）（J. -P. Sartre 著，《群蠅》）、德古拉（Dracula）與露西（Lucy）〔L. Katz 著，《德古拉：魔宴》（*Dracula: Sabbat*）〕，以及羅絲（Rose）〔B. Friel 著，《盧納莎之舞》（*Dancing at Lughnasa*）〕。

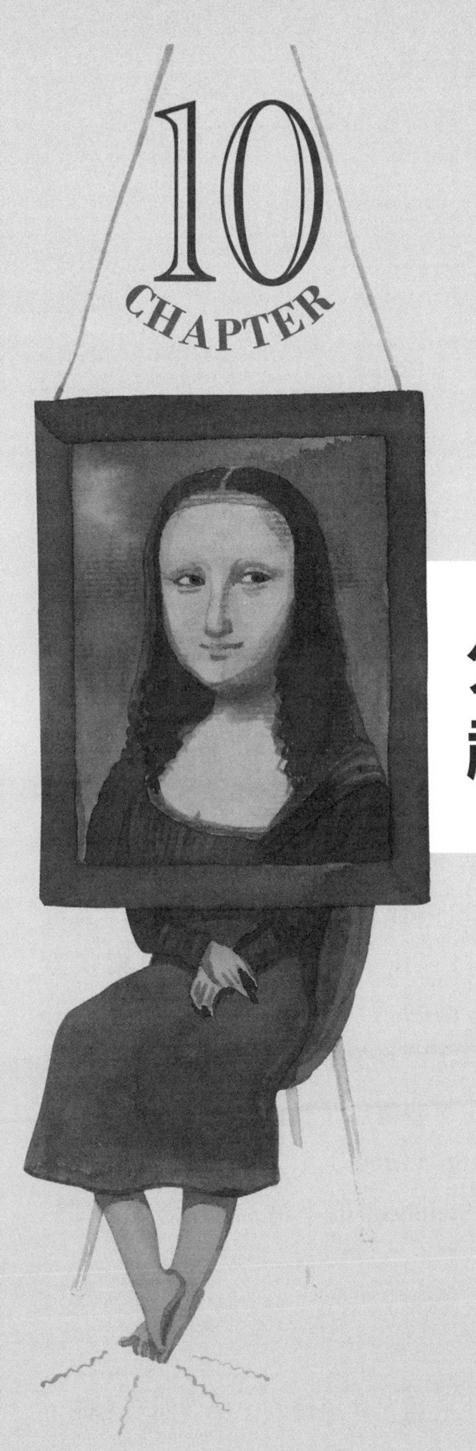

分類：社會領域

鍾明倫　譯

領域：社會的

☆ 分類：家庭

40 角色類型：母親

- 特質：傳統的母親角色是富道德感、深情、會照顧人、養育人的。同時她也總是最後的倖存者。
- 功能：母親的基本角色功能就是保護並養育她的小孩。
- 風格：雖然有時候會以極度格式化的方式呈現，像 Brecht 的勇氣媽媽那樣，但一般而言母親的角色扮演都很典型。
- 例子：這種「好」母親的典型例子包括了安德洛瑪克（Andromache）（尤里庇底斯著，《特洛伊的女人》）、康斯坦斯（Constance）〔莎士比亞著，《約翰王》（*King John*）〕、格魯莎（Grusha）〔B. Brecht 著，《高加索灰闌記》（*The Caucasian Chalk Circle*）〕、媽媽〔J. Van Druten 著，《長憶媽媽》（*I Remember Mama*）〕、琳達．羅曼（A. Miller 著，《推銷員之死》）、塞爾瑪（Thelma）〔M. Norman 著，《晚安，母親》（*'Night, Mother*）〕，以及馬喬德（Ma Joad）〔由 F. Galati 改編 J. Steinbeck 的小說，《憤怒的葡萄》（*The Grapes of Wrath*）〕。

40.1 次類型：殘忍的母親

- 特質：這種「壞」母親是復仇心重、非道德的、暴烈而殘忍的。

❒ **功能**：這類母親顯露出女性的「酒神式／酒神力量」，也就是狂亂而非理性的部分。她企圖毀滅自己的小孩。

❒ **風格**：這類黑暗版的母親角色，通常都被以非常格式化、常常帶點神話意味的風格呈現出來。

❒ **例子**：米蒂亞（尤里庇底斯著，《米蒂亞》）、阿卡芙（尤里庇底斯著，《酒神的女信徒》）、亞他利雅（Athaliah）〔J. Racine 著，《亞他利雅》（*Athaliah*）〕、母親〔F. Garcia Lorca《血婚》（*Blood Wedding*）〕、馬特羅娜（Matryona）〔L. Tolstoy 著，《黑暗的權勢》（*The Power of Darkness*）〕、那塔拉·阿巴斯薇麗（Natella Abashwili）（B. Brecht 著，《高加索灰闌記》），以及母親（J. Genet 著，《屏風》）。

40.2 次類型：革命型的母親

❒ **特質**：第三種在劇場中被描繪的母親角色，是不斷進步或富革命性的母親。

❒ **功能**：這類型的母親角色，展露出一種新的道德及政治秩序，為了實現這個新理想而奮鬥。她將養兒育女的本能轉向政治上或個人化的目標，雖然有時候後者會為前者所犧牲。

❒ **風格**：革命型的母親角色，通常都出現在史詩或政治性的戲劇之中。不過，這類型母親角色較人性化的一面，也常在許多當代作品中被強調出來。

❒ **例子**：在現代及當代的政治性和女性主義戲劇中，有許多這類型的角色例子，包括了佩拉爵茲·維拉莎薇（Pelagez Vlassova）（B. Brecht 著，《母親》）、莎拉〔A. Wesker 著，《大麥雞湯》（*Chicken Soup with Barley*）〕、茉莉（Mollie）〔M. Terry 著，《茉莉貝利的旅行家庭馬戲團》（*Mollie*

Bailey's Traveling Family Circus）〕，以及瓊絲媽媽（Mother Jones）〔M. Klein 著，《瓊絲媽媽的憤怒》（*Furies of Mother Jones*）〕。

41 角色類型：妻子

- 特質：在大部分的戲劇歷史中，傳統版本的妻子（除了某些顯著的例外）都被描繪為忠實、有愛心、會照顧人的好幫手。
- 功能：妻子角色的基本功能就是照顧丈夫和家庭。
- 例子：阿爾刻提斯（Alcestis）〔尤里庇底斯著，《阿爾刻提斯》（*Alcestis*）〕、苔絲德夢娜（Desdemona）（莎士比亞著，《奧賽羅》）、艾蜜兒（Elmire）（Molière 著，《偽君子》）、伊蓮娜（Yelena）（A. Chekhov 著，《凡尼亞舅舅》）、波蒂·哈伯德（Birdie Hubbard）（L. Hellman 著，《小狐狸》）、安特羅伯斯女士（Mrs. Antrobus）〔T. Wilder 著，《九死一生》（*The Skin of Our Teeth*）〕，以及史黛拉（T. Williams 著，《慾望街車》）。

41.1 次類型：解放的妻子

- 特質：傳統典型妻子的一種例外，就是這名妻子已經從與丈夫的傳統關係中掙脫出來，或者努力要掙脫出來。
- 功能：這種另類的妻子角色，目前最完整發展的戲劇形式，就是挑戰現狀——先從內在心理層面開始，與她自己內心保守消極的惡魔戰鬥；然後再到社會層次，反抗外在的壓迫力量，不管是來自她丈夫或者社會的。
- 例子：雖然解放的妻子可說是一種「現代傳統」，其實在更早的劇本中就已出現這類角色。可以在希臘喜劇的角色麥瑞妮（Myrrhine）（Aristophanes 著，《利西翠妲》）中看到她的存在，麥瑞妮拒絕與她好戰的丈夫交媾。而且，對許多西方觀眾而言力道更強的原因，在於她是第一位聖經女人夏娃〔《亞當的戲劇》（*The Play of Adam*），作者不詳〕的翻版，夏娃藉由對主宰男性威權的背叛行為，展現出她的獨立自主。不過，這個角色類型的現代版本，要到了諾拉才大受矚目，諾拉（Nora Helmer）是易卜生（H. Ibsen）《玩偶之家》（*A Doll's House*）的主角。諾拉是維多利亞時期歐洲社會動蕩下的產物。被性別、丈夫和文化所困的諾拉，最後打碎了隱喻性的「玩偶之家」離去，讓維多利亞式的禮節、秩序和規範觀念與形式成為一片廢墟。諾拉昂首闊步地成為現代寫實主義主角的先驅，背後有內在的衝動和需求在驅動，也開啟了後來 Stanislavsky（1936）所發展的心理行動戲劇概念。

其他解放的妻子角色例子，包括了瓦莉亞（Varya）〔M. Gorki 著，《夏日民間》（*Summerfolk*）〕、麗娜．史斯塞帕諾斯卡（Lina Szczepanowska）〔G. B. Shaw 著，《姻緣錯》（*Misalliance*）〕、康斯坦茨．米德爾頓（Constance Middleton）（W. S. Maugham 著，《堅貞的妻子》），以及波莉．皮契爾（Polly Peachum）（B. Brecht 與 K. Weill 著，《三便士歌劇》）。

41.2 次類型：讓男性失能的妻子

- ❒ **特質**：第三種妻子的類型，是有外遇、不忠而使男性失能的妻子。
- ❒ **功能**：和解放的妻子相似，這類型的妻子也會自己走出家門，但是在這麼做的時候，她第一個企圖就是要毀了她自己的丈夫，而且往往成功達成目的。

- ❒ 例子：克萊登妮絲特拉（Aeschylus 著，《阿卡曼儂》）、伊莎貝拉女王（C. Marlowe 著，《愛德華二世》）、蘿拉（Laura）〔A. Strindberg 著，《父親》（*The Father*）〕、愛麗絲（A. Strindberg 著，《死亡之舞》）、年輕女人（S. Treadwell 著，《機械時代》），以及瑪莎（Martha）〔E. Albee 著，《誰怕維吉妮亞吳爾芙？》（*Who's Afraid of Virginia Woolf?*）〕。

㊷ 角色類型：岳母／婆婆

- ❒ 特質：通常扮演喜劇型的角色——嘮嘮叨叨又令人不快。
- ❒ 功能：她的功能就是喜劇放鬆的效果，重新改動丈夫與妻子之間的滿足自得關係，讓觀眾得以開懷大笑，抒解來自岳母或婆婆的壓力。
- ❒ 風格：基本上是風格化的角色，扮演的形式相差不多。
- ❒ 例子：索斯塔拉塔（Sostrata）〔Terence 著，《岳母》（*The Mother-in-Law*）〕、佩妮萊夫人（Madame Pernelle）（Molière 著，《偽君子》）、芙羅拉夫人（Signora Frola）〔L. Pirandello 著，《是的你是（如果你認為你是的話）》（*Right You Are (If You Think You Are)*）〕、瑪法·伊格娜耶夫娜·卡巴諾夫（Marfa Ignatyevna Kabanov）〔A. Ostrovsky 著，《風暴》（*The Storm*）〕、莫德（Maud）（C. Churchill 著，《九重天》），以及母親〔N. Simon 著，《辛辣人妻》（*Barefoot in the Park*）〕。

43 角色類型：寡婦／鰥夫

- 特質：這類角色也包括了老處女和單身漢，特色就是離群索居，有時候很寂寞，有些時候又感到心滿意足、獨立自主。
- 功能：這類角色的功能就是用來象徵忍耐、勉力自足，並接受沒有配偶的人生的種種限制。
- 例子：阿托莎（Atossa）〔Aeschylus 著，《波斯人》（*The Persians*）〕、單身老漢（Plautus 著，《吹牛戰士》）、海倫·阿爾文（Helene Alving）（H. Ibsen 著，《群鬼》）、奧爾加（Olga）〔A. Chekhov 著，《三姊妹》（*The Three Sisters*）〕、寡婦（Widow Quinn）（J. M. Synge 著，《西部痞子英雄》）、肯德爾·佛賴恩太太（Mrs. Kendall Frayne）〔S. N. Behrman 著，《第二個男人》（*The Second Man*）〕、雷夢娜（Raimunda）〔J. Benavente 著，《浮花》（*The Passion Flower*）〕、查爾斯（Charles Condomine）〔N. Coward 著，《開心鬼》（*Blithe Spirit*）〕、茱迪（Judith）〔H. Bernstein 著，《茱迪》（*Judith*）〕，以及羅絲珮特夫人（Madame Rosepettle）〔A. Kopit 著，《哦，爸爸，可憐的爸爸，媽媽把你掛在壁櫥裡，我覺得好傷心》（*Oh Dad, Poor Dad, Mama's Hung You in the Closet and I'm Feeling So Sad*）〕。

44 角色類型：父親

- 特質：傳統的父親充滿男性氣概、強壯、忠實、會保護所有人。
- 功能：傳統的父親保護家庭，提供了正面的男性氣概角色模式。

❒ 風格：雖然有時候會以風格化的形式呈現，像是作者不詳的中世紀道德劇《亞伯拉罕和以撒》中的亞伯拉罕，但基本上父親的角色類型相當典型。

❒ 例子：西吉歐（Hegio）〔Plautus 著，《俘擄》（*The Captives*）〕、亨利四世（莎士比亞著，《亨利四世》第一部與第二部）、戴爸爸（Father Day）〔H. Lindsay 與 R. Crouse 著，《與父親的生活》（*Life with Father*）〕、約德爸（Pa Joad）（由 F. Galati 改編 J. Steinbeck 的小說，《憤怒的葡萄》）。

44.1 次類型：暴君型的父親

❒ 特質：這種負面版本的父親角色暴虐專橫、渴望權力，道德上極為矛盾。

❒ 功能：他的功能是控制整個家庭，不惜一切代價地維持自己的權威。

❒ 例子：阿卡曼儂〔尤里庇底斯著，《伊菲吉妮亞在奧利斯》（*Iphigenia in Aulis*）〕、巴拉巴德（Barabad）〔C. Marlowe 著，《馬爾他的猶太人》（*The Jew of Malta*）〕、愛德華·莫頓巴雷特（Edward Moulton-Barrett）（R. Besier 著，《紅樓春怨》）、老馬洪（Old Mahon）（J. M. Synge 著，《西部痞子英雄》）、詹姆斯·泰隆（E. O'Neill 著，《長夜漫漫路迢迢》），以及耶凱爾·夏普史維齊（Yekel Shapshowitch）〔S. Asch 著，《復仇之神》（*The God of Vengeance*）〕。

45 角色類型：丈夫

❒ 特質：傳統的丈夫是負擔生計者，也是供養人。他忠實、保護人、有愛心，而且強壯。

- 功能：這類角色供養他的妻子，並維持強壯與穩定的特質。
- 風格：基本上都以寫實性的方式被搬演。
- 例子：阿德墨托斯（Admetus）（尤里庇底斯著，《阿爾刻提斯》）、亞當（《亞當的戲劇》，作者不詳）、約翰·法蘭克福（John Frankford）〔T. Heywood 著，《被仁慈殺死的女人》（*A Woman Killed with Kindness*）〕、爸爸（Papa）（J. Van Druten 著，《長憶媽媽》）、納特·米勒（Nat Miller）（E. O'Neill 著，《荒野情》），以及亨利（T. Stoppard 著，《敢愛敢做》）。

45.1 次類型：殘酷的丈夫

- 特質：丈夫的一種另類版本則殘酷無情，常常是欺騙、有外遇的。
- 功能：這類丈夫角色會犧牲他的妻子來滿足自己的慾望。
- 例子：傑森（Jason）（尤里庇底斯著，《米蒂亞》）、康沃爾（Cornwall）（莎士比亞著，《李爾王》）、憂鬱（Sullen）〔G. Farquhar 著，《求婚者的計謀》（*The Beaux' Strategem*）〕、愛德格上尉（Captain Edgar）（A. Strindberg 著，《死亡之舞》），以及韋斯頓（Weston）〔S. Shepard 著，《烈火家園》（*Curse of the Starving Class*）〕。

45.2 次類型：軟弱的丈夫

- 特質：第三種丈夫版本則是軟弱、靠不住的，常常是怕女人的。
- 功能：這類型的丈夫可用來描繪神經質、矛盾的男性，他們對女性的性慾和情感關係相當衝突。他的功能是保持害怕的模樣，引發觀眾中有類似傾向的男性恐懼，並永久性地依賴女性的意見看法。

- 例子：阿隆佐（Alonzo）（T. Middleton 與 W. Rowley 著，《陌生的孩子》）、喬治．特斯曼（George Tesman）（H. Ibsen 著，《海達．蓋柏樂》）、船長（Captain）〔A. Strindberg 著，《父親》（*The Father*）〕、米隆（Myron）（C. Odets 著，《醒來歌唱》）、法蘭克．埃爾金（Frank Elgin）〔C. Odets 著，《鄉下姑娘》（*The Country Girl*）〕、克羅克－哈理斯（Crocker-Harris）〔T. Rattigan 著，《白朗寧版本》（*The Browning Version*）〕、喬治（E. Albee 著，《誰怕維吉妮亞吳爾芙？》），以及歐吉（Ozzie）〔D. Rabe 著，《棍與骨》（*Sticks and Bones*）〕。

46 角色類型：兒子

- 特質：傳統的兒子是恭敬、忠實，努力追趕父親的腳步。
- 功能：他的目的就是繼續維持父親形塑出來的傳統，為了不辜負父親的期待而活。
- 例子：以撒（《亞伯拉罕和以撒》，作者不詳）、艾德加（Edgar）（莎士比亞著，《李爾王》）、喬治．吉布斯（George Gibbs）（T. Wilder 著，《小鎮》），以及尤金．傑羅姆（Eugene Jerome）〔N. Simon 著，《亂世家人》（*Brighton Beach Memoirs*）〕。

46.1 次類型：反骨／叛逆的兒子

- 特質：此類型的兒子被他的家庭所困，需要從中解脫出來。個性叛逆，有時候有很強的復仇心、充滿敵意、自我中心，而且焦躁不安。

- **功能**：這種反骨型的兒子角色功能在於離開家庭，在世上闖出一條自己的路，然後再回到家中，取代他父親的位置。
- **例子**：希門（Haemon）（Sophocles 著，《安蒂岡妮》）、威爾斯王子亨利（莎士比亞著，《亨利四世》第二部）、史蒂芬·安德謝夫（Stephen Undershaft）〔G. B. Shaw 著，《芭芭拉少校》（*Major Barbara*）〕、克利斯蒂·馬洪（Christy Mahon）（J. M. Synge 著，《西部痞子英雄》）、億萬富翁之子（The Billionaire's Son）〔G. Kaiser 著，《媒氣 II》（*Gas II*）〕、畢夫·羅曼（A. Miller 著，《推銷員之死》），以及大衛（David）（D. Rabe 著，《棍與骨》）。

46.2 次類型：私生子／敗家子

- **特質**：這類兒子是家中的壞人角色，他善於操縱他人、控制慾強，有時候性格殘忍，常常是私生子的身分。
- **功能**：這類型兒子的角色功能就是利用整個家庭來滿足自己對權力和控制慾的渴求。
- **例子**：愛德蒙（Edmund）（莎士比亞著，《李爾王》）、菲力浦巴斯特（Philip the Bastard）（莎士比亞著，《約翰王》）、瓦倫廷（Valentine）〔W. Congreve 著，《以愛還愛》（*Love for Love*）〕、弗雷德里科（Frederico）〔L. de Vega 著，《沒有復仇的正義》（*Justice Not Revenge*）〕、以掃（Esau）〔R. Beer Hoffmann 著，《雅各的夢》（*Jacob's Dream*）〕，以及潔咪·泰隆（Jamie Tyrone）（E. O'Neill 著，《長夜漫漫路迢迢》）。

47 角色類型：女兒

- 特質：傳統的女兒為父親所保護，她基本上恭順、溫和、會撫育人，會漸漸成長為母親。
- 功能：她的角色功能就是待在家中照顧家庭，保護父親並努力變成母親，為家庭增添幾許優雅、美麗與和諧的氣氛。
- 例子：伊斯美妮（Ismene）〔Sophocles 著，《安蒂岡妮與伊底帕斯在科羅納斯》（*Antigone and Oedipus at Colonus*）〕、米蘭達（Miranda）（莎士比亞著，《暴風雨》），以及卡特琳（Katrin）（B. Brecht 著，《勇氣媽媽》）。

47.1 次類型：反骨／叛逆的女兒

- 特質：此類型的女兒性格叛逆、富有自信、強而有力而且獨立自主。她傾向於當英雄，常能在商場或情慾場上獲得成功。
- 功能：這類叛逆型的女兒會打破傳統家庭對她的期待，為滿足自己的專業能力、道德觀念和個人需求而活。
- 例子：卡珊德拉（Cassandra）（Aeschylus 著，《阿卡曼儂》）、潔西卡（Jessica）〔莎士比亞著，《威尼斯商人》（*The Merchant of Venice*）〕、伊萊克特拉〔J. Giraudoux 著，《伊萊克特拉》（*Electra*）〕、瑞芙凱兒（Rifkele）（S. Asch 著，《復仇之神》），以及愛麗絲（Alice）〔R. Anderson 著，《教我如何不愛爸》（*I Never Sang for My Father*）〕。

47.2 次類型：私生女／復仇心強的女兒

- 特質：這類型女兒男女關係混亂，像社會邊緣人般受人輕蔑。她活在社會常規的邊緣，需要證明自己存在的正當性。有時候，她會試圖對那些她覺得擋了她的路的血親進行報復。

- **功能**：她的目標就是證明自己的價值和存在的正當性，並聲張自己的力量。
- **例子**：芮甘（Regan）與貢納莉（Goneril）（莎士比亞著，《李爾王》）、雷吉娜（Regine）（H. Ibsen 著，《群鬼》）、棄兒（Foundling）與瑪莉（Marie）〔J. Bayard 著，《軍團的女兒》（*The Daughter of the Regiment*）〕、羅達（Rhoda）〔M. Anderson 著，《孽種》（*The Bad Seed*）〕、克勞迪婭·費司·德雷珀（Claudia Faith Draper）〔T. Topor 著，《我要求審判》（*Nuts*）〕，以及阿琳（Arlene）（M. Norman 著，《失控》）。

47.3 次類型：痛苦／受害的女兒

- **特質**：第三種女兒的角色類型脆弱而容易受傷、犧牲受害、與世隔絕，或者被迫囚禁起來。
- **功能**：一方面，受害的女兒是屈服於強大的男性意志底下；另一方面，她忍受苦痛，有時能超越苦痛。
- **例子**：伊菲吉妮亞（尤里庇底斯著，《伊菲吉妮亞在奧利斯》）、潘迪妲（Perdita）〔莎士比亞著，《冬天的故事》（*The Winter's Tale*）〕、瓦莉亞（Varya）（A. Chekhov 著，《櫻桃園》）、女孩〔A. Strindberg 著，《魔鬼奏鳴曲》（*The Ghost Sonata*）〕、伊麗莎白·巴雷特（Elizabeth Barrett）（R. Besier 著，《紅樓春怨》），以及克里希（Chrissy）〔D. Rabe 著，《未來舞蹈家之夢》（*In the Boom Boom Room*）〕。

48 角色類型：姊妹

- 特質：傳統的姊妹角色會扶持手足、充滿愛心、聰慧、溫和，有時候對兄弟十分順從。
- 功能：姊妹的角色會支持，並無條件地愛著她的兄弟。她為妹妹們奠立了一個角色典型，自己則成為姊姊的同伴。
- 風格：雖然大多數的家庭角色都可以採用較寫實或較表現性的方式演出，但姊妹這個特殊角色類型往往會依循寫實風格來搬演。
- 例子：伊萊克特拉（尤里庇底斯著，《伊萊克特拉》）、伊斯美妮與安蒂岡妮（Sophocles 著，《伊底帕斯在科羅納斯》（*Oedipus at Colonus*）、歐菲莉亞（莎士比亞著，《哈姆雷特》）；奧爾加（Olga）、伊琳娜（Irina）與瑪莎（Masha）（A. Chekhov 著，《三姊妹》）、勞拉（Laura）（T. Williams 著，《玻璃動物園》）、露絲（Ruth）〔P. Zindel 著，《雛鳳吟》（*The Effect of Gamma Rays on Man-in-the-Moon Marigolds*）〕，以及凱特（Kate）〔B. Friel 著，《盧納莎之舞》（*Dancing at Lughnasa*）〕。

48.1 次類型：反骨／叛逆的姊妹

- 特質：此類型的姊妹個性獨立，有很強的控制慾。她往往性慾很強，有時還有亂倫的慾望。
- 功能：這種反骨型的姊妹角色嘲弄傳統規範。她會在常形同桎梏的手足關係之中奮鬥，以獲取她想要的東西。
- 例子：安娜貝拉（Annabella）〔J. Ford 著，《可惜她是妓女》（*'Tis Pity She's a Whore*）〕、梅格（Meg）〔B. Henley

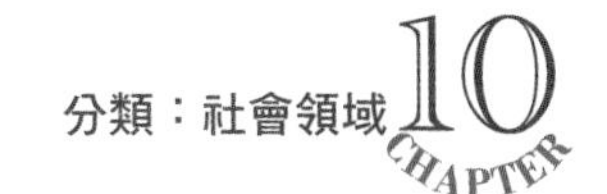

著，《芳心之罪》（*Crimes of the Heart*）〕、梅（May）〔S. Shepard 著，《愛情的傻子》（*Fool for Love*）〕。

㊾ 角色類型：兄弟

- 特質：傳統的兄弟角色會保護他的手足，強壯、忠實，形象類似父親。
- 功能：他的角色功能就是維護並保護他的手足。
- 例子：奧瑞斯提斯（尤里庇底斯著，《伊萊克特拉》）、密西歐（Micio）與第米亞（Demea）〔Terence 著，《兄弟》（*The Brothers*）〕、亞伯（Abel）（《亞當的戲劇》，作者不詳）、萊阿提斯（莎士比亞著，《哈姆雷特》）、艾德加（Edgar）（莎士比亞著，《李爾王》）、湯姆（Tom）（T. Williams 著，《玻璃動物園》），以及維克多（Victor）〔A. Miller 著，《代價》（*The Price*）〕。

49.1 次類型：反骨／叛逆的兄弟

- 特質：此類型的兄弟對於扮演手足間的兄長角色沒有興趣。他十分自我中心，常常具有破壞力。
- 功能：這類反骨型兄弟為了滿足自己所需，常常會犧牲自己手足。
- 例子：波呂涅克斯（Polyneices）〔Aeschylus 著，《七帥攻城》（*The Seven against Thebes*）〕、該隱（Cain）（《亞當的戲劇》，作者不詳）、奧利佛（Oliver）（莎士比亞著，《皆大歡喜》）、安德魯（Andrew）〔E. O'Neill 著，《超越時空》（*Beyond the Horizon*）〕，以及顧斐（Gooper）（T. Williams

著，《熱鐵皮屋頂上的貓》）。

50 角色類型：祖父母（亦參見「老人」）

- 特質：祖父母和老人一樣，有智慧而達觀知命、有耐心而善於理解人。
- 功能：這類祖父母角色功能是向年輕的家族成員傳承傳統價值，並根據其豐富的閱歷與獲取的智慧，來為他們提供富有哲理的觀點。
- 例子：珀琉斯（Peleus）（尤里庇底斯著，《安德洛瑪克》）、卡德摩斯（Cadmus）（尤里庇底斯著，《酒神的女信徒》）、雅各布（Jacob）（C. Odets 著，《醒來歌唱》）、外公（Gramps）〔P. Osborn 著，《借來的時間》（*On Borrowed Time*）〕、奶奶（E. Albee 著，《美國夢》）、祖母〔K. Waterhouse 與 W. Hall 著，《騙子比利》（*Billy Liar*）〕、爺爺、奶奶（由 F. Galati 改編 J. Steinbeck 的小說，《憤怒的葡萄》）。

50.1 次類型：老態龍鍾或瘋癲老人

- 特質：這個版本的祖父母角色不大有智慧，更接近不理性與荒謬；被自己的想法限制並陷於困惑；要不是嚴厲而有很強的控制慾，就是完全不受控制。
- 功能：這種角色類型使年輕一輩感到不知所措而充滿挫折，常常擁有特異而不尋常的奇想或賦詩的能力。
- 例子：斯屈列什亞德（Strepsiades）（Aristophanes 著，《雲》）、李爾王（莎士比亞著，《李爾王》）、西城伯爵夫人（Countess

Aurelia）〔J. Giraudoux 著，《狂女查洛特》（*The Madwoman of Chaillot*）〕、以法蓮．卡博特（Ephraim Cabot）〔E. O'Neill 著，《榆樹下的慾望》（*Desire under the Elms*）〕、金凱德上校（Colonel J. C. Kinkaid）（P. Jones 著，《白玉蘭騎士團的最後一次會議》），以及威利．斯塔克（Willy Stark）〔N. Simon 著，《陽光少年》（*The Sunshine Boys*）〕。

☆ 分類：政治／政府

51 角色類型：反動派

- **特質**：這種政治類型在思想及行為上總是在回顧過去、極度保守而固執，常會堅決無情地推行他們的保守觀點。
- **功能**：這類反動型角色的功能是壓迫那些代表開放、自由觀點的人，並且壓制追求自由開放的天性與評論思想。
- **例子**：安奇羅（Angelo）（莎士比亞著，《一報還一報》）、丹福思（Danforth）（A. Miller 著，《熔爐》）、麥可．麥瑟朗（Michael Marthraun）〔S. O'Casey 著，《公雞之歌》（*Cock-a-Doodle-Dandy*）〕、保羅王子〔J. -P. Sartre 著，《髒手》（*Dirty Hands*）〕、亞瑟．古德曼（Arthur Goldman）〔R. Shaw 著，《玻璃廳的男人》（*The Man in the Glass Booth*）〕、獨裁者（Dictator）〔A. M. Ballesteros 著，《最好的世界》（*The Best of All Possible Worlds*）〕、亞歷山大（L. D. Alexander）（P. Jones 著，《白玉蘭騎士團的最後一次會議》），以及丹阿姨（Aunt Dan）〔W. Shawn 著，《丹阿姨和檸檬》（*Aunt Dan and Lemon*）〕。

52 角色類型：保守派

- **特質**：這類型角色個性傳統、常回顧過往，意識型態不像反動派那麼極端，但也抗拒改變與必要的新觀念。
- **功能**：保守派角色嘗試維持現狀，拒絕前進到不確定的未來。這類角色對於新觀念和看法總是避免面對或抱持批判。
- **例子**：塞尼西亞（Cinesias）〔Aristophanes 著，《利西翠妲》（*Lysistrata*）〕、蒙太古（Montague）與凱普萊特（Capulet）（莎士比亞著，《羅密歐與茱麗葉》）、阿巴貢（Harpagon）（Molière 著，《守財奴》）、托瓦（Torvald）（H. Ibsen 著，《玩偶之家》）、伊莉莎白女皇〔M. Anderson 著，《蘇格蘭女王瑪麗》（*Mary of Scotland*）〕、帕彼丹斯科夫（Pobedonsikov）〔V. Mayakovsky 著，《公共浴室》（*The Bathhouse*）〕、諾曼・塞耶（Norman Thayer）〔E. Thompson 著，《金色池塘》（*On Golden Pond*）〕，以及修道院院長米利暗・露絲（Mother Miriam Ruth）（J. Pielmeir 著，《上帝的女兒》）。

52.1 次類型：傳統主義者

- **特質**：另一種保守型的角色，則是保持著對傳統政治、宗教及家庭生活等正向價值的不變信仰。
- **功能**：這類型角色會宣揚並傳遞傳統價值。
- **例子**：西吉歐（Hegio）（Plautus 著，《俘擄》）、凱特（Kate）（莎士比亞著，《馴悍記》）、范德霍夫爺爺（Grandpa Vanderhof）（G. Kaufman 與 M. Hart 著，《浮生若夢》）、喬治・M・科漢（George M. Cohan）〔M. Stewart、J.

Pascal 與 F. Pascal 著，《喬治》（*George M.*）〕，以及泰維亞（Tevye）〔J. Stein、J. Bock 與 S. Harnick 著，《屋頂上的提琴手》（*Fiddler on the Roof*）〕。

53 角色類型：和平主義者

- 特質：和平主義者反對暴力、充滿理想性格。這類角色相信人類的可完善性，為消滅武裝鬥爭而努力。
- 功能：和平主義者從事和平工作，以取代戰爭。
- 例子：當代和平主義者角色的經典例子包括楚蓋爾斯（Trygaeus）與和平（Peace）〔Aristophanes 著，《和平》（*Peace*）〕、羅密歐（莎士比亞著，《羅密歐與茱麗葉》）、梭羅〔J. Lawrence 與 R. Lee 著，《梭羅在監獄度過的夜晚》（*The Night Thoreau Spent in Jail*）〕、莉娜·雅戈爾（Lena Younger）（L. Hansberry 著，《太陽下的葡萄乾》），以及艾比·霍夫曼（Abbie Hoffman）〔C. Marowitz 著，《芝加哥共謀案》（*The Chicago Conspiracy*）〕。

54 角色類型：革命份子

- 特質：革命份子通常激進、道德感強，具有理想主義性格，常極度嚴肅。
- 功能：這類角色反叛既有秩序，尋求以一種在革命性意識型態上來說較為人性的系統代替現有制度。
- 例子：布魯特斯（Brutus）（莎士比亞著，《凱撒大帝》）、喬凡尼（Giovanni）〔U. Betti 著，《燒焦的花床》（*The Burnt*

Flower Bed）〕、織工（The Weavers）〔G. Hauptmann 著，《織工》（*The Weavers*）〕、帕維爾（Pavel）〔B. Brecht 著，《母親》（*The Mother*）〕、貞德（Joan Dark）〔（B. Brecht 著，《屠場裡的貞德》（*St. Joan of the Stockyards*）〕、迪克·達吉恩（Dick Dudgeon）〔G. B. Shaw 著，《魔鬼的門徒》（*The Devil's Disciple*）〕、喬·希爾（Joe Hill）〔B. Stavis 著，《未死之人》（*The Man Who Never Died*）〕、麥爾坎 X（Malcolm X）〔J. Baldwin 著，《有一天，當我迷路了》（*One Day When I Was Lost*）〕，以及狂熱份子與記者〔D. Fo 著，《一個無政府主義者的意外死亡》（*Accidental Death of an Anarchist*）〕。

54.1 次類型：自私型革命份子

- **特質**：革命份子也可能會渴望權力而嗜殺殘忍，固執無情，為了個人對權力的需要而行動，而非政治上的理想。
- **功能**：這類角色會為了個人利益而篡奪現有領導者的權力。
- **例子**：卡西烏斯（Cassius）（莎士比亞著，《凱撒大帝》）、羅伯斯庇爾（Robespierre）〔G. Buchner 著，《丹頓之死》（*Danton's Death*）〕、阿莫斯委員（Commissar Amos）〔U. Betti 著，《女王和反叛者》（*The Queen and the Rebels*）〕、馬克白（Macbett）〔E. Ionesco 著，《新版馬克白》（*Macbett*）〕、卡洛斯（Carlos）〔C. Hampton 著，《野蠻人》（*Savages*）〕，以及格辛·普萊斯（Gethin Price）〔T. Griffiths 著，《喜劇演員》（*Comedians*）〕。

55 角色類型：一國之君

- **特質**：這類角色的典型是國王或女王，堂皇、貴氣、強而有力、享有特權，要不就仁慈親善，不然就暴虐專橫（有時是兩者的綜合）。
- **功能**：一國之君統治階級較低的臣民，並且是權力與秩序的象徵。
- **例子**：伊底帕斯〔Sophocles 著，《伊底帕斯王》（*Oedipus Rex*）〕、凱撒大帝（莎士比亞著，《凱撒大帝》）、羅德島王（King of Rhodes）（F. Beaumont 與 J. Fletcher 著，《少女的悲劇》（*The Maid's Tragedy*）〕、腓力二世（King Philip II）〔P. Calderon 著，《扎拉米亞的市長》（*The Mayor of Zalamea*）〕、伊莉莎白〔M. Anderson 著，《伊莉莎白女王》（*Elizabeth the Queen*）〕、蘇格蘭女王瑪麗〔F. Schiller 著，《瑪麗·斯圖亞特》（*Maria Stuart*）、W. Hildesheimer 著，《瑪麗女王與劊子手》（*Mary and the Executioner*）〕，以及溫斯頓·邱吉爾（Winston Churchill）〔R. Hochhuth 著，《士兵》（*Soldiers*）〕。

56 角色類型：大臣／顧問

- **特質**：這類角色奉承恭敬，但在政治上很聰明，常是精明狡猾、自鳴得意、控制慾強。
- **功能**：顧問在政府的特定部門中做事，被諮詢的時候提供建議，聽從在上位的人。但這類角色精明狡猾，也會掌握到相當的權力，並且知道如何操縱政府首長與體制，以確保自己的權力。

- 例子：全尼歐（Tranio）（Plautus 著，《鬼屋》）、普羅尼奧斯（莎士比亞著，《哈姆雷特》）、阿瑪斯特司（Armostes）〔J. Ford 著，《破碎的心》（*The Broken Heart*）〕、鎮壓的部長（The Minister of Repression）〔A. M. Ballesteros 著，《最好的世界》〕。

56.1 次類型：正直的大臣

- 特質：有些大臣正直而有原則，為政治議題提供意見，即使有些意見不受權位較高者的青睞。
- 功能：這類型的大臣會根據政治情勢的關鍵性評估，及個人的道德哲學來提出建議；他通常不惜甘冒個人安全風險，也要提出與部門首長相牴觸的意見。
- 風格：這種另類的大臣版本通常以寫實風格來呈現。
- 例子：提瑞西士（Tiresias）（Sophocles 著，《伊底帕斯王》）、依斯卡路斯（Escalus）（莎士比亞著，《一報還一報》）、伯豪思（Burrhus）〔J. Racine 著，《布里塔尼古斯》（*Britannicus*）〕、湯瑪斯・摩爾〔R. Bolt 著，《良相佐國》（*A Man for All Seasons*）〕、托馬斯・貝克特（Thomas Becket）〔J. Anouilh 著，《貝克特》（*Becket*）〕。

57 角色類型：官僚

- 特質：官僚的角色類型就是效率良好、呆板、挑剔的、保守的、中產階級、職位小。
- 功能：這類角色就是辦事員，職務像保管圖書、維持某種秩序，並專注在生活的瑣碎小事，常常會見樹不見林。

- 風格：這通常是表現性的角色——無足輕重的人，或象徵一個迷失在官僚體制中、但仍負責維持該體系的人。
- 例子：達珀（Dapper）（B. Jonson 著，《煉金術士》）、出納員（Cashier）〔G. Kaiser 著，《漫漫長日》（*From Morn to Midnight*）〕、行政文員（Chief Clerk）（由 J. L. Barrault 改編卡夫卡的小說，《審判》），以及扎迪區（Zoditch）〔R. Ribman 著，《第五匹馬的旅程》（*Journey of the Fifth Horse*）〕。

☆ 分類：法律

58 角色類型：律師

- 特質：律師對人關切保護、富道德感、具聰明才智。
- 功能：律師的工作是為被不實控訴的被告進行辯護與保護。
- 風格：律師一般都以寫實的方式被搬演。
- 例子：戴勒克里昂（Bdelycleon）〔Aristophanes 著，《胡蜂》（*The Wasps*）〕、波希雅（Portia）（莎士比亞著，《威尼斯商人》）、波斯基特先生（Mr. Poskit）與貝拉米先生（Mr. Bellamy）〔A. W. Pinero 著，《地方法官》（*The Magistrate*）〕、亨利．德拉蒙德（Henry Drummond）〔J. Lawrence 與 R. Lee 著，《向上帝挑戰》（*Inherit the Wind*）〕、奧提斯．貝克（Otis Baker）與路易斯．沙德（Louis Schade）〔S. Levitt 著，《安德森維爾的審判》（*The Andersonville Trial*）〕、昆汀（Quentin）（A. Miller 著，《墮落之後》）、威廉．庫斯

勒（William Kunstler）〔C. Marowitz 著，《芝加哥共謀案》（*The Chicago Conspiracy*）〕，以及亞倫·勒文斯基（Aaron Levinsky）（T. Topor 著，《我要求審判》）。

58.1 次類型：貪婪的律師

- 特質：另一種對律師的看法，就是他們貪婪、不道德而自私。
- 功能：這種版本的律師為達自己目標而玩弄正義。
- 例子：皮埃爾·沛德林（Pierre Patelin）〔《皮埃爾·沛德林》（*Pierre Patelin*），作者不詳〕、伏托爾（Voltore）（B. Jonson 著，《狐坡尼》）、克里布斯（Cribbs）〔W. Smith 著，《酒徒》（*The Drunkard*）〕、夏普先生（Mr. Sharp）（E. Bulwer-Lytton 著，《金錢》（*Money*）〕、比爾·梅特蘭（Bill Maitland）〔J. Osborne 著，《不可接受的證據》（*Inadmissible Evidence*）〕，以及羅伊·科恩（Roy Cohn）〔T. Kushner 著，《美國天使》（*Angels in America*）〕。

59 角色類型：法官

- 特質：正直的法官不偏不倚而公正，可信賴而冷靜，英明而明智。
- 功能：法官的角色功能是依實證證據來做公正不阿的判決，懲罰犯罪行為、維持秩序。
- 例子：雅典娜（Aeschylus 著，《佑護神》）、戴蒙斯（Daemones）〔Plautus 著，《繩索》（*The Rope*）〕、威尼斯公爵（Duke of Venice）（莎士比亞著，《威尼斯商人》）、維吉爾（Vergil）〔B. Jonson 著，《蹩腳詩人》（*The Poetaster*）〕、

艾茲達克（Azdak）（B. Brecht 著，《高加索灰闌記》）、法官卡斯特與首席法官〔U. Betti 著，《腐敗的法官》（*Corruption in the Palace of Justice*）〕、 庭 長（Presiding Judge）（R. Shaw 著，《玻璃廳的男人》）、少校（Lieutenant Commander Challee）（H. Wouk 著，《凱恩艦叛變的審判》），以及主席〔E. Bentley 著，《你曾經去過嗎？》（*Are You Now or Have You Ever Been?*）〕。

59.1 次類型：不道德的法官

- **特質**：另一種版本的法官，不道德、不明智，苛刻而充滿偏見，自私或在壓抑狀態中進行判決。
- **功能**：這種不道德的法官角色功能，是為了自己個人或政治上的目的（而非正義）進行不公義的懲罰。
- **例子**：羅伯特．沙洛（Robert Shallow）（莎士比亞著，《溫莎的風流婦人》）、馮維格漢法官（Judge Von Weghahn）（G. Hauptmann 著，《獺裘》）、丹福思（Danforth）（A. Miller 著，《熔爐》），以及霍夫曼法官（Judge Hoffman）（C. Marowitz 著，《芝加哥共謀案》）。

60 角色類型：被告

- **特質**：這類角色為自己辯護、自我保護，常常自以為是。被告有時是有罪的，但是大多數時候都急著想證明自己的清白，免除指控。
- **功能**：被告的角色功能是對起訴抗議，並證明自己的清白。
- **風格**：一般而言被告的描繪方式都很典型。

- 例子：奧瑞斯提斯（Aeschylus 著，《佑護神》）、安東尼奧（Antonio）（莎士比亞著，《威尼斯商人》）、苦力（Coolie）〔B. Brecht 著，《例外與常規》（*The Exception and the Rule*）〕、聖女貞德〔G. B. Shaw 著，《聖女貞德》（*Saint Joan*）〕、凱茨（Cates）（J. Lawrence 與 R. Lee 著，《向上帝挑戰》）、亨利．沃茲（Henry Wirz）（S. Levitt 著，《安德森維爾的審判》）、羅伯特．奧本海默（J. Robert Oppenheimer）〔H. Kipphardt 著，《關於羅伯特．奧本海默》（*In the Matter of J. Robert Oppenheimer*）〕、埃賽爾（Ethel）與朱利斯．羅森堡（Julius Rosenberg）〔D. Freed 著，《審訊》（*Inquest*）〕、芝加哥七人幫（The Chicago Seven）（C. Marowitz 著，《芝加哥共謀案》）。

61 角色類型：陪審團（亦參見「合唱隊」）

- 特質：陪審團是公眾代表的象徵，通常公正公平，有時候為國家效勞。
- 功能：陪審團的角色功能是根據客觀證據來提供公正不阿的集體判決。
- 例子：菲羅克勒翁（Philocleon）與胡蜂（Aristophanes 著，《胡蜂》）、十二位雅典人（Twelve Athenians）（Aeschylus 著，《佑護神》）、宗教裁判所（The Inquisition）（B. Brecht 著，《伽利略》）、控制合唱隊（The Control Chorus）〔B. Brecht 著，《措施》（*The Measures Taken*）〕、陪審團（J. Lawrence 與 R. Lee 著，《向上帝挑戰》）。

62 角色類型：證人

- 特質：這類型角色是旁觀者，通常可靠而公正，並表達出自己的獨特觀點，傾向支持被告有罪或者無辜。
- 功能：證人根據第一手知識來提供特定觀點給法官或陪審團；他們曾在安全距離外目睹事件發生，卻沒有直接涉入該事件。
- 風格：與其他法庭主題的角色類型一樣，證人基本上會以寫實方式被扮演。
- 例子：牧人（A Herdsman）（Sophocles 著，《伊底帕斯王》）、克里斯平（Crispinus）（B. Jonson 著，《蹩腳詩人》）、四個煽動者（The Four Agitators）（B. Brecht 著，《措施》）、雷切爾（Rachel）（J. Lawrence 與 R. Lee 著，《向上帝挑戰》）、錢德勒中校（Lieutenant Colonel Chandler）（S. Levitt 著，《安德森維爾的審判》）、大衛·格林格拉斯（David Greenglass）（D. Freed 著，《審訊》），以及艾倫·金斯伯格（Allen Ginsberg）〔R. Sossi 著，《芝加哥審判》（*The Chicago Conspiracy Trial*）〕。

63 角色類型：檢察官／審問者

- 特質：這類角色具侵略性、自以為是、無情、緊迫盯人，一心要證明被告有罪。
- 功能：檢察官的目標就是起訴被告，為了向法官和陪審團證明被告確實有罪，有時他們會毫不退讓。
- 例子：本丟彼拉多（Pontius Pilate）（《受難記》，作者不詳）、審問者（the Inquisitor）（G. B. Shaw 著，《聖女貞德》）、審問者（Inquisitor）（B. Brecht 著，《伽利略》）、馬修·布雷迪（Matthew Brady）（J. Lawrence 與 R. Lee 著，《向上帝挑戰》）、中校奇普曼（Lieutenant Colonel N. P. Chipman）（S. Levitt 著，《安德森維爾的審判》）、克倫威爾（Cromwell）（R. Bolt 著，《良相佐國》），以及富蘭克林·麥克米蘭（Franklin Macmillan）（T. Topor 著，《我要求審判》）。

☆ 分類：社經地位

64 角色類型：中下階級（亦參見「被放逐者」）

- **特質**：距離評論者的知識特權與貴族階級的社會特權相當遙遠之處，有著中下階級的角色類型。這是乞丐與佃農的領域，被踐踏、骯髒、被壓迫的一群人。這類角色的物質財產貧乏，有時精神上亦然，他們被壓迫、被忽視，富足的人對他們視而不見。有時候中下階級角色消沉沮喪，但也有些中下階級雖然外表邋遢，卻可能表現出反諷意味、機智幽默。
- **功能**：中下階級角色類型的功能一方面是表現貧窮的景況和後果；另一方面則是用來容忍（通常帶點反諷和嘲弄的意味）那些 Shaw 會稱之為「不配得到財富」的人。更有甚者，這類角色讓人注意到物質貧困與精神匱乏之間的關聯，挑戰人類精神生活乃超越經濟壓迫條件之外的看法。
- **例子**：在十八世紀，J. Gay 在《乞丐歌劇》（*The Beggar's Opera*）中以戲劇化的方式呈現中下階級的生活，隨後被 B. Brecht 與 K.

Weill 改編為更具政治影響力的《三便士歌劇》。現代作品描繪中下階級的例子，可在 M. Gorki 的作品《底層》（*The Lower Depths*）中飽受非議的居民、G. B. Shaw《皮革馬利翁》中的艾爾弗雷德．杜利特爾（Alfred P. Doolittle）身上看到，後者更是「不應貧窮的窮人」最佳典範。在後者的例子中，為生存環境惡劣的角色添加了反諷與機智的特質。歷史中其他的例子包括了夏洛特（Charlotte）與法蘭西斯可（Francisco）〔Molière 著，《唐璜》（*Don Juan or the Statue of the Feast*）〕、所有人（Men and Women of the People）（G. Büchner 著，《丹頓之死》）、苦力（B. Brecht 著，《措施》）、乞丐〔H. Leivik 著，《泥人》（*The Golem*）〕，以及賣火柴的人（The Matchseller）〔H. Pinter 著，《微痛》（*A Slight Ache*）〕。

65 角色類型：勞工階級／工人

- **特質**：這類型角色毫不扭捏作態，有話直說、粗俗、沒什麼教養也不世故、勤奮、錢賺得少而未獲合理報償。許多勞工階級的角色也常常被以沒文化、無知而卑屈的方式呈現。在價值觀上則偏向傳統保守。
- **功能**：這類型角色功能在於他們領最低工資而勤奮工作，只為了使家庭或國家有更好的生活。早期對於工人角色的觀念則是他們相當無知，只為了討雇主的歡心和奚落而存在。
- **風格**：對統治階級來說不構成威脅，早期在文藝復興戲劇中所見的工人角色，是以低級喜劇風格來取悅觀眾，後來則在世界各地大多數的音樂劇和諷刺劇中大受歡迎。在現代戲劇作品中，工人角色類型則以較寫實性的方式呈現。

- **例子**：在文藝復興時期，勞工階級的聲音開始在劇場中呈現出來。在《仲夏夜之夢》中，莎士比亞讓機械工人、底層勞工兼差成為業餘演員，他們被雇用來取悅宮廷。劇團的巴騰織工（Bottom the weaver）、木工斯納格（Snug the joiner）、木匠昆斯（Quince the carpenter）和其他角色，都象徵性地表現出這個世界是由階級與地位構成的觀點。大眾在這齣戲中幾乎都被描繪成愚蠢之人。其他例子還包括三位牧羊人〔《第二個牧羊人劇》（*The Second Shepherd's Play*），作者不詳〕、桂嫂（Mistress Quickly）（莎士比亞著，《亨利四世》第一部）、以利莎．杜利特爾（Eliza Doolittle）（G. B. Shaw 著，《賣花女》）、貝蒂．布萊恩特（Beatie Bryant）〔A. Wesker 著，《根》（*Roots*）〕、瓦爾（Val）與雪莉（Shirley）（C. Churchill 著，《Fen》），以及特洛伊（Troy）〔A. Wilson 著，《籬笆》（*Fences*）〕。

65.1 次類型：野蠻殘暴的工人

- **特質**：工人角色也會被描繪成挫敗失意、殘暴無情且感覺遲鈍。
- **功能**：這種另類的工人角色會將挫敗感以暴烈的方式表現出來，常常對他身邊的人或自己造成傷害。
- **例子**：隨著西方世界一進入工業革命時代，工人角色就大量地擴增。過去笨拙的技工形象，被失意的工人角色取而代之，他們工作壓力負擔過重，而工資又太少，表現出對家庭和社會的暴烈反抗。在當代戲劇中，這類型角色則在德國劇作家 F. X. Kroetz 創造出來的粗鄙殘酷角色中適當地表現出來，像是在他作品《走過樹葉的沙沙響》（*Through the Leaves*）中的奧托（Otto）。其他例子包括朱凡（Juvan）〔F. Werfel 著，《山羊歌》（*The Goat Song*）〕、馬特恩梅森（Mattern the Mason）（G. Hauptmann 著，《翰奈爾》）、巴拉巴（Barabbas）〔M. de Ghelderode 著，《巴拉巴》（*Barabbas*）〕、布魯特斯·瓊斯（Brutus Jones）〔E. O'Neill 著，《瓊斯皇帝》（*The Emperor Jones*）〕、林吐（Lin To）（B. Brecht 著，《四川好女人》），以及博澤（Boze）〔R. Sherwood 著，《化石森林》（*The Petrified Forest*）〕。

65.2 次類型：革命型工人

- **特質**：粗俗、得不到應有的報償，但相當激進，這類型的角色表現出工人革命性的一面。
- **功能**：這種革命型工人的角色功能在反叛既有秩序，將工人族群連結到激進行動之中。
- **例子**：在十九世紀晚期，出現了無產階級的革命形象，受到 Karl Marx 作品的啟發，並在 Brecht 早期的戲劇中被充分表現出來。這類角色在現代戲劇的例子包括了億萬富翁工人（Billionaire-Worker）（G. Kaiser 著，《煤氣 II》）、年輕的同志（Young Comrade）（B. Brecht 著，《措施》）、愛傑（Agate）〔C. Odets 著，《等待老左》（*Waiting for Lefty*）〕，以及湯姆·喬德（Tom Joad）（由 F. Galati 改編 J. Steinbeck 的小說，《憤怒的葡萄》）。

66 角色類型：中產階級

- **特質**：這類角色在道德與感情上相當保守，維持體面、生活無趣，而且基本上不關心政治。

- **功能**：這類中產階級角色功能在支持主流文化的傳統常規，依循成規做事、思考，並抵禦知識與倫理上的挑戰對傳統的入侵。更有甚者，此類角色也具有諷刺性的功能，用來嘲弄布爾喬亞式的唯物價值觀與瑣碎狹隘的志向。
- **例子**：查理西爾斯（Charisius）（Menander 著，《仲裁》）、阿爾諾弗（Arnolphe）（Molière 著，《妻子學校》）、波里程（M. Perrichon）〔E. Labiche 著，《波里程先生的航程》（*The Voyage of M. Perrichon*）〕、伯尼克領事（Consul Bernick）〔H. Ibsen 著，《社會棟梁》（*Pillars of Society*）〕、莫爾（Moll）〔G. Hofmann 著，《裁判官》（*The Burgomaster*）〕、克里斯蒂安．馬斯克（Christian Maske）〔K. Sternheim 著，《勢利人》（*The Snob*）〕、史密斯夫婦〔E. Ionesco 著，《禿頭女高音》（*The Bald Soprano*）〕，以及彼得（E. Albee 著，《動物園故事》）。

66.1 次類型：暴發戶

- **特質**：隨著十七世紀法國的布爾喬亞階級興起，莫里哀針對這類相當新穎的角色表述了自己的諷刺版本，最佳的例子就是《冒牌紳士》（*The Would-Be Gentleman*）的主角朱爾丹（M. Jourdain）。暴發戶在企圖獲取文化資本和地位的過程中，會快速的往上爬、矯揉做作，並顯露出自己的愚蠢。
- **功能**：暴發戶扮演笨蛋的角色，以諷刺的視角讓人看到，當一個人所擁有的超過自己的能耐，會有什麼樣的後果。
- **風格**：暴發戶的諷刺性功能，使得這類角色具有表現性的表演風格，讓觀眾能保持足夠的距離，對自己的傾向和矯飾發笑。
- **例子**：經典角色朱爾丹轉變為像第凡內夫婦這類型的角色

〔A. C. Mowatt 著，《時尚》（*Fashion*）〕、耶戈爾·布雷喬夫（Egor Bulychov）〔M. Gorki 著，《布雷喬夫一家人》（*Egor Bulychov and the Others*）〕、羅納德（Ronald）與馬里昂（Marion）〔A. Ayckbourn 著，《荒謬人稱·單數》（*Absurd Person Singular*）〕、麥可（Michael）、菲利普（Phillip）與莉莎（Lisa）〔K. Wade 著，《密鑰交換》（*Key Exchange*）〕，以及史蒂芬（Stephen）〔R. Greenberg 著，《東部標準》（*Eastern Standard*）〕。

66.2 次類型：商人／推銷員

- **特質**：商人普通、合群、外向，是騙子、故作熱烈地歡迎每個人。這類角色將自身的價值繫在他們賣出多少數量的商品上。
- **功能**：商人的角色功能是透過出售自己人格的方式來販賣他的商品。
- **風格**：雖然商人通常是種象徵——就像 A. Miller 筆下的威利（《推銷員之死》）只是一個象徵性的「粗鄙人物」。這類角色一般而言以激動但寫實的風格被搬演。
- **例子**：其他的例子包括安東尼奧（Antonio）（莎士比亞著，《威尼斯商人》）、凡丘威爾（Venturewell）〔F. Beaumont 與 J. Fletcher 著，《燃燒的斧頭騎士》（*The Knight of the Burning Pestle*）〕、洛沛（Lopahin）（A. Chekhov 著，《櫻桃園》），以及希基（Hickey）〔E. O'Neill 著，《賣冰的人來了》（*The Iceman Cometh*）〕。

66.3 次類型：放高利貸者

- **特質**：另一種商人類型是放高利貸的，他們殘酷無情、吝嗇貪婪、剝削他人。

- 功能：這類角色剝削顧客，其角色扮演更接近騙子與守財奴，而非愛交際的商人。
- 風格：這類角色傾向以表現性的風格被描繪。
- 例子：夏洛克（Shylock）（莎士比亞著，《威尼斯商人》）、商人（Merchant）（B. Brecht 著，《例外與常規》）、馬可波羅（Marco Polo）〔E. O'Neill 著，《馬可百萬》（*Marco Millions*）〕，以及胖子叔叔（Uncle Fatso）〔P. Schumann 著，《胖子叔叔的艱苦生活》（*The Difficult Life of Uncle Fatso*）〕。

67 角色類型：上層階級

- 特質：上層階級的角色類型具有特權、財富、權力和優越性。
- 功能：在功能上，上層階級的存在，確保了由財富和機會而來的權力。
- 風格：上層階級的角色類型在戲劇中常會有不同形式的呈現，包括了諷刺派（如王政復辟時期的劇作家作品）、心理寫實派（如較接近現代沉思劇的契訶夫作品中，常出現在他描寫俄羅斯貴族沒落的過程中）。
- 例子：如同莫里哀將筆下鋒芒針對中產階級，英國王政復辟時期的劇作家則致力於揭發上層階級的虛偽做作。我們可以在Congreve、Etherege 和 Farquhar 等人的戲劇中，看到劇作家以詼諧的方式來描寫這些具有特權的有閒階級，他們似乎將所有的時間都花在搞陰謀和談話上。例子包括道里梅特（Dorimant）（G. Etherege 著，《摩登人物》）、涅夫斯卡婭夫人（Madame

Ranevskaya）（A. Chekhov 著，《櫻桃園》）、壞土主（Lord Loam）〔J. M. Barrie 著，《令人敬佩的克萊頓》（*The Admirable Crichton*）〕、維克多（Victor）與賽比爾（Sybil）〔N. Coward 著，《私生活》（*Private Lives*）〕，以及父親〔A. J. Gurney 著，《餐廳》（*The Dining Room*）〕。

67.1 次類型：企業家／創業家

- **特質**：這種上層階級現代化的次類型是白手起家、努力向上、吝嗇自私的企業領導，和十九世紀美國無道義的工業鉅子〔以科尼利厄斯・范德比爾特（Cornelius Vanderbilt）為典範〕有顯著的相似性，之後則演變成為權力與財富的誘惑所驅使而冒險犯難的資本家。
- **功能**：這類角色功能是在工作場所和家中都維持著權力與權威的矯飾外表。
- **例子**：易卜生在描繪這樣的企業家時呈現了兩個有力的角色範例，一個是《建築大師》（*The Master Builder*）的主角索爾尼斯（Solness），以及妄自尊大的金融家約翰・博克曼（John Gabriel Borkman）（出自同名的戲劇）。這類角色的其他例子包括：賈爾斯超範圍爵士（Sir Giles Overreach）〔P. Massinger 著，《新法償還舊債》（*A New Way to Pay Old Debts*）〕、億萬富翁（The Billionaire）〔G. Kaiser 著，《珊瑚》（*The Coral*）〕、安德魯・安德謝夫（Andrew Undershaft）（G. B. Shaw 著，《芭芭拉少校》）、潘第拉先生（Herr Puntilla）〔B. Brecht 著，《潘第拉先生與他的男僕馬迪》（*Herr Puntilla and His Chauffeur Matti*）〕、萊奧妮・弗羅辛厄姆（Leonie Frothingham）〔S. N. Behrman 著，《夏末》（*End of*

Summer）〕、密斯特先生（Mister Mister）〔M. Blitzstein 著，《風雲時代》（*The Cradle Will Rock*）〕，以及勞倫斯·加菲爾德（Lawrence Garfield）〔J. Sterner 著，《搶錢世界》（*Other People's Money*）〕。

67.2 次類型：社會名流

- **特質**：這類角色富有而無所事事，奢侈而優雅，詼諧、乏味無趣、輕佻。
- **功能**：這類角色會耽溺於豐富的物質生活和文化樂趣。
- **風格**：通常社會名流會以典型的方式被扮演。
- **例子**：法普林·法拉特爵士（Sir Fopling Flutter）（G. Etherege 著，《摩登人物》）、阿爾杰儂·蒙克里夫（Algernon Moncrieff）〔O. Wilde 著，《不可兒戲》（*The Importance of Being Earnest*）〕、凱蒂夫人（Lady Kitty）〔W. S. Maugham 著，《圓圈》（*The Circle*）〕、楚門·卡波提（Truman Capote）〔J. Presson Allen 著，《超鈾》（*Tru*）〕，以及諾拉·查爾斯（Nora Charles）〔A. Laurents 著，《尼克與諾拉》（*Nick and Nora*）〕。

67.3 次類型：富豪奴僕

- **特質**：這種角色是一種貴族弄臣的類型——卑恭屈膝而勢利眼，有時機智風趣，在僕人中享有特權，受主人高度保護。
- **功能**：僕人的角色功能在為上層階級保護他們的高傲自尊。
- **風格**：這類角色主要會以高尚的風格被扮演。
- **例子**：桑替亞（Xanthias）（Aristophanes 著，《青蛙》）、奧斯瓦爾德（Oswald）（莎士比亞著，《李爾王》）、衛特維

爾（Waitwell）（W. Congreve 著，《如此世道》）、梅里曼（Merriman）（O. Wilde 著，《不可兒戲》）、亞歷山德羅維奇王子（Prince Alexandrovitch）與彼得羅夫娜大公夫人（Grand Duchess Petrovna）〔J. Deval 著，《同志》（*Tovarich*）〕，以及諾曼（Norman）〔R. Harwood 著，《化妝師》（*The Dresser*）〕。

68 角色類型：被放逐者（亦參見「失落者」和「中下階級」）

- **特質**：被放逐者可能出身貴族，但違反了政治、社會或道德秩序。或者他們會藉由肢體、社經、政治或道德各方面的狀態來扮演這樣的角色。戲劇中的被放逐者可能是國王或罪犯、革命者或乞丐，他們共通的特質是被同儕排擠，且被邊緣化於社會的角落。
- **功能**：被放逐者的角色功能在作為對既定秩序的挑戰——提醒並非一切都沒問題的警示音，以及生命中的每一項獲取，另一方面有可能是種失去。被放逐者常是替罪羊，他們痛苦地提醒思慮周密的旁觀者一件事實：他們也可能如此輕易地體驗到命運的無常與逆轉。
- **例子**：被放逐者包括了被描繪成最具表現性的經典人物伊底帕斯和李爾王，更當代的例子則是 D. Mamet 與 S. Shepard 筆下理想化、自然主義式微不足道的小偷、流浪漢和牛仔。明確的例子包括菲羅克忒提斯（Philoctetes）〔Sophocles 著，《菲羅克忒提斯》（*Philoctetes*）〕、夏洛克（莎士比亞著，《威尼斯商人》）、皮契爾（Peachum）（J. Gay 著，《乞丐歌劇》）、安娜（Anna）、拜倫（the Baron）、娜斯佳（Nastya）等角色（M. Gorki 著，《底層》）、哈利．希根（Harry Heegan）〔S. O'Casey 著，《銀杯》（*The Silver Tassie*）〕、法官（Judge）、紳士（General）與主教（Bishop）（J. Genet 著，《陽台》）、胡斯（Hoss）〔S. Shepard 著，《罪之牙》（*The Tooth of Crime*）〕、麗塔喬（Rita Joe）〔G. Ryga 著，《令人銷魂的麗塔喬》（*The Ecstasy of Rita Joe*）〕、克拉克．大衛斯（Clark Davis）〔M. Piñero 著，《不羈監生活》（*Short Eyes*）〕，以及吉米．羅絲希普絲（Jimmy Rosehips）〔T. Babe 著，《為吾女祈禱》（*A Prayer for My Daughter*）〕。

69 角色類型：合唱隊，群眾之聲

- **特質**：合唱隊的出現，是希臘戲劇主要的創新。這類角色代表群眾之聲，是集體性的角色，後來在中世紀的戲劇角色「每個人」（Everyman）中則有了很清楚的道德語調。雖然有時候會以較散文白話體的方式發聲，但合唱隊通常以抒情詩唱和的方式進行。合唱隊機智詼諧，表現出傳統的智慧與道德價值，有時也會批判既有秩序。
- **功能**：合唱隊的幾種功能包括：(1) 基本上顯示了集體的聲音、一般人或觀眾的觀點；(2) 為主角陪襯，或挑戰主角的觀點；(3) 以反諷或批判的方式對劇中行為作出評論；以及 (4) 藉提供詩歌插曲來娛樂觀眾，這些插曲常能增強戲劇的情感張力。
- **風格**：合唱隊的表演方式高度風格化，所以不管在古典或現代戲劇中都有表現性的傳統。它是戲劇和音樂劇中不可或缺的一環，像布萊希特這種表現主義劇作家會使用不同形式的合唱隊、敘述者和街頭唱者來達到最好的效果。

- **例子**：許多經典的希臘合唱隊在亞里斯多芬尼斯的戲劇中會由與戲劇同名的青蛙、鳥、雲、黃蜂等組成。其他合唱隊的例子包括了每個人（Everyman）（《每個人》，作者不詳）、合唱隊〔莎士比亞著，《亨利五世》（*Henry V*）〕、坎特伯里婦女合唱隊（T. S. Eliot 著，《大教堂謀殺案》）、普通人（The Common Man）（R. Bolt 著，《良相佐國》），還有許多音樂劇中的合唱隊（從早期戲劇到商業音樂劇奇蹟《歌劇魅影》和《西貢小姐》皆然）。

☆ 分類：權威與權力

70 角色類型：戰士

- **特質**：這類戰勝者的角色具侵略性、獨斷獨行、個性正直。戰士知道他們想要也願意為勝利而戰鬥，不管在戰場上或在大後方皆然。
- **功能**：戰士的角色功能致力於身體、道德或智識上的戰鬥，以打敗敵手，並完成特定的目標。
- **例子**：迪卡歐波利斯（Dicaeopolis）〔Aristophanes 著，《阿卡奈人》（*The Acharnians*）〕、羅瑟琳（Rosalind）（莎士比亞著，《皆大歡喜》）、古茲·馮·伯利辛根（Goetz von Berlichingen）〔J. W. von Goethe 著，《古茲·馮·伯利辛根》（*Goetz von Berlichingen*）〕、阿道夫（Adolf）〔A. Strindberg 著，《船長》（*The Captain*）〕、皮薩羅（Pizarro）與阿塔瓦爾帕（Atahualpa）〔P. Shaffer 著，《皇家獵日》（*The Royal*

Hunt of the Sun）〕，以及奧斯卡．羅梅羅主教（Archbishop Oscar Romero）〔P. Schumann 著，《在薩爾瓦多復活的奧斯卡．羅梅羅主教》（*The Resurrection of Archbishop Oscar Romero of El Salvador*）〕。

70.1 次類型：軍人

- 特質：軍人角色（在許多戲劇中會以上校角色出現）守紀律而好戰。這類角色在和平時期冷靜自持而英勇，但在戰爭中便變得暴力殘忍。
- 功能：軍人的角色功能在打敗敵人、守衛國家。
- 例子：奧德修斯（尤里庇底斯著，《獨眼巨人》）、亨利五世（莎士比亞著，《亨利五世》）、西哈諾（Cyrano de Bergerac）（E. Rostand 著，《大鼻子情聖》）、奎格樂（Kragler）〔B. Brecht 著，《夜半鼓聲》（*Drums in the Night*）〕、比利主教（Billy Bishop）〔J. Gray 著，《比利主教上戰場》（*Billy Bishop Goes to War*）〕、艾薩克．惠特克上尉（Captain Isaac Whitaker）〔A. Sorkin 著，《軍官與魔鬼》（*A Few Good Men*）〕。

70.2 次類型：怯懦的軍人（亦參見「自吹自擂的戰士」）

- 特質：其實該說是軍人的次類型，這類角色不安而惶恐，有時候會展現出錯誤的蠻勇意識。
- 功能：怯懦的軍人藉由加入軍隊、嘗試讓其他人記住的方式，以對抗自己的脆弱和失敗的恐懼。
- 風格：這類角色通常以表現性的方式被表演。
- 例子：（亦可參見第九章 33.1 次類型中的例子）帕夫洛．漢莫（Pavlo Hummel）〔D. Rabe 著，《帕夫洛．漢莫的單兵基本教練》（*The Basic Training of Pavlo Hummel*）〕、比利（Billy）與里奇（Ritchie）〔D. Rabe 著，《飄帶》（*Streamers*）〕。

70.3 次類型：暴君

- **特質**：這種戰士類型極度武斷、暴虐專橫、對權力飢渴。暴君有邪惡和狂妄的傾向，會造成他人或自己身體上及（或）心理上的傷害。
- **功能**：暴君不只致力於控制他人，而且會為了感受自己的權威而用殘暴、羞辱的方式對待他人。
- **風格**：這類角色通常以風格化的方式被扮演。
- **例子**：在文藝復興戲劇中，出身名門的軍人和政治家常在追求權力的過程中違反了在他們之上的權威。因此我們發現有許多侵略性的暴君角色例子，像是莎士比亞筆下的理查三世和 Marlowe《帖木兒》（*Tamburlaine*）劇中的同名主角。其他例子包括了門尼丹米士（Menedemus）〔Terence 著，《自我折磨》（*The Self-Tormentor*）〕、尼祿（Nero）（J. Racine 著，《布里塔尼古斯》）、費南多·古斯曼·戈麥斯（Fernando Gomez de Guzman）〔Lope de Vega 著，《羊井》（*The Sheep Well*）〕、卡里古拉（Caligula）〔A. Camus 著，《卡里古拉》（*Caligula*）〕、克巒（Crown）〔D. Heyward 著，《波吉》（*Porgy*）〕、約翰·科拉格爾特（John Claggart）（由 L. Coxe 與 R. Chapman 改編 H. Melville 的故事，《比利·巴德》）、萊區特護士長（Head Nurse Ratched）（由 D. Wasserman 改編 K. Kesey 的小說，《飛越杜鵑窩》）、胡安·貝隆（Juan Peron）（T. Rice 與 A. Lloyd Webber 著，《艾薇塔》），以及瑪麗·伊格內修斯修女（Sister Mary Ignatius）〔C. Durang 著，《瑪

麗·伊格內修斯修女為您解釋這一切》（*Sister Mary Ignatius Explains It All for You*）〕。

71 角色類型：員警

- 特質：這種角色類型相當權威而好管閒事；強悍而富侵略性；有時候貪婪腐敗，有時候剛正不阿。
- 功能：員警角色功能在維持社群內的法律與秩序，逮捕並擊退罪犯或嫌疑犯，有時候會運用自己的權威獲取利益。
- 例子：守衛（The Guard）（Sophocles 著，《安蒂岡妮》）、愛爾伯（Elbow）（莎士比亞著，《一報還一報》）、典獄長（Lockit）（J. Gay 著，《乞丐歌劇》）、布利克（Blick）與克虜伯（Krupp）（W. Saroyan 著，《你這一輩子》）、警察局長（J. Genet 著，《陽台》）、薩爾澤（Salzer）〔R. Hochhuth 著，《上帝的代理人》（*The Deputy*）〕、克魯基警官（Officer Krupke）〔A. Laurents、S. Sondheim 與 L. Bernstein 著，《西城故事》（*West Side Story*）〕、員警（D. Fo 著，《一個無政府主義者的意外死亡》）、傑克（Jack）與凱利（Kelly）（T. Babe 著，《為吾女祈禱》），以及范恩中尉（Lieutenant Fine）〔A. Miller 著，《克萊爾》（*Clare*）〕。

71.1 次類型：丑角型員警

- 特質：在戲劇文學中另一個受歡迎的另類員警類型，就是在打擊犯罪時愚蠢、無用而常出錯的員警。
- 功能：這類沒用員警的角色功能是用來嘲笑員警的權力和權威。
- 風格：這類無用、丑角化的員警角色，會以表現性的方式扮演。

❒ 例子：「倒報理」警長（Dogberry）〔莎士比亞著，《無事生非》（*Much Ado about Nothing*）〕、員警〔W. S. Gilbert 與 A. Sullivan 著，《彭贊斯的海盜》（*The Pirates of Penzance*）〕、員警（J. Kesselring 著，《老處女與毒藥》），以及科力普（Creep）（M. de Ghelderode 著，《潘泰格來茲》）。

72 角色類型：殺手

❒ 特質：兇手或殺手兇暴、消極或具侵略性，而且邪惡，把謀殺犯案當作解決衝突的一種方式。

❒ 功能：這類角色功能在藉由暴力的謀殺行為來解決個人或政治上的困境。

❒ 例子：克萊登妮絲特拉（Clytemnestra）與埃奎斯托斯（Aegisthus）（Aeschylus 著，《阿卡曼儂》）、馬克白與馬克白夫人（莎士比亞著，《馬克白》）、摩爾人亞倫（Aaron the Moor）〔莎士比亞著，《泰特斯・安特洛尼克斯》（*Titus Andronicus*）〕、紅衣主教（the Cardinal）與加拉布里亞公爵（the Ducke of Calabria）（J. Webster 著，《馬爾菲公爵夫人》）、葉瑪（Yerma）〔F. Garcia Lorca 著，《葉瑪》（*Yerma*）〕、理髮師陶德（G. Pitt 著，《理髮師陶德》）、該隱（Cain）〔G. B. Shaw 著，《回到瑪土撒拉》（*Back to Methusaleh*）〕、雨果（Hugo）（J. -P. Sartre 著，《髒手》）、陌生人（The Stranger）〔L. Wilson 著，《基列的乳香》（*Balm in Gilead*）〕，以及李・哈維・奧斯華德（Lee Harvey Oswald）〔J. Lapine 與 S. Sondheim 著，《刺客》（*Assassins*）〕。

72.1 次類型：自殺者

- 特質：自殺者是消極、令人害怕、陷入絕境、沮喪與絕望的。
- 功能：自殺是作為一種生活解脫或對於生命懲罰的手段。
- 例子：阿賈克斯（Ajax）〔Sophocles 著，《阿賈克斯》（*Ajax*）〕、奧菲莉亞（Ophelia）（莎士比亞著，《哈姆雷特》）、海德薇格（Hedwig）（H. Ibsen 著，《野鴨》）、茱莉（Julie）〔Strindberg 著，《茱莉小姐》（*Miss Julie*）〕、特列普列夫（Treplev）〔A. Chekhov 著，海鷗（*The Sea Gull*）〕、巧巧桑（Cho-Cho-San）（Belasco 著，《蝴蝶夫人》）、潔西·凱茨（Jessie Cates）（M. Norman 著，《晚安，母親》）。

72.2 次類型：弒父母者、殺嬰犯、弒手足者

- 特質：這類兇手角色非道德、非理性、殘暴，而且違犯了神聖的禁忌——謀殺血親（母親、父親、小孩、兄弟或姊妹）。
- 功能：這類角色透過謀殺明確的血親這樣的犯罪方式來尋求報復。
- 例子：奧瑞斯提斯與伊萊克特拉（Aeschylus 著，《祭奠者》）、阿特柔斯（Atreus）（Seneca 著，《堤厄斯忒斯》）、克勞狄奧斯（莎士比亞著，《哈姆雷特》）、亞他利雅（J. Racine 著，《亞他利雅》）、庫丘林（Cuchulain）〔W. B. Yeats 著，《愛瑪唯一的嫉妒》（*The Only Jealousy of Emer*）〕，以及阿比·普特南（Abbie Putnam）（E. O'Neill 著，《榆樹下的慾望》）。

在某些例子中，這些謀殺者不知道他們殺的是自己的血親。得知真相後，他們必然要面對心理與道德上隨之而來的

深刻影響。這類兇手的例子包括伊底帕斯（Sophocles 著，《伊底帕斯王》）、阿卡芙（尤里庇底斯著，《酒神的女信徒》）、瑪莎（Martha）〔A. Camus 著，《各懷鬼胎》（*Cross Purpose*）〕，以及艾格尼絲（Agnes）（J. Pielmeir 著，《上帝的女兒》）。

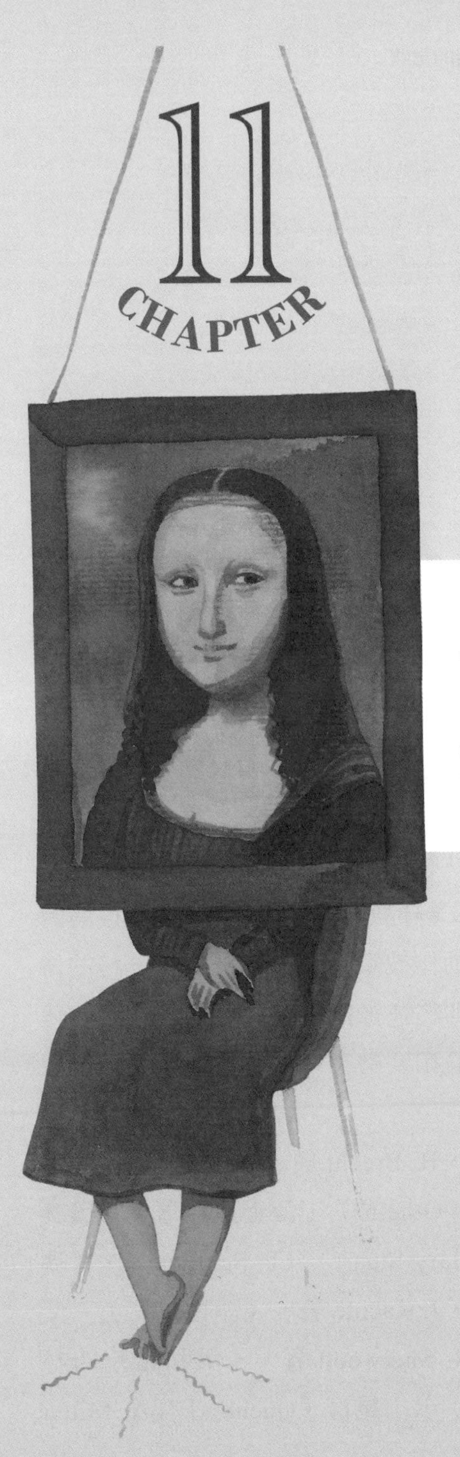

分類：靈性與美學領域

蘇子中　譯

領域：靈性的

☆ 分類：自然存有

73 角色類型：英雄

- 特質：英雄啟程精神之探旅，在某種程度上，是蛻變之旅。這種類型是有道德、追根究底且願意面對未知。典型的悲劇英雄，尋求超越他們所能掌握的，他們願意面對困難，並接受因揭露矛盾而產生的悲劇結果。
- 功能：因此，英雄角色的功能在於朝向領悟和蛻變，進行危機重重的精神與心理旅程。
- 風格：悲劇英雄在經典戲劇往往以表現性風格出現：在希臘戲劇，藉高蹺、面具和詩意的文辭提升道德品質；在文藝復興時期的戲劇，全心投入言談及動作被賦予想像力及獨樹一格的傳統手法。然而，現今的英雄則往往被劃限在心理現實主義的傳統內。因此，這種英雄的言論和姿勢往往更為自然，且較少象徵性。
- 例子：安蒂岡妮（Sophocles、B. Brecht 與 J. Anouilh 不同版本的《安蒂岡妮》）、奧賽羅（Othello）（莎士比亞著，《奧賽羅》）、瑪麗．斯圖亞特（Mary Stuart）（F. Schiller 著，《瑪麗．斯圖亞特》）、菲德拉（J. Racine 著，《菲德拉》）、艾貝．林肯（Abe Lincoln）〔R. Sherwood 著，《伊利諾州的林肯》（*Abe Lincoln in Illinois*）〕、昆汀（Quentin）（A. Miller

著，《墮落之後》）、傑克·傑弗遜（Jack Jefferson）〔H. Sackler 著，《偉大的白色希望》（*The Great White Hope*）〕，菲芙（Fefu）（M. I. Fornes 著，《菲芙和她的朋友們》）。

73.1 次類型：超人

- **特質**：這種類型追求完美，是無限好奇、得不到滿足、精力充沛、自信，和有創造力的。這種角色類型成為尋求奇特和美麗，還有最終知識和力量之浪漫主張的具體實現。
- **功能**：超人主張極度的浪漫探索。但是這種人格角色，不屬於夢想家或逃避現實的人，而是超越一切心理和道德的界限，積極追求更多知識與力量的人。
- **風格**：這種類型以表現性風格出現。
- **例子**：最明顯的例子是馬羅（Marlowe，《浮士德博士》）與歌德（Goethe，《浮士德》）所描繪之竭盡所能尋找智慧的浮士德。易卜生描述超人般探索力量的追尋者：皮爾金（Peer Gynt）和柏克曼（John Gabriel Borkman）。在蕭伯納（G. B. Shaw）的《人與超人》（*Man and Superman*）戲劇中，他呈現他諷刺版的超人——地獄中的唐璜最終選擇天堂作為最後的樂園。繼歌德版本的浮士德，其他現代的例子包括浮士德〔P. Valéry 著，《我的浮士德》（*Mon Faust*）〕，以及青、壯和老年浮士德〔G. Stein 著，《浮士德點燈記》（*Dr. Faustus Lights the Lights*）〕。

73.2 次類型：反英雄（亦參見「失落者」）

- **特質**：鑑於英雄前往精神探索的旅程出發，「反英雄」則停留或游移在非常有限的心理區塊之內。反英雄被標記為遲鈍怠惰、無聊，和目標渺小。現今的代表與悲劇英雄是相對的，是一個困在平凡，往往還是無趣環境的普通人。

- **功能**：反英雄們是無足輕重、地位卑微的男男女女，迷失在一個冷漠的宇宙。然而不知何故，反英雄始終都存在。即使是威利（A. Miller 著，《推銷員之死》）自殺，還是有人認為他在家中得到了認同。至少在他妻子和兒子的眼裡，他的生活是有目標的。
- **例子**：其他的例子包括了凡尼亞（Vanya）（A. Chekhov 著，《凡尼亞舅舅》）、漢姆（Ham）與克洛福（Clov）〔S. Beckett 著，《終局》（*Endgame*）〕、貝倫傑（Berenger）〔E. Ionesco 著，《犀牛》（*Rhinoceros*）〕、史蒂芬（Stephen）（M. Medoff 著，《紅騎士，你何時歸來？》）。

73.3 次類型：後現代反英雄

- **特質**：在二十世紀，以人為機器的概念，由俄羅斯結構主義和義大利的現代主義所導引。後現代戲劇則更脫序，把人描繪成符號，其意義可藉許多方法提取出來。後現代的角色是解構分析的，內外相反的，轉化成一種戲劇的技術。反英雄的極致，是少了人類特質的象徵，無價值且沒有主體性。
- **功能**：後現代角色的功能有如抽象畫或超現實主義畫作；它主要以形式為樂。因此，在多數情況下，缺乏內容、時間、地點，和行動的一致性。它粗糙地呈現其主題，不僅從感情上，也從想法上疏遠了觀眾。這是布萊希特戲劇的另一面——是一種戲劇的概念，而不是批評。
- **風格**：在二十世紀，最抽象的角色是以後現代形式出現的戲劇及表演藝術。這種角色成為許多劇中的形式要素之一，時常假設和道具、燈光及聲音是同等地位。在大多數情況下，角色發展的概念是不存在的。這是形式的戲劇，而不是內容的戲劇。

❒ 例子：舉例來說，R. Wilson 所畫的大型藝術畫布，在傳統中較多時候是以視覺，而非以表演藝術呈現。舞台影像在時間和空間上都是微動：一個演員在舞台前爬行超過五分鐘，一組演員同時慢慢地把他們的頭從一邊移動到另一邊。在 Wilson 的戲劇中，演員命名為：愛因斯坦、史達林、林肯、佛洛伊德——但與其說他們是角色，不如說他們是圖像（icon），是解構難題的視覺線索。

P. Schumann 在麵包傀儡劇場（The Bread and Puppet Theatre）中，喜歡把演員藏在面具之後或大型玩偶內。在他雕塑、政治和精神的劇院中，幾乎很少用人類的演員。他的角色都是像「對角線」和「洗衣婦」這樣的類型名稱。

其他例子包括蘿達（Rhoda）〔R. Foreman 著，《蘿達在馬鈴薯國》（*Rhoda in Potatoland*）〕、羅森克蘭茲（Rosencrantz）與吉登斯坦（Guildenstern）〔T. Stoppard 著，《羅森克蘭茲和吉登斯坦之死》（*Rosencrantz and Guildenstern Are Dead*）〕、哈姆雷特與奧菲莉亞〔H. Müller 著，《哈姆雷特機器》（*Hamletmachine*）〕、史威登堡（Swedenborg）〔張家平（Ping Chong）著，《史威登堡》（*Swedenborg*）〕。

74 角色類型：遠見者（亦參見「智者」與「阿波羅式的神祇／女神」）

❒ 特質：這種類型包括先知和預言家，特點是有預言的智慧、洞察力和透視。

- 功能：富有遠見者（異象者）看穿事情的外部，依據洞察力和預見的透視做出結論。這種類型根據此種靈性的認知來預測未來。
- 風格：遠見者通常以表現性風格扮演。
- 例子：在 Sophocles 的作品《伊底帕斯王》（*Oedipus Rex*）中，提瑞西阿斯（Tiresias）是一位失明的先知，在底比斯，是唯一一位能夠看見真實身分和伊底帕斯王命運的人。尤里庇底斯把《特洛伊的女人》中的卡珊德拉，也描繪成有能力預知阿卡曼儂悲慘命運的人。

  其他例子包括占卜者（莎士比亞著，《凱撒大帝》）、公主凱兒（Princess Kail）〔C. Hauptmann 著，《戰爭：讚美頌》（*War, a Te Deum*）〕、亨利．萊里爵士（Sir Henry Harcourt-Reilly）〔T. S. Eliot 著，《雞尾酒會》（*The Cocktail Party*）〕、瓊安（Joan）〔J. Anouilh 著，《雲雀》（*The Lark*）〕、阿爾卡蒂夫人（Madame Arcati）（N. Coward 著，《開心鬼》）、查爾斯．萊西（Charles Lacy）〔D. Mamet 著，《水引擎》（*The Water Engine*）〕、黎安修女（Mother Ann Lee）與伍爾史東克拉芙特（Mary Wollstonecraft）〔K. Malpede 著，《製造和平：奇幻想》（*Making Peace: A Fantasy*）〕。

75 角色類型：希臘東正教者

- 特質：希臘東正教者是高道德的信徒，全然承認單一信仰作為教條。
- 功能：希臘東正教者全然相信單一信仰，實踐其儀式且接受其教誨。

❒ **例子**：亞伯拉罕（《亞伯拉罕和以撒》，作者不詳）、約伯（Job）〔《約伯記》（*The Book of Job*），作者不詳）〕、J. B.（A. MacLeish 著，《J. B.》）、湯瑪斯．貝克特（Thomas Becket）（T. S. Eliot 著，《大教堂謀殺案》）、盧巴雪夫（Rubashov）〔S. Kingsley 著，《正午的黑暗》（*Darkness at Noon*）〕、杜肯神父（Father Duquesne）〔E. Lavery 著，《第一軍團》（*The First Legion*）〕、拉比（Rabbi）〔E. Wiesel 著，《札耳曼以及上帝的瘋狂》（*Zalman and the Madness of God*）〕，以及聖女貞德（P. Schumann 著，《聖女貞德》）。

75.1 次類型：基本教義派

❒ **特質**：比希臘東正教者更極端，這種類型固定在一個教條，到不能容忍其他觀點的程度。基本教義主義獨裁專制、僵化、自以為是，且喜歡改變他人。

❒ **功能**：基本教義者主張信仰體系的絕對真理，並試圖把它強加在沒有信仰的人身上。

❒ **例子**：科利奧蘭納斯（Coriolanus）〔莎士比亞著，《科利奧蘭納斯》（*Coriolanus*）〕、布蘭德（Brand）〔H. Ibsen 著，《布蘭德》（*Brand*）〕、馬修．布雷迪（Matthew Brady）（J. Lawrence 與 R. Lee 著，《向上帝挑戰》），以及毛主席（Chairman Mao）〔E. Albee 著，《毛主席語錄》（*Quotations from Chairman Mao*）〕。

75.2 次類型：禁慾主義者（亦參見「被放逐者」）

❒ **特質**：除了改變他人信仰，這種苦行的類型，孤獨、簡樸、自我否定，且是自我選擇拋棄的人。

- 功能：禁慾主義者藉去除世俗環境和身體及情緒干擾，保有對哲學和精神信念的堅持。
- 例子：泰門（莎士比亞著，《雅典的泰門》）、阿爾賽斯特（Alceste）（Molière 著，《憤世者》）、薩佛納羅拉（Savonarola）與西爾維奧（Silvio）〔A. Salacrou 著，《世界是圓的》（*The World Is Round*）〕、達米安神父（Father Damien）〔A. Morris 著，《達米安》（*Damien*）〕。

76 角色類型：不可知論者

- 特質：這種類型的懷疑者對可以直接感應的靈性世界或神是矛盾的。
- 功能：不可知論者仍持懷疑態度，懷疑上帝的存在和（或）靈性，沒有完全否定這些想法。
- 例子：潘修斯（尤里庇底斯著，《酒神的女信徒》）、猶大（Judas）（《受難記》，作者不詳）、富爾頓神父（Father Fulton）與羅利神父（Father Rawleigh）（E. Lavery 著，《第一軍團》）、德里斯科（Driscoll）〔I. Shaw 著，《埋葬死者》（*Bury the Dead*）〕、馬丁．路德（Martin Luther）〔J. Osborne 著，《路德》（*Luther*）〕、瑪莎．李文斯頓醫師（Dr. Martha Livingstone）（J. Pielmeir 著，《上帝的女兒》）。

77 角色類型：無神論者

- 特質：無神論者在信念上清楚認為上帝不存在，有意義的行動只會透過個人發生。

❒ **功能**：這種現代的角色類型功能在否認神的存在和生命的靈性，摒棄傳統有組織宗教的教義和教條。

❒ **例子**：摩瑞爾醫生（Dr. Morell）（E. Lavery 著，《第一軍團》）、保羅．葛羅斯漢（Paul Grosshahn）（E. Toller 著，《亨克曼》）、亨利二世（Henry II）（J. Anouilh 著，《貝克特》）、戈茲（Goetz）〔J. -P. Sartre 著，《魔鬼和上帝》（*The Devil and the Good Lord*）〕、史利賽（Schlissel）〔P. Chayefsky 著，《第十個男人》（*The Tenth Man*）〕、貝妮莎（Beneatha）（L. Hansberry 著，《太陽下的葡萄乾》）、海德（Halder）〔C. P. Taylor 著，《善好人》（*Good*）〕。

77.1 次類型：虛無主義者

❒ **特質**：無神論者更加極端的形式是負面的和玩世不恭，不僅拒絕神，還拒絕有意義的人類行動。

❒ **功能**：虛無主義者否認所有人和神有意義的價值。

❒ **例子**：胡默爾（Hummel）（A. Strindberg 著，《魔鬼奏鳴曲》）、魔鬼（Devil）〔G. B. Shaw 著，《地獄裡的唐璜》（*Don Juan in Hell*），《人與超人》（*Man and Superman*）中的一幕〕、巴爾（Baal）〔B. Brecht 著，《巴爾》（*Baal*）〕、哈利．霍普（Harry Hope）與拉瑞．史雷德（Larry Slade）（E. O'Neill 著，《賣冰的人來了》）、納達（Nada）〔A. Camus 著，《圍城》（*State of Siege*）〕、波卓（Pozzo）（S. Beckett 著，《等待果陀》），以及艾迪（Eddie）〔D. Rabe 著，《騷動》（*Hurly Burly*）〕。

78 角色類型：神職人員

- 特質：無論牧師、祭司、尼姑、和尚，或其他精神領袖，這種利他主義且無私類型的道德，是用於精神和宗教事務。神職人員還經常長於社群事務中的政治與雅善舉止。
- 功能：這種角色類型提供大眾安慰和精神的指引，並作為個人道德生活的模範。
- 例子：修士勞倫斯（Friar Lawrence）（莎士比亞著，《羅密歐與茱麗葉》）、瑞德神父（Father Reder）〔A. Schnitzler著，《貝恩哈迪教授》（*Professor Bernhardi*）〕、拉比（The Rabbi）（P. Chayefsky 著，《第十個男人》），以及法利神父（Father Farley）〔B. Davis 著，《無窮魅力》（*Mass Appeal*）〕。

78.1 次類型：不道德的神職人員

- 特質：另一種形式的神職人員是一體兩面的，不道德、好色、貪婪，利用他的地位為手段剝削他人。
- 功能：這類騙人的教士使用的正義和道德的標誌，作為一種手段滿足一己私利。
- 例子：休・埃文斯爵士（Sir Hugh Evans）（莎士比亞著，《溫莎的風流婦人》），紅衣主教（Cardinal）（J. Webster 著，《馬爾菲公爵夫人》）、王（Wang）〔B. Brecht 著，《人即是人》（*A Man's a Man*）〕、漢里契（Heinrich）（J. -P. Sartre著，《魔鬼和上帝》），以及教宗庇護十二世（Pope Pius XII）（R. Hochhuth 著，《上帝的代理人》）。

78.2 次類型：墮落的精神領袖

- 特質：這種類型的教士軟弱、罪疚、不安，在精神和身體上，迷失在宗教與唯物主義間。
- 功能：墮落的精神領袖，進行在自我毀滅的行為中表現的內部交戰。
- 例子：曼德斯牧師（Pastor Manders）（H. Ibsen 著，《群鬼》）、夏儂（Shannon）〔T. Williams 著，《巫山風雨夜》（*The Night of the Iguana*）〕、札克・魯克斯（Jacques Roux）（P. Weiss 著，《馬哈／薩德》）、瑞瓦德神父（Father Rivard）〔M. Stitt 著，《跌倒的亞軍》（*The Runner Stumbles*）〕、吉姆・凱西（Jim Casy）（由 F. Galati 改編 J. Steinbeck 的小說，《憤怒的葡萄》）、牧師強生（Reverend Johnson）（T. Wertenbaker 著，《美好家國》），以及傑克叔叔（Uncle Jack）（B. Friel 著，《盧納莎之舞》）。

☆ 分類：超自然存有

79 角色類型：神祇／女神

- 特質：這種相當原始戲劇的類型是神奇的、道德的，易為了滿足他（她）的虔誠願望而影響自然事件。
- 功能：這種角色類型主張維護權力高於生命和死亡。透過擔任神聖的角色，凡人經歷了超然存在感。
- 風格：神和女神在風格上都是表現性的。
- 例子：宙斯（Zeus）（Aeschylus 著，《普羅米修斯的束縛》)、朱比特(Jupiter)〔Plautus 著,《安菲特律翁》、J. Giraudoux 著,《安菲特律翁 38》(*Amphitryon 38*)〕、上帝(God)(《約伯記》,作者不詳)、因陀羅(Indra)的女兒(A. Strindberg 著,《夢幻劇》)、維納斯(Venus)〔S. J. Perelman 與 O. Nash 著,《一觸維納斯》(*One Touch of Venus*)〕、茹斯(Zuss)(A. MacLeish 著,《J. B.》),以及羽蛇神(Quetzalcotl)〔El Teatro Campesino 著,《受害者的大帳篷》(*La Grande Carpa de los Rasquachis*)〕。

79.1 次類型:機智的神祇/女神

- **特質**:一種替代的類型是諷刺、機智、智慧的神祇/女神。
- **功能**:這類的角色為觀眾提供喜劇的調劑,譏諷人類的限制和神的慾望。
- **風格**:這種神在風格上,同樣是表現性風格。
- **例子**:荷米斯(Hermes)〔Aristophanes 著,《普路托斯》(*Plutus*)〕、酒神(Aristophanes 著,《青蛙》)、三神(B. Brecht 著,《四川好女人》)、馬堤(Morty)/服務員〔B. J. Friedman 著,《蒸氣浴》(*Steambath*)〕。

79.2 次類型:酒神式的神祇/女神(亦參見「狂歡者」)

- **特質**:酒神式(Dionysian)角色的特質是不理性、性的矛盾、狂歡、陶醉和非關道德。
- **功能**:職務是解放人類情感和精神。在角色中,酒神式演員表達了真正自發的、狂喜的本質。
- **風格**:這是本我與原始吶喊的戲劇——這種類型的戲劇由突破傳統的意像支配,違反制式的禁忌,釋放不可缺的熱情,揭示普遍的真理。這個十足的表現性風格反映了 Artaud（1958）、Beck（1972）和 Brook（1978）的理論邏輯。

❐ **例子**：酒神有如前所述一些角色的特色：雙性戀、惡作劇者、偽裝者、狂歡者。在尤里庇底斯所著的《酒神的女信徒》中，我們見到這些類型。雌雄同體的酒神戴奧尼修斯激發了性和暴力原始行為的酒神祭禮的女祭司集會，當他的權力受到理性主義者及懷疑者的潘修斯挑戰時，酒神懲罰羞辱他，然後在他母親的手中帶來殘酷的謀殺。

酒神類型的角色，在莎士比亞的卡利班（Caliban）（《暴風雨》）、Brecht 的巴爾（《巴爾》）和麥基斯（Macheath）（與 K. Weill 合著的《三便士歌劇》）、T. Williams 的史坦利（Stanley Kowalski）（《慾望街車》）、P. Weiss 的薩德侯爵（Marquis de Sade）（《馬哈／薩德》），以及 P. Shaffer 的艾倫．史傳（Alan Strang）（《戀馬狂》）可以看到一些例子。其他由酒神所觸發的角色，包含科穆斯（Comus）（J. Milton 著，《科穆斯》（*Comus*）、狄恩．安東尼（Dion Anthony）〔E. O'Neill 著，《大神布朗》（*The Great God Brown*）〕、醫生約翰（Dr. John）〔T. Williams 著，《夏日煙雲》（*Summer and Smoke*）〕，以及戴奧尼修斯（由 S. Sondheim 與 B. Shevelove 改編 Aristophanes 的戲劇，《青蛙》）。

79.3 次類型：阿波羅式（Apollonian）的神祇／女神（亦參見「遠見者」）

❐ **特質**：在尼采（Nietzsche, 1872/ 1956）對十九世紀後期希臘悲劇的分析，他提出二分法：一方面為酒神狂歡的傳統，另一方面為阿波羅（Apollo）所代表理性的傳統。太陽神阿波羅是秩序、理性和美感的具體象徵。

- 功能：阿波羅的角色代表形式、秩序、邏輯、優美和詩歌——一種超越之美。在希臘神話和戲劇，阿波羅往往被認為是神的先知，國王做決定前的諮詢者。例如，要了解底比斯的麻煩，伊底帕斯王送出克瑞翁來諮詢阿波羅的神諭。和先知特色有關，阿波羅的角色變成了夢想家和浪漫者、魔法師，及哲人／遠見者。阿波羅這樣的特色符合正式的和詩意的目的。
- 風格：與酒神的角色類似，阿波羅式的角色一般是表現性風格。
- 例子：在艾斯奇勒斯的劇作《佑護神》中，奧瑞斯提斯一角，與酒神式復仇三女神呈現鮮明的對比，緊追奧瑞斯提斯，並請求他的懲罰。在尤里庇底斯所著的《酒神的女信徒》中，阿波羅的角色，是酒神的襯角潘修斯的角色。

在莎士比亞的戲劇中，我們發現許多關於酒神與阿波羅間張力關係的例子，包括哈爾王子（Prince Hal）在他和同伴福斯塔夫之間的掙扎（《亨利四世》第二部），及卡利班與理性的魔法師普洛士帕羅（《暴風雨》）的關係。

在現代戲劇中，我們在彼得・薛佛的作品《戀馬狂》的戴薩特（Dysart）醫生一角，發現阿波羅式的內在掙扎，他為熱情的幻想而與他平凡的真實對立。這種掙扎反映在戴薩特與他的年輕患者——酒神式的艾倫・史傳（Alan Strang）——戳瞎馬眼的他在醫生的眼中，參與了狂喜的儀式。

79.4 次類型：基督／聖人

- 特質：基督角色的特色是非暴力革命，祂無條件的愛且敦促其他人也如此。基督的角色是受難僕人、聖人及獻祭者的一員，承擔世人的罪。基督既是人類也是上帝的矛盾形式並非唯一的；

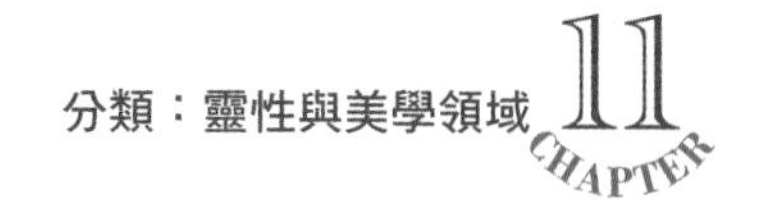

希臘和羅馬的神，也是被如此描述。基督的角色不同於救世主彌賽亞，救世主注定要將人類從不道德中拯救出。

- **功能**：基督的角色，在某一程度上是拯救者。在一個更高的層面上，基督的角色是超然的，就像是其他神的角色。透過對角色的假設，宣稱道德的力量，且超越個人精神的弱點，參與無條件的愛和神的恩典。
- **風格**：表現性的基督角色已在風格和方式上有所調整變化。在祂的當代化身，基督似乎皆以嬉皮小丑〔S. Schwartz 與 J. M. Tebelak 著，《福音》（*Godspell*）〕和流行偶像（T. Rice 與 A. Lloyd Webber 著，《耶穌基督，萬世巨星》）呈現。
- **例子**：其他例子包括基督（《受難記》，作者不詳）、埃莉諾拉（Eleanora）〔A. Strindberg 著，《復活節》（*Easter*）〕、菲奧蓮（Violaine）〔P. Claudel 著，《給瑪麗的消息》（*The Tidings Brought to Mary*）〕，以及聖方濟‧亞西西（St. Francis of Assisi）〔M. Aymé 著，《克雷瑞巴德》（*Clérambard*）〕。

80 角色類型：精靈（亦參見「弄臣」）

- **特質**：這種類型，包括小妖精、守護天使、好巫婆和小矮人，他們是神奇、微妙、天真、可愛、浪漫、好玩的。
- **功能**：精靈帶給人類歡樂，並幫助他們解決問題。
- **風格**：精靈是一個表現性角色，在莎士比亞的《暴風雨》中，艾芮兒（Ariel）做了最佳呈現。這個感情豐富的小妖精在他主人的請求下，召喚暴風雨，幫助了年輕人的愛情，也懲罰了作惡者。雖然他是一個高度風格化的人物，莎士比亞賦予他一定程度的淒美。這個精靈渴望自由，能夠隨心所欲的漫步在宇宙間。

- 例子：精靈是戲劇文學的主體。其他例子包括豌豆花（莎士比亞著，《仲夏夜之夢》）、羅登德蘭（Rautendelein）〔G. Hauptmann 著，《沉鐘》（*The Sunken Bell*）〕、小仙女婷可貝兒（Tinkerbell）（J. M. Barrie 著，《彼得潘》）、洛伯先生（Mr. Lob）〔J. M. Barrie 著，《親愛的布魯特斯》（*Dear Brutus*）〕、翁蒂娜（Ondine）〔J. Giraudoux 著，《水中精靈翁蒂娜》（*Ondine*）〕、小矮人們（The Munchkins）與好女巫格琳達（Glinda）（L. F. Baum 著，《綠野仙蹤》）、歐基（Og）〔E. Y. Harburg 與 B. Lane 著，《菲尼安的彩虹》（*Finian's Rainbow*）〕，以及天使與動物（P. Schumann 著，《家庭重生馬戲團》）。

81 角色類型：惡魔（亦參見「野獸」與「騙子」）

- 特質：靈性世界的黑暗居民：復仇三女神、酒神女祭司、巫婆和鬼，他們神奇和邪惡、威脅且強大。
- 功能：魔鬼在人類的經驗添加了恐懼，以制約人類的自滿和自以為是。
- 風格：惡魔的角色以表現性的方式描繪。
- 例子：復仇三女神（尤里庇底斯著，《酒神的女信徒》）、三個女巫（莎士比亞著，《馬克白》）、木乃伊（A. Strindberg 著，《魔鬼奏鳴曲》）、群蠅（J. -P. Sartre 著，《群蠅》）、約翰（John）（H. Richardson 與 W. Barney 著，《月之黑》）、德古拉（L. Katz 著，《德古拉：魔宴》），以及女巫〔J. Lapine 與 S. Sondheim 著，《入林》（*Into the Woods*）〕。

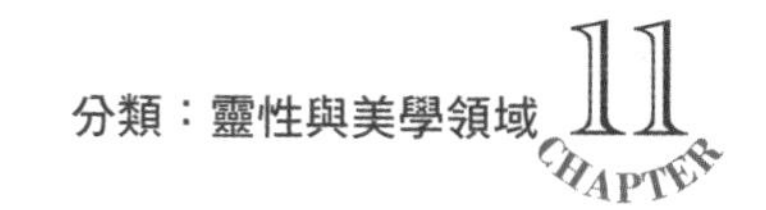

81.1 次類型：撒旦

- 特質：這種典型的魔鬼是誘惑、墮落的天使，與基督和上帝對立；他是傳統猶太基督教主要的邪惡象徵。
- 功能：撒旦的角色功能是與公義和虔誠對立，誘惑人類去選擇邪惡。
- 風格：撒旦像其他的惡魔，是一個表現性的形體。
- 例子：魔鬼梅菲斯特（Mephistopheles），浮士德的惡魔誘惑者，首先出現在 Marlowe 的《浮士德博士》中，具威脅性及強大力量，能夠改變人類靈魂的最終命運。如其他撒旦型人物，他是邪惡的化身，持續在許多關於占有和超自然威脅這類受歡迎的恐怖片中吸引觀眾目光。

  撒旦的角色包含：撒旦（《約伯記》，作者不詳）、魔鬼梅菲斯特（J. W. von Goethe 著，《浮士德》）、魔鬼與狄肯（Dickon）（P. MacKaye 著，《稻草人》）、魔法師（P. Calderon 著，《奇力魔法師》）、尼可斯（Nickles）（A. MacLeish 著，《J. B.》）、阿普爾蓋特先生（Mr. Applegate）〔G. Abbott、D. Wallop 與 F. Loesser 著，《該死的洋基佬》（*Damn Yankees*）〕，以及蛇〔J. -C. van Itallie 著，《蛇》（*The Serpent*）〕。

81.2 次類型：死神

- 特質：死神在古代戲劇是最早被人格化的角色。死神具威脅性且令人恐懼，是虛無的化身。
- 功能：這種類型的功能主要是索求凡人的生命。
- 風格：死神以表現性的方式出現。

- 例子：背景在中世紀，死神蒼白臉的角色出現在 Ingmar Bergman 的《第七封印》（*The Seventh Seal*），是對這種類型絕佳的描述，在不同儀式形式的文化中都很熟悉。在戲劇史上，這種普遍角色的例子，包括：死神（《凡人》，作者不詳）、死神〔J. Cocteau 著，《奧菲斯》（*Orpheus*）〕、死神（P. Osborn 著，《借來的時間》）、死神（A. Camus 著，《圍城》）、死神〔P. Schumann 著，《死之舞》（*Totentanz*）〕。

82 角色類型：魔法師

- **特質**：魔法師也涵蓋巫師及巫婆，有強大的能力，能改造自然世界。這種類型控制著超自然力量，召喚之以達到好的或邪惡的目的。
- **功能**：魔法師用超自然的力量來改變自然事件的過程。
- **風格**：這種類型通常是以風格化的方式呈現。
- **例子**：莎士比亞《暴風雨》劇中的普洛士帕羅即為一魔法師的例子。被掀起的普洛士帕羅風暴是為了要懲罰他欺騙且篡位的弟弟。在交易中，進一步神奇的愛和寬恕發生了；一切是糾正後的世界，且年長的魔法師撤回了他的魔力。

  魔法師不只是一個獨立的角色，還是一個演出，憑本身的條件出現在不同種類的滑稽表演。Harry Houdini 在二十世紀早期，讓一人魔術廣受歡迎。當代魔法師如 Penn 與 Teller，重振這一傳統，某程度上的後現代風格。

  經典與現代魔法師的例子，包括仙王奧伯隆（Oberon）與仙后泰坦妮亞（Titania）（莎士比亞著，《仲夏夜之夢》）、威爾斯（John Wellinton Wells）〔W. S. Gilbert 與 A. Sullivan 著，

《魔法師》（*The Sorcerer*）〕、魔術師〔G. K. Chesterton 著，《魔術》（*Magic*）〕、舞台經理（T. Wilder 著，《小鎮》）、演員國王（The Player King）（T. Stoppard 著，《羅森克蘭茲和吉登斯坦之死》）。

領域：美學的

83 角色類型：藝術家

- 特質：易卜生對建築師索爾尼斯（Solness）（《建築大師》）及藝術家魯柏克（Rubek）〔《當死人醒來時》（*When We Dead Awaken*）〕的描寫，聲稱早期研究藝術家們是飽受折磨的，是這種角色類型的現代版。這種類型的藝術家敏感、有創意、孤立，而且往往是長期痛苦的。
- 功能：該角色類型主張擁有創造性，展望新的形式，改造舊的形式。由於精神需求和審美過程中的責任，藝術家往往付出情感的代價。在許多方面，現代藝術家成為一種矛盾的人，不能確定他的藝術價值和藝術及生活之間的界限。
- 例子：艾斯奇勒斯與尤里庇底斯（Aristophanes 著，《青蛙》）、曼利可（Manrico）〔A. García Gutiérrez 著，《吟遊詩人》（*The Troubadour*）〕、杜比達特（Dubedat）（G. B. Shaw 著，《醫生的困境》）、馮薩拉（Von Sala）〔A. Schnitzler 著，《孤獨的路》（*The Lonely Way*）〕、帝爾斯（Dearth）（J. M. Barrie 著，《親愛的布魯特斯》）、奧菲斯（Orpheus）〔J. Anouilh 著，《戀人傳奇》（*Legend of Lovers*）〕，以及喬治〔J. Lapine 與 S. Sondheim 著，《與喬治在公園的星期日》

（*Sunday in the Park with George*）〕。

83.1 次類型：表演者（亦參見「美人」與「自戀者」）

- 特質：藝術家經常以演員身分出現在戲劇。表演藝術家就像戴著面具，疏遠、自我中心和外向，渴望取悅和獲得讚賞。
- 功能：表演者尋求的是被觀眾所接受和讚揚他的表現。
- 例子：波頓（莎士比亞著，《仲夏夜之夢》）、演員國王（莎士比亞著，《哈姆雷特》）、基恩（Kean）〔J. -P Sartre 著，《基恩》（*Kean*）〕、亞契・萊斯（Archie Rice）〔J. Osborne 著，《表演者》（*The Entertainer*）〕、卡斯帕（Kaspar）〔P. Handke 著，《卡斯帕》（*Kaspar*）〕、羅伯（Robert）與約翰（John）〔D. Mamet 著，《戲劇裡的生活》（*A Life in the Theatre*）〕，以及約翰爵士（Sir John）（R. Harwood 著，《梳妝台》）。

84 角色類型：夢想家

- 特質：夢想家是一個理想主義者，也是浪漫主義者，生活在一個自我的幻想世界。
- 功能：這類角色幻想更令人滿意的生活方式，遠離真實的世界。
- 風格：夢想家一般是個性鮮明、浪漫的角色。
- 例子：羅密歐（莎士比亞著，《羅密歐與茱麗葉》）、特列普列夫（Treplev）（A. Chekhov 著，《海鷗》）、羅伯・梅奧（Robert Mayo）（E. O'Neill 著，《超越時空》）、年輕的夢想家（S. O'Casey 著，《門內》）、唐吉訶德（Don Quixote）〔D. Wasserman、M. Leigh 與 J. Darion 著，《我，唐吉訶德》

（*Man of La Mancha*）〕，以及麥斯（Max）、亞瑟（Arthur）與南西（Nancy）〔H. Gardner 著，《再見的人》（*The Goodbye People*）〕。

分類的使用與重要性

從扮演神到扮演徵兆，演員和角色堅忍了千年。即使時代已經徹底改變，這種戲劇角色所扮演的角色依然是恆久不變的。

雖然這種分類提出了八十四個獨立的類型，不過角色類型並不存在於虛幻之中。每個安蒂岡妮有她的克瑞翁，每個茱麗葉有她的羅密歐，每個愛斯特拉岡（Estragon）有他的弗拉迪米爾（Vladimir）[1]。如果戲中缺少任何一個角色，整個結構就會改變。例如：《哈姆雷特》中若沒有奧菲莉亞及性愛，便無法達到浪漫的主題。英雄在騙子、壞人及協助者的世界活動；弄臣與呆頭鵝和智者共存；受害者存在於加害者和倖存者戲劇的世界中。因此，互動的概念及相關的角色在分類中是不明確的。

以人物角色為代表的戲劇世界是一個脆弱的結構，不輕易容許修補。如劇作家所構建，每個角色有一個明確的地位和功能。其中的關係是精心安排，以達到戲劇的目的，往往在襯托英雄。

戲劇的世界是經過安排的，在安排的情節中，角色所說的話、行為及動機，都是經過設計。藉劇中的角色、巧妙設計過的戲劇，呈現出重要的事實。將人延伸比喻成劇中角色，劇中的世界在系統有心理的對應，這個系統是角色的內在模型，為每個人的存在提供結構與連貫性。角色系統是經過像神般的劇作家計畫，但以超過角

1　譯註：愛斯特拉岡和弗拉迪米爾為《等待果陀》中兩位流浪漢男主角。

色一生的經歷建構，經歷是從世界獲得，在行為中演完。

這種分類試圖鑑別那些在西方戲劇文學中，一些著名戲劇出現或重現的角色類型。將角色類型放在不同性質、功能與風格的情境中，一個戲劇模型出現了，不僅應用在戲劇，也適用於日常生活及戲劇治療，角色作為一面窺鏡，提供了看待人生奧祕的一種方式。

應用於日常生活時，分類提供了一個可以進入角色系統的管道，人的觀點可能提供人性的基本元素。作為一種戲劇模型，分類是一個概念化的行為和動機的方式。以分類作為地圖，個人更能了解他們的各種歷程。回想起來，我的阿索斯山之旅，意義變得更鮮明了，因為我能在陌生的土地，鑑別碰到的角色衝突，且了解所喚起的角色如何影響我以及和我的日常生活有什麼關聯。

正如我們在第四到六章所見，戲劇角色類型也可以透過戲劇了解治療的過程。例如，麥可與安，能夠命名並轉換不同的內在角色，似乎是由於他們行為上過多的控制。有了這樣的分類，治療師和案主都可以用如「受害者」和「英雄」等更加明確的特質、功能及風格的角色概念，來進行治療的過程。具備了這些知識，在治療戲劇中的演員，更能鑑別要探討的劇中角色，且用恰當的方式來演出。

本書的主要成分之一是其中的故事，以個人的心靈之旅開始。個人的故事被文學和治療的部分補足；每個故事，不管是否虛構，是為了戲劇、治療，還是日常用途而產生，在角色方面都可以被了解。分類無論是為故事中的特定角色，還是角色類型的性質，都提供了系統性的觀點。將分類應用到戲劇、治療或日常故事的分析，說故事的人就有了合理性。人之所以製造故事的理由，就是要從中找到自己。角色分類可以是這種尋找過程的指引。

因此，分類一方面是一種抽象，在個別部分的內容、功能和風格，是角色系統的寫照。在另一方面，分類可以達到功利主義的目的，讓戲劇治療師和其他人按圖索驥找到自己的方向，且讓自己的角色呈現有所意義。

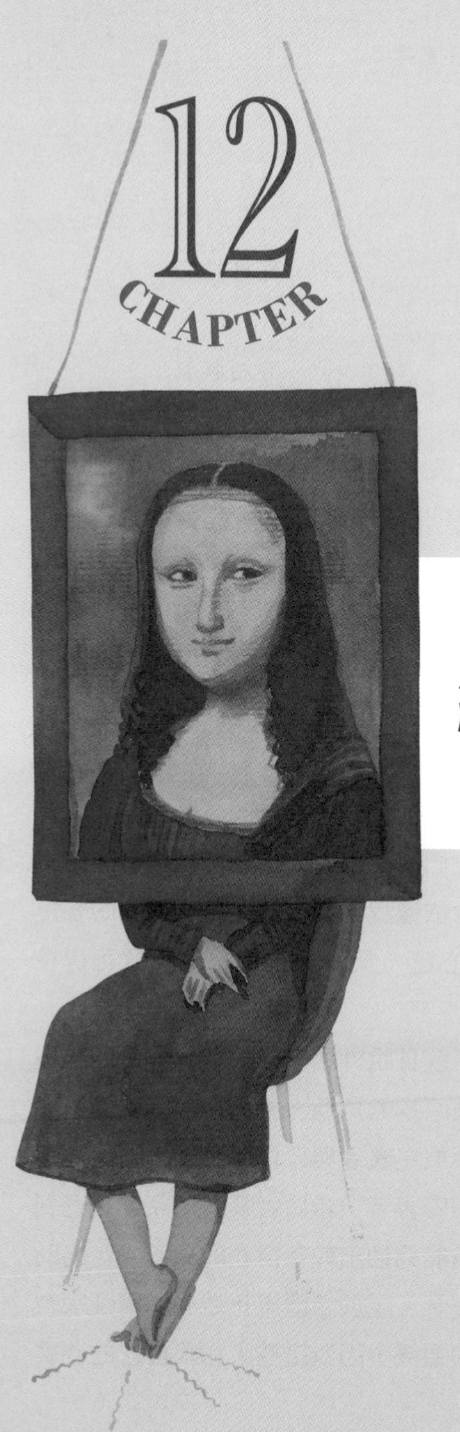

結論

蘇子中　譯

了解你自己。

——蘇格拉底

了解你的客戶。

——哈利叔叔

一句廣為流傳的民間智慧，我的哈利叔叔口中的版本，告訴我們：「了解你的客戶。」對於我的叔叔哈利來說，這樣的知識在他正試圖出售褲子給一個不情願的買家時，派上用場。對我來說，它的涵義不僅僅在商業層面。如果我了解我的客戶，我不僅可以賣掉我的商品，也知道在他們面前我的角色為何。就 Mead（1934）的術語來說，他們是「概括化他人」，是我必須要讓自己內在化的社群，才知道如何扮演我的角色。

在這群別具意義的社會群體面前，我扮演角色（en-role）。我愈知道他們對我的期望或我對他們的期望，我愈能發揮出功能的角色。如果我需要一套衣服，我會依據我推銷員的角色，以我的客戶是如何的信任我，來推敲他的心意，及我能夠期待他願意花費多少。

摒除我本身的元素，在不了解且說外語的客戶中，我傾向於不是小心甚至小心過頭，就是扮演原本的角色，希望他們能夠就這樣讓我過關。在阿索斯山，面對禁慾主義者與惡作劇者的脅迫時，我經歷一連串的角色——膽小鬼和受害者，矛盾者及道德家——直到我能找到熟悉的「顧客」，讓我能夠抽出較為自在的角色。在協助者的陪同下，我開始感到較為安全。至於希臘東正教者和懷疑宗教的放蕩者，我知道我是在熟悉的領域，因為這些人和我自己的心靈有所對應。

一位同事（就我所知是一個風趣的人）去拜訪他在離家十萬里的異國文化擔任英語教師的女兒。身為曾在城市被搶劫過的紐約人，在陌生的街道行走通常會較為謹慎。有一天在國外旅遊時，他發現自己很孤單且迷路了。當時天色漸暗，他意識到，他既不能看清交通號誌，也找不到任何能說英文的友善人士。每次他轉進一個角落，他更覺得自己迷路了。每次他向街上的人求援，都被回絕而且感到羞辱。他開始意識到他和其他人看來是多麼不同，且開始注意到路人的眼光。一個女人和她的小女兒直接向他走來，近到令他不舒服。那個女人侵略地用手指指向他的臉，並用激動的語氣和她的女兒說話。退縮到一個熟悉的受害者角色，我的朋友發現自己放棄控制權，等著受到傷害，或至少一番羞辱。然而，他用滿臉的笑容及大聲且堅定的語調回應：「哈囉，你好嗎？」她們看著他，好像他瘋了，最終她們離開了，留下他自己善後。

他停下片刻，喘了口氣，發現他並沒有受傷，而且知道他女兒的住處離他不遠。靠著地圖和一位有同情心、被他的愚蠢逗樂不是說英文的攤販的幫忙，他在蜿蜒的街道確定方向，並找到回他女兒房子的路。他終究是一個倖存者。

如果他更了解文化背景，他可能避免陷入受害者的角色。然而有一次，他微笑著，彷彿在說：「我是個好人，不要傷害我。」因此到目前為止，儘管有一次在紐約街上的隨機攻擊經驗，他已經設法將生命中的損失減到最少，將自己受害人那個部分轉化成倖存者。

這個故事讓我們回想起，在廚房裡與她酒醉父親的安（見第六章）。當他磨刀時，他是危險的且有潛在的暴力。而安，拚命怕落入受害者的角色，從他的角色以加害者的角色，開他的玩笑。

Bruno Bettleheim〔《空堡壘》（*The Empty Fortress*），1967〕

描寫二戰期間，集中營裡的受害者為了要從每日的恐懼中存活的角色。許多人變得行屍走肉，封閉了感覺，拒絕看到在他們眼前的暴行。Bettelheim 把這個情況和自閉症與精神分裂症比較，他們關閉了所有與外界的溝通，認為外界是可怕和殘酷的。在紅色高棉犯下了無法言喻的暴行，有關柬埔寨殺戮場對暴行倖存者的報告描述（見 Cooke, 1991），高比例定居在南加州的柬埔寨婦女難民，已經成為盲人，沒有明顯的生理解釋。〔這種情況引發劇作家 Ernest Abuba 創造出音樂劇作品《柬埔寨之掙扎》（*Cambodia Agonistes*），首演在 1992 年於紐約市泛亞話劇團劇場。〕

能夠將自己受害者角色轉變成倖存者的人，就是了解客戶的人。無論是愚蠢、麻木或無知，他們選擇能夠讓他們順利完成的角色。就算是傻子或行屍走肉，他們也能夠於恐怖中倖存。

心理虐待的受害者，憑著找到化解恐怖的方法，也成為倖存者。麥可和安在整個療程都這麼做，透過對父親的恐懼，慢慢地修通，他們視父親為揮舞斧頭和刀，準備切割孩子性和親密的需要。治療不僅幫助他們克服可怕的父親（和母親），也克服了他們自我殘酷、憤怒的部分，而這阻絕了他們發揮成人關係功能的能力。

了解客戶是民間智慧的一部分；另一部分是找到角色的適當反應，讓你在客人面前可以好好存活下來。然而，還有遺落的第三部分，我想告訴我的哈利叔叔的是：了解你的存貨。如果一個人不高，但我架上只有大衣，基於我賦予推銷員的道德觀，我不能賣給他這件外套。但是，如果我的庫存是多樣的，有各種不同的大小和樣式，我就會盡力銷售。

我的哈利叔叔，像許多在大蕭條時期這一代的年紀，用基本的道德觀看事情，非黑即白。你要就賣套裝，不然就不要賣；你口袋不是有錢，就是身無分文。他的生活方式像山姆一樣（如第二章所述），是十分侷限的。雖然在大蕭條和戰爭下的倖存者，如同哈利一樣隨著年齡的增長，他覺得愈來愈像個受害者。時代改變了；婦女、年輕人、黑人的解放運動，在他的四周不斷發生。當自己的侄女和侄子要求從舊有方式中請求解放，家庭成為進一步輕蔑侮辱的源頭。

哈利從頭到尾都沒有矛盾情緒。他了解他的客戶，也了解他的貨品。但由於不可避免的時代潮流，留給這位從沒有矛盾情緒男子的，是少數的客戶、耗損的庫存和有限的角色系統。他痛苦地死了，讓倖存者默默的轉為受害者。到結束，受害者的角色始終伴隨著他，讓他被遺棄、孤立和憤怒的感覺，永遠存在。

許多人像哈利一樣，努力過著不矛盾的生活。但代價也是非常高的。而有些人帶著類似目的，加入顯然是安全的群體，以宗教組織、政治團體或集團為代表，提供他們的忠誠和效忠，以換取生活的安全感與清晰的、明確的規則和界限。不過，這樣一來，他們從選擇的掙扎中，廢除一些角色複雜性。隔離的生活或自給自足的群體，是一種不英勇的生活。Martin Buber，一位智慧的哲學家撰寫了有效溝通的需求〔見《人與人之間》（*Between Man and Man*），1948〕，他指出了將自我中心和集體主義這兩個極端，當作對話生活的對立，一種人與人之間公開交流的狀態。

為了要過對話的生活，負責任地與另一件事銜接，就必須要允許矛盾的存在。矛盾是一種不確定的狀態，像是一個人是誰、要去哪裡，以及為什麼要去那裡。對話中，不只是人與人之間的公開交流，也是透過一個人內心聲音的推理，一個人開始透過不確定來運作且意識到有別的選項。矛盾意味著選擇，選擇意味著不同思想和行動的可能。在與他人的對話中，一個人的觀點可能被挑戰，而他需要承擔對方的意見，以求更進一步的觀點。對話的生活需要一個開放的角色系統，因為要透過角色進行對話，每個角色代表一個特定的觀點。

明確說明角色分類時，我打算系統地設計許多角色以供選擇。如前所述，目前還不清楚到底一個人能有多少選擇，因為在社會世界多數情況下，主要角色似乎多是接受，次要角色似乎多是付出。然而，即使他們在生理上或社會上決定了，角色在特質、功能和風格上還是會有所修改。此外，當個人在意識、關係、地位或聲望經歷改變時，角色也會產生轉化。例如，在麥可的個案可以看見，在戲劇治療的過程中，經歷了從受害者到勝利者的轉變。

在許多方面，戲劇角色的方法提供了自然的解決方式，來解決生活上的許多難題。例如：小孩早期可能會面臨到突然要與新生的弟妹分享父母親的愛，從獨生子到成為哥哥姊姊的地位改變的心靈創傷。我的女兒喬琪，身為唯一的孩子時她徹底享受她地位的一切特權，無條件接受她母親與我的愛和照顧。身為一個在生命前六個月完全是母乳餵養的小孩，在餵養的特質中，她在需要時總能盡情享受。但是，當她十八個月大時，她的世界發生劇變：一個弟弟誕生了，因為他而產生矛盾的情緒。突然間，她必須建構一個全新的角色——大姊姊；突然間，她必須重新建構女兒的角色，尋找新的途徑來內化父母的角色；突然間，她再也不知道誰會買她的帳。

當喬琪第一次抵達醫院，迎接她所有矛盾情緒的來源時，寶寶並沒有出現。她的母親和我打算讓她維持原本的角色更長一段時間。她的母親給了她一份禮物——一個大毛絨狗，在漫長一天半的分離後溫暖地迎接她。但她不接受。她知道有事發生了，她即將失去原本公主的光環。因此，她完全拒絕與她的母親互動。

我帶著喬琪，把寶寶從育兒室帶回，一起推他回到母親的房間。她被允許抱寶寶，並開始嘗試她大姊姊的新角色。然而到了要餵奶時，當她看到寶寶在母親的懷抱，喬琪變得失控，哭喊：「不！那是爸爸的寶寶。不，不！」潛在失去母親的感覺，讓她很受傷。

當母親在餵寶寶時，她讓喬琪占有另一邊的乳房。因此，她讓喬琪退行一些，留在女兒和寶寶舊有的安全角色，隨時可以得到母親的愛。她短暫的占有乳房，然後讓自己回到目前的困境：要不要做個母親喜歡、無條件可愛的孩子。

接下來的幾個星期，喬琪在女兒與孤兒、獨生女與大姊姊，愛還是拒絕的角色矛盾中掙扎。一天，當我在為她念「彼得兔」（Peter Rabbit）的故事時，事情似乎有了解決的方法。在故事中，彼得身為四兄弟姊妹之一，不聽母親的話，惹了麻煩。尋找食物時，他擅自進入一位刻薄農夫的花園。彼得被發現且被追趕了很遠，所以在陌生的地方迷了路。最後他終於找到回家的路，與他的兄弟姊妹和母親團聚，母親為他煮了甘菊茶並安然地把他抱上床。

在閱讀故事時，喬琪念念不忘彼得走失的那個部分。她半認真、半諷刺地哭說：「哦，他迷路了！」每當我讀到這個故事時，她會堅持我回到彼得迷路那一頁。然後，她會翻到兔媽媽拿茶給他喝，讓彼得安全地躺在床上的那一頁，用放心的口吻說：「哦，兔媽媽……彼得安全了。噢，媽咪。」

在她失去獨生地位的八週內，喬琪在某種程度上修通她的焦慮。和彼得一樣，她一度感到失落且被遺棄，被母親扔到敵對領土自生自滅。透過童話故事，她多次重溫她的恐懼，參與佛洛伊德貼切地稱為「強迫性重複」的過程。

但為了不想成為被遺落的女兒，她必須建立大姊姊的角色。她為此努力，要求要餵她的弟弟，她幫弟弟換尿布及餵奶。寶寶哭時，媽媽問她：「我該怎麼辦？」喬琪回答說：「媽媽幫他餵奶。」當她的媽媽和我不在身邊，她給嬰兒奶嘴替代母乳。因為她經歷了這些活動，喬琪也開始承擔母親的角色。整個過程在她第二個生日的一週內，要求要自己餵奶時，達到了高潮。

她還進一步被允許退回到享有一些寶寶才有的特權，只要她需要，就可以躺在弟弟的娃娃車裡（這曾經是她的娃娃車），在弟弟的尿布台上換尿布（這曾經是她的尿布台）。

彼得兔的故事樹立了導正的典範，從迷失的女兒到成為可愛的女兒，與她的手足和母親團聚。因此，這個故事提供了一個透過角色來治療的自然手段。

當透過角色認同和工作的自然方式受影響時，治療顯示角色方法，導致一個人變成滯留在重複性強迫的程度。角色方法，就像任何其他治療的過程，限於那些願意並隨時準備進行探險英勇旅程的人。對極端的隔離孤立者和理論家來說，治療大部分是徒勞的。治療過程只有在他們信仰體系的基石，或在相對的角色間，人以單一角色經歷矛盾時進行。

無論在日常生活或治療，角色矛盾在成長和改變上是必不可少的。當它過於排山倒海時，是需要某種形式的幫助來恢復一點平衡。但是，當它造成了某種程度的不平衡，挑戰人們去尋找某一難題的解答時，它確實會帶來健全的發展。

如前所述，角色矛盾發生在三個層面：在一個角色內，當對立的特色衝突時；在相互對立的角色中；在存有與非存有的存在狀態。前兩項在了解透過角色治療的自然歷程（如喬琪的例子），和治療的應用過程（如麥可和安的例子）時，是相當直接的。透過角色矛盾工作運作時，這些人都能夠發現解決問題的辦法，並創造更多功能的角色系統。

第三個角色矛盾的層面更基本，也更難以概念化。它具體化了這本書的中心論點：角色涉及存有狀態的動向，且為了要充分發展，人們需要尋找各種方式在不同的角色間生存，不管角色間有多大的衝突。哈姆雷特的兩難就本身而言，需要從生死之間的選擇修正到一個狀態，可以允許這兩方面在一個單一的角色系統內並存。為了在一個具威脅的環境生存（包括內外環境），需要先承認可怕部分的存在，然後尋找各種方式，和它們一起生存。如在《佑護神》的雅典娜，安撫憤怒的復仇三女神，讓他們在雅典的社會有榮譽地位，我們也需要給心理的恐懼一個空間；如果它們被拒絕，它們當然不會善罷干休，直到蔓延侵襲我們的角色系統。

哈姆雷特的形象一直貫穿這本書，因為我將他視為一個典型的矛盾，在生死拉鋸之間做了最終的選擇。作為一個在歷史上最常上演的戲劇，《哈姆雷特》刺激了很多觀眾的顧慮。像哈姆雷特一樣，當有魅力的母親、被犧牲的父親、被謀殺的繼父、自殺的戀人、背叛和阿諛奉承的朋友，和間諜的老人出現時，我們都變得困惑。關於合法性、愛情和忠誠，我們也與我們矛盾的思想搏鬥；同時也和我們貞節與性愛、仇恨與原諒、結合與背叛、自愛與自我仇恨、智慧與愚昧、行動與被動間的感覺拉扯。而且，就像哈姆雷特，我們不知道我們是否能夠真正相信我們所見的事物。

哈姆雷特在生存困境追求真理的方式是間接的。如同哈姆雷特一樣，我們常常掩蓋真正的感情，扮演社會人的角色，像是想要「透過間接找到直接的出路和方向」。這就是角色方法，一種間接的治療方法，需要一個面具、一個角色負荷的距離和安全感。哈姆雷特扮演傻子，一個低下的地位，但有很高的智慧，以探討那些他愛與恨的人。但是，這不是普通的傻子；哈姆雷特的版本在地位上是英雄，後果是悲劇。這個傻子，只是一個英雄的面具。

我們可以選擇任意數量的角色，來揭示其中我們需要解決的奧祕。像是喬琪，我們可以選擇彼得兔；像學習燙壞衣服的麥可；像是安、漢斯；或像是茱莉亞，冷酷的母親。這些角色，也許也是英雄的面具，甚至我們進一步戴著它們展開心理的神祕旅程。我們心理的哈姆雷特，是英勇且探索的，受矛盾影響，接受不可避免浮出檯面的黑暗角色，並在存在的矛盾中掙扎。

如上所述，一個可能的理解是，哈姆雷特是所有包括哈姆雷特自己次角的角色，以丹麥王子的投射維持生活。因此，格特魯德也許代表哈姆雷特內心母親的部分；奧菲莉亞，代表戀人—姊妹的部分；鬼和克勞狄奧斯，代表父親的部分；赫瑞修，忠誠朋友的部分；羅森克蘭茲與吉爾登斯頓，背叛者的部分；普羅尼奧斯，愚人的部分；雷歐提斯，兄弟的部分；福丁布拉斯（Fortinbras），勝利者的部分；演員們，代表表演者的部分等等。當相互關聯影響時，這些和其他角色（如哨兵、使者、傻瓜）構成一種人格。這種解讀在其堅持一人飾多角，角色系統的人格特質方面，和本書的精神接近。

哈姆雷特是每一個男人，也是每一個女人，儘管他們的角色有所衝突。同時，哈姆雷特不再是男人或女人，而只是一個虛構的形體，一些精彩的紙上言論。身為日常生活的演員，我們可以盡些努力，把我們自己的生命當成故事。事實上，將自我經驗當故事陳述時，我們常常傾向將自己看作自己最喜歡的角色——如哈姆雷特、彼得兔、漢斯或葛瑞托。然後我們退一步，不再以任何可以辨別的角色出現，並想知道：我是這樣的人嗎？這就是我想要的嗎？答案終將導回角色。我就是那種持續透過角色行為揭密的人，而且我是那種隱藏想法和感覺的人，將之具體化在未探索和未公開的角色中。我和我的母親在某些方面很像，某些方面又不同。對有些人來說，我是朋友，對另外一些人來說，我是背叛者。我就是這樣的人，還有更多不為人知的一面。如果在這個廣大網絡中，我能好好的含納這些角色，我就能真正的學會在看似矛盾中卻保有平衡的矛盾中生存。

缺乏一個神時，人創造了其他的神。缺乏一個自我時，我們傾向於創造一個系統，解決一些基本問題，如：我是誰？角色系統提供了一個回應：我是一個創造者及我所創造的角色，融合在一起就為我的生活提供了連貫性，即使他們在矛盾中相互關聯。角色的分類方式具體指明角色系統的內容。

我的概念化角色系統的主要來源是戲劇，在本質上可能會限定於某些重複的類型，而大部分是認知中經典的希臘及羅馬戲劇。將我的研究做個結論，我覺得戲劇中的角色，因為涉及到日常生活的行為，是十分包羅萬象的。但是在日常生活、戲劇治療，或其他的戲劇形式中，每當發掘一個新的角色類型，分類就需要再擴張。一個新的角色，具有突出的特質、功能和風格。如果角色不是來自於戲劇，那麼臨床和（或）日常生活的來源，需要被具體指明以證明它在角色分類的全面性。

在我多年戲劇表演、教育、治療的工作經驗，我從來不能完全精闢地指出「自主」（selfness）或藝術的核心。會不會從戲劇衍生出的全部角色、知識和治療，最終都是矛盾？會不會是因為戲劇存在於實體和虛構之間、入角和去角之間、更為增進和一般的生活之間、心靈旅程和回家之間，所以從來不被看作是一回事？對我來說似乎很清楚，沒有矛盾，就不會有戲劇。一個在台上、在腳本，或是在應用戲劇的即興表演角色，在定義上，游移在兩個實體之間：一個是角色，一個是演員塑造的角色。在戲劇的情境內，角色通常要面對反對的聲音——無論是對內的自言自語，或是對外如英雄和反派間的衝突。

在延伸「世界劇場」的比喻中，我進一步提出，沒有矛盾生活，日常生活就不會有進步與成長。有兩個避免矛盾的方法如上文所述：扮演隔離孤立的角色，或是理論家的角色。前者在分類中是失落者；後者則是基本教義派。在例子中，個人把極端的地位，當作消滅反對聲音的工具。那些屬於禁慾主義者的小社會（如阿索斯山的隱士），或擴張的組織跟隨者，如耶和華見證人，選擇過著角色限定的生活，相信更精神層面的報酬。在他們的世界觀，他們的選擇是有道理的，且許多都能在其選擇的文化和意識型態中好好發揮。然而，即使身體棄權，甚至內心自我限制到紀律和否認的極端形式，角色系統仍然製造夢想、幻想和相反幻覺，不管是多麼的小。

也許在戲劇世界觀的中心，問題常常是歸因於 Stanislavsky 作為演員教練的角色：「如果……，又怎麼樣？」對安來說，就像哈姆雷特，這個問題就變成：「如果我殺了我的父親，又怎麼樣？」對麥可來說，問題就有很多形式：「如果我放肆我的憤怒，又怎麼樣？如果我讓自己相信另一個男人，又怎麼樣？如果我接受愛滋病檢測，又怎麼樣？如果我值得愛，讓自己愛上另一個人，又怎麼樣？」日常生活、戲劇和治療三者之間在這本書的連結，可以透過這個問題了解：「如果……，又怎麼樣？」這代表著一種準備從事情原本性質，到另一種可能性的就緒。它開啟了超越本體的潛能。它導致一個人遠離原本所知道且安全的，到一個比較不可預測的領域及可能性。它是一座連接平凡與不平凡的橋樑。它是在每一天激起進一步戲劇性的時刻，且說服一個人去冒險的問題。它是刺激科學研究和藝術產物的東西。本質上，它是關於角色的問題。在問「如果我殺了我的父親，又如何？」時，我考慮的是要擔任謀殺者、背叛者、復仇者還是拯救者的角色。當問題形成時，矛盾產生了：我在角色的行動，會有什麼後果？我可以內疚地過活嗎？如果我自己啟動武器，了結了所有的痛苦，……或不採取行動，又如何？

哈姆雷特用一個簡單的聲明，回答自己存在的問題：「準備好就是一切。」當一個人準備好接受矛盾的拉扯和痛苦的角色混淆，將會有所行動。當一個人準備好扣下板機時，弒父是一個相對簡單的行動。

戲劇、日常生活和治療之間的連結，可以在許多不同的層面上發現。在這整本書，我試圖藉角色的概念和角色分析的戲劇模式，串連這三個概念，具體指明角色類型及其特質、功能與風格。剩下的工作，就是進一步推動模式至完全成熟的角色理論，它可以為戲劇治療師和其他人產生重要的研究問題，尋找將平凡和不平凡戲劇的存在合理化的方式。

我想用一個故事作結。幾年前，我有一個朋友威爾（Will），他的角色似乎有所矛盾。他曾是個運動員，以他的體力和競爭力感到自豪。他在大學和法學院都很努力。當他畢業時，他很有理想，想要成為民權律師，捍衛被剝奪的公民權。但他不能在知名的相關企業找到一份工作。經過一番自我反省，他承認他真的很想賺很多錢，且發誓要在他的領域成為最成功的律師。他不自覺地承認他降低了理想。

在他之前對有社會意義工作的追求中，他穿著講究，且認同嬉皮的生活方式，因為他有所了解。他在之後的追求中，他把他的高領衫和喇叭褲換成了三件式西裝，成為了真正的雅痞。事實上，在幾年間，他的政治傾向和生活的方式，就像當前的時尚，經常改變。

我有二十五年沒看到威爾。當我們團聚時，他似乎多了柔和，少了自大，也少了時尚。他現在是個辯護律師，工作多樣化且滿意他的專業和家庭生活。他告訴我一個故事：

幾年前，他在律師執業賺了錢後，他冒險涉足一宗經濟交易，和朋友共同擁有快餐的經營權，似乎是穩賺不賠。他發現，他沒有時間和精力照顧生意，所以他僱用他的父親來管理。他的父親退休了，是一位鰥夫，最近又結婚了，生活入不敷出。在這一年，他要求他的兒子「貸款」給他，威爾覺得他有責任，開支票給這位曾經是他支持力量、供他讀完大學和法學院的人。

幾個月過去了，他的父親要求愈來愈多的錢。當他開出支票時，內心深處就有不滿的感覺。在很短的時間內，威爾和他的夥伴都警覺到：帳單沒有支付、員工們感到不滿，客戶也愈來愈少。當他們檢查帳簿時發現，顯然是管理不善，威爾的父親領的比分給大家的利潤還多。

威爾試圖讓父親正視這個狀況，但發現自己每個月又一再開出大筆金額的支票，以掩蓋父親的損失。當事情到了崩潰的邊緣，威爾帶著帳簿，面對他的父親。他終於敢問自己這個可怕的問題：「如果我把我的父親解僱了，會怎樣？」

陷入矛盾中，威爾幾年都生活在焦慮的狀態。他以自己身為乖巧又可愛的兒子洋洋得意，並想要支持他的父親，就像他的父親曾經支持他一樣。長大後，威爾會照照鏡子，看看他父親的反射，一個他一直視為強壯、高大、有能力、有財富和有智慧的人。他尋找合適的專業角色，是想在多方面和父親一樣。始終未能達到目標，威爾看到自己迷失了，像個人體模型在尋找合適的西裝，以掩飾他的精神赤身。

在經歷與他父親徹底的角色對換中，威爾面對一個事實，他終於願意看到：他的父親是不完美的。他老了，窮了，失去以前大部分的權力。他不再是神一般的支持力量，且威爾不再是他腳下的崇拜者。他現在是一個成人，一名成功的律師，他的工作是依據案件事實的證據辯護。而他父親的情況，事實都在帳簿中。在承認自己的罪咎，威爾準備超越自己的內疚並解僱他的父親。

在象徵性地殺死國王當中，威爾終於能夠摒除自己身上父親虛假的特質。事實上，威爾現在將這個人視為犯錯的人，因為自己的不小心和活該摔跤，就算不是威爾的錢，那麼至少也是他的同情心。在認清了這一點之後，威爾也準備好要放手，不再一心想成為最時髦、最成功和有權勢的人。他也可能會犯錯、軟弱，正如他為了有意義的生存、成功的存在而掙扎。

的確，如渥茲華斯（Wordsworth, 1807/1965）所言：「孩童乃成人之父。」這種矛盾的存在，意涵一種以衝突角色間的掙扎為基礎的存在。掙扎的另一面，不是解決方式，而是轉化。在本書中，我們看到幾個兒子和女兒試圖超越父親控制的例子。停留在這旅程中，他們最終看清需要，尋找更積極的方法來成為自己的父親。他們象徵性的謀殺父親，意味父親從加害者到保護者，從憤怒、索求的小孩到成人的角色轉化，能夠對抗迎面而來的生活矛盾。

沒有衝突角色之間的掙扎，就沒有戲劇。沒戲劇性的平淡無奇生活是傻瓜（呆子）的天堂。戲劇性的生活是一個矛盾的悖論；戲劇性的生活，必須要培養一個有足夠彈性的角色系統，以支持和控制這樣的掙扎。

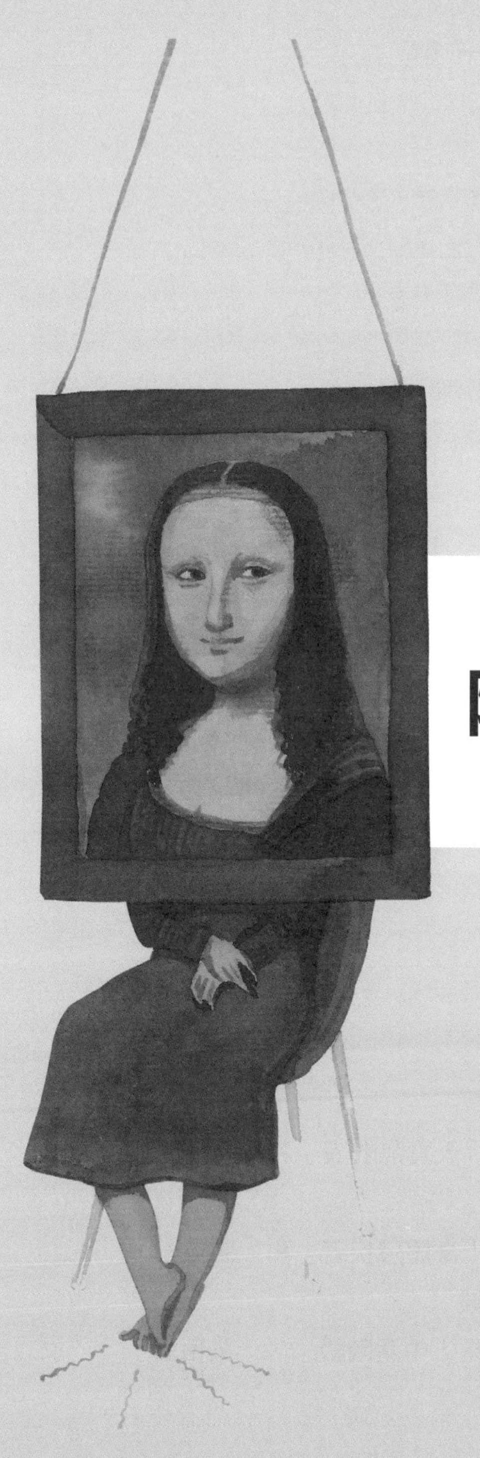

附錄

鍾明倫　譯

角色分類總覽

☆ 領域：身體的

分類：年齡

1. 角色類型：孩童
2. 角色類型：青少年
3. 角色類型：成人
4. 角色類型：老人（亦參見「祖父母」）
   4.1. 次類型：好色之徒

分類：性取向

5. 角色類型：無男子氣概
6. 角色類型：同性戀
7. 角色類型：異性扮裝癖
8. 角色類型：雙性戀

分類：外表

9. 角色類型：美人（亦參見「天真無邪者」和「不道德者」）
   9.1. 次類型：誘惑者
10. 角色類型：野獸（亦參見「身體殘疾者」和「惡魔」）
    10.1. 次類型：純真的野獸
11. 角色類型：平凡人（亦參見「中產階級」、「失落者」、「反英雄」）

分類：健康

12. 角色類型：有心理疾病者／瘋子
13. 角色類型：身體殘疾者或畸型者（亦參見「野獸」）
    13.1. 次類型：超脫的畸型者
14. 角色類型：慮病者
15. 角色類型：醫生
    15.1. 次類型：庸醫

☆ 領域：認知的

16. 角色類型：呆頭鵝
    16.1. 次類型：戴綠帽者
17. 角色類型：弄臣（傻子）
    17.1. 次類型：惡作劇者（亦參見「精靈」）
    17.2. 次類型：現世的丑角
18. 角色類型：矛盾者
    18.1. 次類型：偽裝者
    18.2. 次類型：替身
19. 角色類型：批評者
20. 角色類型：智者（亦參見「遠見者」）
    20.1. 次類型：知識份子
    20.2. 次類型：偽知識份子／賣弄學問者

☆ 領域：情感的

分類：道德

21. 角色類型：天真無邪者（亦參見「孩童」和「美人」）
22. 角色類型：反派（壞人）
23. 角色類型：騙子（亦參見「野獸」、「不道德者」和「惡魔」）
24. 角色類型：道德家（亦參見「天真無邪者」）
    - 24.1. 次類型：偽善者
    - 24.2. 次類型：理想主義者
25. 角色類型：不道德者
    - 25.1. 次類型：放蕩者
    - 25.2. 次類型：姦夫淫婦
26. 角色類型：受害者
    - 26.1. 次類型：烈士（殉道者）
    - 26.2. 次類型：自私的烈士
27. 角色類型：投機取巧者
28. 角色類型：偏執者
29. 角色類型：復仇者
30. 角色類型：協助者
31. 角色類型：庸俗者
32. 角色類型：守財奴
33. 角色類型：膽小鬼（懦夫）
    - 33.1. 次類型：吹牛者／自吹自擂的戰士（亦參見「自戀者」）

34. 角色類型：攀附者（寄生蟲）
35. 角色類型：倖存者

分類：情緒狀態

36. 角色類型：行屍走肉
    36.1. 次類型：失落者（亦參見「被放逐者」）
37. 角色類型：不滿現狀者
    37.1. 次類型：憤世嫉俗者
    37.2. 次類型：急性子
    37.3. 次類型：潑婦
    37.4. 次類型：反叛者
38. 角色類型：戀人
    38.1. 次類型：自戀者／自我主義者（亦參見「吹牛者」）
39. 角色類型：狂歡者（亦參見「酒神式的神祇／女神」）

☆ 領域：社會的

分類：家庭

40. 角色類型：母親
    40.1. 次類型：殘忍的母親
    40.2. 次類型：革命型的母親
41. 角色類型：妻子
    41.1. 次類型：解放的妻子
    41.2. 次類型：讓男性失能的妻子
42. 角色類型：岳母／婆婆
43. 角色類型：寡婦／鰥夫

44. 角色類型：父親
    44.1. 次類型：暴君型的父親
45. 角色類型：丈夫
    45.1. 次類型：殘酷的丈夫
    45.2. 次類型：軟弱的丈夫
46. 角色類型：兒子
    46.1. 次類型：反骨／叛逆的兒子
    46.2. 次類型：私生子／敗家子
47. 角色類型：女兒
    47.1. 次類型：反骨／叛逆的女兒
    47.2. 次類型：私生女／復仇心強的女兒
    47.3. 次類型：痛苦／受害的女兒
48. 角色類型：姊妹
    48.1. 次類型：反骨／叛逆的姊妹
49. 角色類型：兄弟
    49.1. 次類型：反骨／叛逆的兄弟
50. 角色類型：祖父母（亦參見「老人」）
    50.1. 次類型：老態龍鍾或瘋癲老人

分類：政治／政府

51. 角色類型：反動派
52. 角色類型：保守派
    52.1. 次類型：傳統主義者
53. 角色類型：和平主義者
54. 角色類型：革命份子
    54.1. 次類型：自私型革命份子

55. 角色類型：一國之君
56. 角色類型：大臣／顧問
    56.1. 次類型：正直的大臣
57. 角色類型：官僚

分類：法律

58. 角色類型：律師
    58.1. 次類型：貪婪的律師
59. 角色類型：法官
    59.1. 次類型：不道德的法官
60. 角色類型：被告
61. 角色類型：陪審團（亦參見「合唱隊」）
62. 角色類型：證人
63. 角色類型：檢察官／審問者

分類：社經地位

64. 角色類型：中下階級（亦參見「被放逐者」）
65. 角色類型：勞工階級／工人
    65.1. 次類型：野蠻殘暴的工人
    65.2. 次類型：革命型工人
66. 角色類型：中產階級
    66.1. 次類型：暴發戶
    66.2. 次類型：商人／推銷員
    66.3. 次類型：放高利貸者
67. 角色類型：上層階級
    67.1. 次類型：企業家／創業家

67.2.　次類型：社會名流

67.3.　次類型：富豪奴僕

68. 角色類型：被放逐者（亦參見「失落者」和「中下階級」）

69. 角色類型：合唱隊，群眾之聲

分類：權威與權力

70. 角色類型：戰士

70.1.　次類型：軍人

70.2.　次類型：怯懦的軍人（亦參見「自吹自擂的戰士」）

70.3.　次類型：暴君

71. 角色類型：員警

71.1.　次類型：丑角型員警

72. 角色類型：殺手

72.1.　次類型：自殺者

72.2.　次類型：弒父母者、殺嬰犯、弒手足者

☆ 領域：靈性的

分類：自然存有

73. 角色類型：英雄

73.1.　次類型：超人

73.2.　次類型：反英雄（亦參見「失落者」）

73.3.　次類型：後現代反英雄

74. 角色類型：遠見者（亦參見「智者」和「阿波羅式的神祇／女神」）

75. 角色類型：希臘東正教者

75.1. 次類型：基本教義派

75.2. 次類型：禁慾主義者（亦參見「被放逐者」）

76. 角色類型：不可知論者

77. 角色類型：無神論者

77.1. 次類型：虛無主義者

78. 角色類型：神職人員

78.1. 次類型：不道德的神職人員

78.2. 次類型：墮落的精神領袖

分類：超自然存有

79. 角色類型：神祇／女神

79.1. 次類型：機智的神祇／女神

79.2. 次類型：酒神式的神祇／女神（亦參見「狂歡者」）

79.3. 次類型：阿波羅式的神祇／女神（亦參見「遠見者」）

79.4. 次類型：基督／聖人

80. 角色類型：精靈（亦參見「弄臣」）

81. 角色類型：惡魔（亦參見「野獸」和「騙子」）

81.1. 次類型：撒旦

81.2. 次類型：死神

82. 角色類型：魔法師

☆ 領域：美學的

83. 角色類型：藝術家

83.1. 次類型：表演者（亦參見「美人」和「自戀者」）

84. 角色類型：夢想家

參考文獻

Aeschylus. (1960 ed.). The Eumenides. In D. Greene & R. Lattimore (Eds.), *Greek Tragedies* (Vol. 3). Chicago: University of Chicago Press.

Allison, R., & Schwarz, T. (1980). *Minds in many pieces.* New York: Rawson, Wade.

Arrowsmith, W. (1970). Introduction. In Aristophanes, *The birds.* New York: New American Library.

Artaud, A. (1958). *The theatre and its double.* New York.: Grove Press.

Axline, V. (1947). *Play therapy.* Boston: Houghton Mifflin.

Beck, J. (1972). *The life of the theatre.* San Francisco: City Lights.

Beckett, S. (1954). *Waiting for Godot.* New York: Grove Press.

Beckett, S. (1968). Come and go. In *Cascando and other short dramatic pieces.* New York: Grove Press.

Berne, E. (1961). *Transactional analysis in psychotherapy.* New York, Grove Press.

Bettelheim, B. (1967). *The empty fortress.* New York: Free Press.

Blake, W. (1960). The tyger. In *Songs of Innocence and of Experience.* New York: Dell. (Original work published 1794)

Blake, W. (1964). Auguries of innocence. In R. Wilbur (Ed.), *Blake.* New York: Dell. (Original work published 1790)

Bloom, B., David, R., & Masia, B. (1956). *Taxonomy of educational objectives: Handbook I: Cognitive domain.* New York: David McKay.

Brissett, D., & Edgley, C. (Eds). (1975). *Life as theatre: A dramaturgical source-book.* Chicago: Aldine.

Brockett, O. (1990). *History of the theatre* (6th ed.). Boston: Allyn & Bacon.

Brook, P. (1978). *The empty space.* New York: Macmillan.

Broucek, F. (1991). *Shame and the self.* New York: Guilford Press.

Bruner, J. S. (1987). The transactional self. In J. S. Bruner & H. Haste (Eds.), *Making sense: The child's construction of the world.* London: Methuen.

Bruner, J. S., & Sherwood, V. (1976). Peekaboo and the learning of rule structures. In J. S. Bruner, A. Jolly, & K. Sylva (Eds), *Play: Its role in development and evolution.* New York: Basic Books.

Buber, M. (1948). *Between man and man.* New York: Macmillan.

Burke, K. (1975). On human behavior considered dramatistically. In D. Brissett & C. Edgley (Eds.), *Life as theatre: A dramaturgical sourcebook.* Chicago: Aldine.

Burns, E. (1972). *Theatricality: A study of convention in the theatre and in social life.* London: Longman.

Byne, W. (1988a). Science and social values: I. A critique of biological theories on the origin of cognitive and behavioral sex differences. *Einstein Quarterly Journal of Biological Medicine, 6,* 58–63.

Byne, W. (1988b). Science and social values: II. A critique of neuroendocrinological theories on the origin of sexual preference. *Einstein Quarterly Journal of Biological Medicine, 6,* 64–70.

Camus, A. (1988). *The stranger.* New York: Knopf. (Original work published 1942)

CBS-TV. (1991, February 27). *48 hours: The many faces of Marsha.*

Chekhov, A. (1935). The marriage proposal. In *The plays of Anton Chekov.* New York: Three Sirens Press.

Conrad, J. (1964). The secret sharer. In *The heart of darkness and the secret sharer.* New York: New American Library. (Original work published 1912)

Cooke, P. (1991, June 23). They cried until the could not see. *New York Times Magazine,* pp. 24–25, 45–48.

Cooley, C. (1922). *Human nature and social order.* New York: Scribner's.

Csikszentmihalyi, M. (1990). *Flow: The psychology of optimal experience.* New York: Harper & Row.

Courtney, R. (1974). *Play, drama and thought.* New York: Drama Book Specialists.

Diderot, D. (1957). *The paradox of acting.* New York: Hill & Wang.

Dostoyevsky, F. (1972). The double. In *Notes from underground and the double.* Baltimore: Penguin Books. (Original work published 1846)

Eliot, T. S. (1963). The love song of J. Alfred Prufrock. In W. R. Benet & N. H. Pearson (Eds.), *The Oxford anthology of American literature.* New York: Oxford University Press. (Original work published 1915)

Emunah, R. (1993). *Acting for real-drama therapy process, technique, and performance.* New York: Brunner/Mazel.

Erikson, E. (1963). *Childhood and society,* New York: Norton.

Federal Bureau of Investigation. (1991). *Statistics.* Washington, DC: Federal Bureau of Investigation.

Fox, J. (Ed.). (1987). *The essential Moreno.* New York: Springer.

Freud, S. (1960). *Totem and taboo.* New York: Random House. (Original work published 1913)

Gassner, J. (1954). *Masters of the drama.* New York: Dover.

Gersie, A. (1991). *Storymaking in bereavement: Dragons fight in the meadows.* London: Kingsley.

Gersie, A., & King, N. (1990). *Storymaking in education and therapy.* London: Kingsley.

Goffman, E. (1959). *The presentation of self in everyday life.* Garden City, NY: Doubleday.

Gould, S. J. (1989). *Wonderful life.* New York: Norton.

Grief, E. (1976). Sex role playing in pre-school children. In J. S. Bruner, A. Jolly, & K. Sylva (Eds.), *Play: Its role in development and evolution.* New York: Basic Books.

Hillman, J. (1983). *Healing fiction.* Tarrytown, NY: Station Hill.

Huizinga, J. (1955). *Homo ludens: A study of the play element in culture.* Boston: Beacon Press.

Irwin, E. (1983). The diagnostic and therapeutic use of pretend play. In C. Shaefer & K. O'Connor (Eds.), *Handbook of play therapy.* New York: Wiley.

Irwin, E. (1985). Puppets in therapy: An assessment procedure. *American Journal of Psychotherapy, 39,* 389–400.

Irwin, E., & Malloy, E. (1975). Family puppet interview. *Family Process, 14,* 179–191.

Irwin, E., & Shapiro, M. (1975). Puppetry as a diagnostic and therapeutic technique. In I. Jakab (Ed.), *Transcultural aspects of psychiatric art* (Vol. 4). Basel: Karger.

James, W. (1950). *The principles of psychology* (Vol. 1). New York: Dover. (Original work published 1890)

Jennings, S. (1990). *The mask, the play, and the paradox: The interface of theatre and therapy.* Keynote address presented at the National Conference of the British Association for Drama Therapy, Newcastle upon Tyne, England.

Jennings, S. (1993). *Theatre, ritual and transformation.* London: Routledge.

Johnson, D. (1981). Drama therapy and the schizophrenic condition. In G. Schattner & R. Courtney (Eds)., *Drama in therapy* (Vol. 2). New York: Drama Book Specialists.

Johnson, D. (1982). Developmental approaches in drama therapy. *The Arts in Psychotherapy, 9,* 183–190.

Johnson, D. (1988). The diagnostic role-playing test. *The Arts in Psychotherapy, 15,* 23–36.

Johnson, D. (1991). The theory and technique of transformations in drama therapy. *The Arts in Psychotherapy, 18,* 285–300.

Jones, E. (1976). *Hamlet and Oedipus.* New York: Norton. (Original work published 1949)

Jung, C. G. (1971). *Psychological types.* Princeton, NJ: Princeton University Press. (Original work published 1921)

Jung, C. G. (1964). *Man and his symbols.* Garden City, NY: Doubleday.

Kafka, F. (1952). A hunger artist. In *Selected short stories of Franz Kafka.* New York: Modern Library. (Original work published 1924)

Kazantzakis, N. (1961). *The last temptation of Christ.* New York: Bantam. (Original work published 1951)

Kirby, E. T. (1975). *Ur-drama: The origins of theatre.* New York: New York University Press.

Klein, M. (1932). *The psychoanalysis of childhood.* London: Hogarth Press.

Kohlberg, L., & Lickona, T. (1986). *The stages of ethical development: From childhood through old age.* San Francisco: Harper San Francisco.

Kritsberg, W. (1988). *The adult children of alcoholics syndrome.* New York: Bantam.

Landy, R. J. (1983). The use of distancing in drama therapy. *The Arts in Psychotherapy, 10,* 175–185.

Landy, R. J. (1986). *Drama therapy: concepts and practices.* Springfield, IL: Charles C Thomas.

Landy, R. J. (1990). The concept of role in drama therapy. *The Arts in Psychotherapy, 17,* 223–230.

Lewis, H. (1971). *Shame and guilt in neurosis.* New York: International Universities Press.

Lichtenstein, T. (1992, April). A mutable mirror: Claude Cahun. *Artforum,* pp. 64–67.

Linton, R. (1936). *The study of man.* New York: Appleton-Century.

Lowenfeld, M. (1979). *The world technique.* London: George Allen & Unwin.

McFarland, B., & Baker-Baumann, T. (1989). *Feeding the empty heart: Adult children of alcoholics and compulsive eating.* San Francisco: Hazelden.

Marmor, J. (1980). *Homosexual behavior: A modern reappraisal.* New York: Basic Books.

Maslow, A. (1962). *Toward a psychology of being.* New York: Van Nostrand Reinhold.

Maslow, A. (1971). *The farther reaches of human nature.* New York: Random House.

Mead, G. H. (1934). *Mind, self and society.* Chicago: University of Chicago Press.

Miller, A. (1981). *The drama of the gifted child.* New York: Basic Books.

Miller, A. (1983). *For your own good.* London: Virago.

Miller, A. (1986). *Thou shalt not be aware: Society's betrayal of the child.* New York: Meridian.

Milton, J. (1957). Paradise lost. In M. Hughes (Ed.), *John Milton: Complete poems and major prose.* New York: Odyssey Press. (Original work published 1667)

Moreno, J. L. (1946). *Psychodrama* (Vol. 1). Beacon, NY: Beacon House.

Moreno, J. L. (1947). *The theatre of spontaneity.* Beacon, NY: Beacon House.

Moreno, J. L. (Ed.). (1960). *The sociometry reader.* Glencoe, IL: Free Press.

National Institute of Mental Health. (1989). *Mental health in the United States.* Washington, DC: U. S. Government Printing Office.

Nietzsche, F. (1956). The birth of tragedy. In *The birth of tragedy and the genealogy of morals.* Garden City, NY: Doubleday. (Original work published 1872)

Noll, R. (1989). Multiple personality, dissociation and C. G. Jung's complex theory. *Journal of Analytical Psychology, 34,* 353–370.

Pearson, C. (1989). *The hero within.* New York: Harper Collins.

Piaget, J. (1926). *The language and thought of the child.* New York: Harcourt, Brace.

Piaget, J. (1965). *Play, dreams and imitation in childhood.* New York: Norton.
Piaget, J., & Inhelder, B. (1969). *The psychology of the child.* New York: Basic Books.
Poe, E. A. (1966). William Wilson. In W. H. Auden (Ed.), *Edgar Allan Poe: Selected prose and poetry.* New York: Holt, Rinehart & Winston. (Original work published 1839)
Portner, E. (1981). *A normative study of the spontaneous puppet stories of eight-year-old children.* Unpublished doctoral dissertation, University of Pittsburgh.
Postman, N. (1984). Social science as theology. *Et Cetera, 41,* 22–33.
Postman, N. (1992). *Technopoly.* New York: Knopf.
Propp, V. (1968). *Morphology of the folktale* (2nd ed.). Austin: University of Texas Press.
Putnam, F. W. (1989). *Diagnosis and treatment of multiple personality disorder.* New York: Guilford Press.
Riso, D. (1987). *Personality types.* Boston: Houghton Mifflin.
Rogers, C. (1961). *On becoming a person.* Boston: Houghton Mifflin.
Roth, P. (1986). *The counterlife.* New York: Farrar Straus, Giroux.
Roth, P. (1993). *Operation Shylock.* New York: Simon & Schuster.
Sacks, O. (1987). *The man who mistook his wife for a hat.* New York: Harper & Row.
Sarbin, T., (1954). Role theory. In G. Lindzey (Ed.), *Handbook of social psychology* (Vol. 1). Reading, MA: Addison-Wesley.
Sarbin, T., (Ed.). (1986). *Narrative psychology.* New York: Praeger.
Sarbin, T., & V. Allen, V. (1968). Role theory. In G. Lindzey & E. Aronson (Eds.), *Handbook of social psychology* (2nd ed., Vol. 1). Reading, MA: Addison-Wesley.
Scheff, T. J. (1979). *Catharsis in healing, ritual and drama.* Berkeley: University of California Press.
Selman, R. L., Lavin, D., & Brion-Meisels, S. (1982). Troubled children's use of self-reflection. In F. Serafica (Ed.), *Social-cognitive development in context.* New York: Guilford Press.
Shakespeare, W. (1959). *Romeo and Juliet.* New York: Washington Square Press. (Original work published 1595)
Shakespeare, W. (1963). *Hamlet.* New York: Washington Square Press. (Original work published 1602)
Shelley, M. (1983). *Frankenstein.* Mattituck, NY: Amerean House. (Original work published 1818)
Sherman, C. (1987). *Cindy Sherman.* New York: Whitney Museum of American Art.
Shipley, J. (1984). *The Crown guide to the world's great plays.* New York: Crown.
Southern, R. (1961). *Seven ages of the theatre.* New York: Hill & Wang.

Stanislavsky, C. (1936). *An actor prepares.* New York: Theatre Arts.
Stevenson, R. L. (1986). *The strange case of Dr. Jekyll and Mr. Hyde.* Chester Springs, PA: Dufour. (Original work published 1886)
Thomas, D. (1957). Do not go gentle into that good night. In *The collected poems of Dylan Thomas.* New York: New Directions.
Tripp, C. A. (1987). *The homosexual matrix.* New York: New American Library.
Turner, V. (1982). *From ritual to theatre.* New York: Performing Arts Journal.
U.S. Bureau of the Census. (1990). *Current population series.* Washington, DC: Department of Commerce.
U.S. Department of Health and Human Services. (1990). *Seventh special report to the United States Congress on alcohol and health.* Washington, DC: U. S. Government Printing Office.
Wilde, O. (1974). *The picture of Dorian Gray.* London: Oxford University Press. (Original work published 1891)
Winnicott, D. W. (1971). *Playing and reality.* London: Tavistock.
Wordsworth, W. (1965). My heart leaps up. In *The prelude, selected poems and sonnets.* New York: Holt, Rinehart & Winston. (Original work published 1807)
Yeats, W. B. (1956). The second coming. In *The collected poems of William Butler Yeats.* New York: Macmillan. (Original work published 1921)
Zamora, M. (1987). *Frida: El pincel de la angustia.* La Herradura, Mexico: Author.

索引

C

D

E

F

G

I

J

K

L

N

O

Q

R

T

U

國家圖書館出版品預行編目（CIP）資料

人格面具與表演：角色在戲劇、治療與日常生活的意義／
Robert J. Landy 著；張曉華等譯. -- 初版. -- 新北市：心理, 2016.05
面； 公分. --（心理治療系列；22154）
譯自：Persona and performance: the meaning of role in drama, therapy, and everyday life

ISBN 978-986-191-715-3（平裝）

1.戲劇治療　2.心理治療

418.986　　105004444

心理治療系列 22154

人格面具與表演：角色在戲劇、治療與日常生活的意義

作　　者：Robert J. Landy
總校閱者：王秋絨、張曉華
譯　　者：張曉華、王秋絨、洪素珍、蘇慶元、陳永菁、林邦文、鍾明倫、蘇子中、張雅淨
執行編輯：林汝穎
總 編 輯：林敬堯
發 行 人：洪有義
出 版 者：心理出版社股份有限公司
地　　址：231026 新北市新店區光明街 288 號 7 樓
電　　話：(02) 29150566
傳　　真：(02) 29152928
郵撥帳號：19293172　心理出版社股份有限公司
網　　址：https://www.psy.com.tw
電子信箱：psychoco@ms15.hinet.net
排 版 者：鄭珮瑩
印 刷 者：東縉彩色印刷有限公司
初版一刷：2016 年 5 月
初版二刷：2021 年 9 月
I S B N：978-986-191-715-3
定　　價：新台幣 480 元

■有著作權・侵害必究■
【本書獲有原出版者全球繁體中文版出版發行獨家授權】